主编

陈忠生　姚建国　金田恩

数字病理学概论

Introduction to Digital Pathology

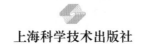

上海科学技术出版社

图书在版编目（CIP）数据

数字病理学概论 / 陈忠生，姚建国，金田恩主编
. -- 上海：上海科学技术出版社，2024.4
ISBN 978-7-5478-6553-8

Ⅰ. ①数… Ⅱ. ①陈… ②姚… ③金… Ⅲ. ①数字技
术－应用－病理学 Ⅳ. ①R36-39

中国国家版本馆CIP数据核字(2024)第037369号

数字病理学概论
主编 陈忠生 姚建国 金田恩

上海世纪出版(集团)有限公司 出版、发行
上 海 科 学 技 术 出 版 社
(上海市闵行区号景路 159 弄 A 座 9F－10F)
邮政编码 201101 www.sstp.cn
山东韵杰文化科技有限公司印刷
开本 787×1092 1/16 印张 11
字数 250 千字
2024 年 4 月第 1 版 2024 年 4 月第 1 次印刷
ISBN 978－7－5478－6553－8/R·2974
定价：148.00 元

内容提要

本书主要从三个方面科学、全面、系统地剖析数字病理学。一是概述数字病理学，从相关的概念与术语、工作流程、质量管理、方法验证与培训等方面，为读者展现出一个全面且立体的数字病理学，使得读者对数字病理学有一个完整、清晰的认识。二是透彻地分析并回顾全球数字化病理科建设的先进经验，并结合国内的实际情况，编者提出了传统病理实验室的数字化转换升级之路，为实现病理实验室的数字化与智慧化转型提出了切实可行的实施方案。三是围绕数字病理学，针对性拓展延伸出远程病理学、数字病理学、计算病理学、数字毒理病理学等不同学科领域，并进行了全面且深入的阐述，丰富了数字病理学的维度，也拓展了读者的视野与认知。因此，本书特别适合病理从业人员、医疗机构管理者和信息工程技术人员，以及行业管理和监督部门人员学习和使用。

编者名单

主　编

陈忠生　姚建国　金田恩

副主编

付巧玉　洪　娟　方楚天

编　委

（以姓氏笔画为序）

王　凤　王　欢　兰　卉　杨　欢
张飞旋　林　杰　罗朝欢　黄　智
梁金配　蒋汉文　鲁　芒　鲜毅然

主编简介

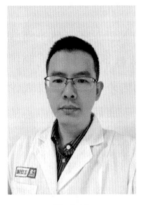

陈忠生

副主任医师，毕业于华中科技大学。广东省粤港澳合作促进会医药卫生大健康委员会病理联盟委员。从事病理工作 10 余年，熟悉病理科质量管理、美国病理学家协会（CAP）及 ISO 15189 认证，在国内外学术期刊发表论文 2 篇，拥有实用型专利 3 项。在云康健康产业集团参与开发及改进新一代远程病理平台和数字病理系统，目前已成为中国病理行业应用较多的病理系统之一。

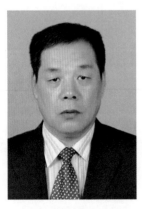

姚建国

主任医师，教授，硕士研究生导师。广东省粤港澳合作促进会医药卫生大健康委员会病理联盟常委，中国病理主任联会委员，浙江省抗癌协会病理专业委员会委员，云康远程病理会诊中心主任。从事病理诊断、科研和教学工作 30 余年，形成了以胆囊及肝脏病理（肝脏肿瘤、肝病及肝移植病理）为重点，并专注于脑肿瘤、软组织病理及远程病理学的业务专长。先后主持包括国家自然科学基金项目在内的各类科研项目 6 项，获得省市级科技奖励 4 项，发表 SCI 及国内核心期刊论文 20 余篇。主编、参编著作 4 部。

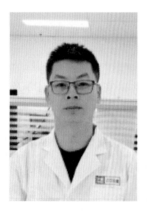

金田恩

主治医师，硕士研究生，毕业于广州医科大学。从事病理相关诊断工作7年余，主要专注于淋巴造血系统肿瘤、乳腺肿瘤及神经肌肉活检等病理诊断领域，在国内外学术期刊发表论文7篇，拥有实用型专利2项。负责广州云康病理诊断中心的诊断质量管理、CAP及ISO 15189认证，曾参与云康健康产业集团新一代远程病理平台和数字病理系统的研发工作。

序 一

病理学是医学之本,主要研究疾病的病因、发病机制、病理变化、结局和转归,也是一门重要的临床学科。病理学诊断是疾病诊断的金标准,指导临床医师对疾病的治疗。病理学随着现代医学的发展而不断进步,包括电镜、细胞病理、免疫组化、分子病理等技术极大促进了病理学的发展。从 21 世纪初,伴随其他学科的突破性进展,如全视野数字切片(WSI)、网络技术(5G)、人工智能(AI)、机器学习(ML)、深度学习(DL)等技术的涌现和迭代,给病理学传统的诊断模式带来了一定的改变,数字病理学(digital pathology,DP)作为一个新学科应运而生。DP 是指通过扫描技术对病理数据进行数字化采集,病理医师通过数字化切片生成的信息进行病理诊断及病理数据管理的学科。

从全球范围看,越来越多的证据表明 DP 经过多年的不断发展和实践,在日常病理诊断和管理工作中的作用不容小觑,多个国家的数十所医疗机构的病理科或实验室已经实现了全数字化的转换升级,如荷兰乌德勒支大学医学中心、格拉纳达大学医院、新加坡总医院、英国利兹 NHS 公立教学医院等。从国外的实践经验可知,DP 的应用可以提升病理科的自动化程度、提高科室运营效率、降低科室日常工作强度、突破传统诊断模式的空间限制、增加了工作的灵活度、缩短了报告周期,因此也就能很好地满足临床医师与就诊患者的诊疗需求。

与此同时,国内大部分病理科面临待检样本量大、病理报告周期长、病理医师匮乏、病理诊断不规范等诸多问题。如何缓解病理科面临的瓶颈与医疗机构飞速发展需求之间的矛盾,值得病理相关从业者深思和寻求解决方案。正是在这种背景之下,陈忠生、姚建国、金田恩等利用自身多年的病理从业经验,结合云康健康产业集团数字病理系统开发的契机,编写了《数字病理学概论》一书。本书的出版是该团队的心血结晶,也是在如今时代背景下孕育而生的产物,希望能对我国病理事业的发展与进步产生实质性的意义。

《数字病理学概论》一书具有以下特点：

第一，内容全面，科学系统。该书对数字病理学进行了全面、系统的梳理，内容涉及 DP 图像模式、DP 工作流程、DP 质量管理、DP 存储策略、网络运行架构、规范化验证及临床应用等，同时回顾介绍了国内外数字化病理科建设的实践经验，围绕 DP 拓展延伸远程病理学、数字细胞学、计算病理学及数字毒理病理学等学科内容，帮助读者对数字病理学知识有了更系统、更全面的了解和认识。

第二，契合国情，实用性强。编者回顾国外数字病理实验室建设的实际经验，从我国的自身基本国情出发，针对如何进行传统病理室数字化转换升级，提出了独到的认知和见解，并给出了切实可行的实施方案，为我国数字化智慧病理科建设提供有实际意义的宝贵经验。

第三，资料翔实，与时俱进。该书内容引用了大量的文献资料、共识指南及法律法规，且引用内容不仅包括数字病理学发展史上具有里程碑式的关键文献，同时紧跟时代的步伐，参考大量各国监管部门的管理规范或条例，为读者展现了一个鲜活且蓬勃发展的数字病理学。

总而言之，《数字病理学概论》一书契合了《"十四五"数字经济发展规划》的时代背景，致力于促进我国数字化与智慧化病理科升级转型，相信该书一定会对我国病理事业的发展起到促进和推动作用。

韩安家

主任医师，教授，博士生导师

中山大学附属第一医院病理科主任

2023 年 12 月 11 日

序　二

传统病理学以光学显微镜为基石的诊断模式延续了百余年，其重要地位一直未曾被撼动。但是，伴随着新型技术的不断涌现和更新迭代，如全视野数字切片（WSI）的问世、5G技术的普及、数据压缩技术的发展、人工智能（AI）的应用等，传统病理学在新技术的加持下，赋予了全新的活力，衍生出了全新的领域——数字病理学（DP）。DP是一种基于图像的动态环境，能够采集、管理和解释从数字化切片生成的病理信息。简而言之，就是通过扫描技术对病理数据进行数字化采集（将传统病理的物理切片转换成高分辨率数字图像），医师通过数字化切片生成的信息进行病理诊断及病理数据管理。DP应用最为广泛的场景是远程病理（TP），通过远距离数字图像电子传输改变了病理诊断的时空范围，为解决病理诊断资源分布不均及偏远地区病理资源短缺的困境提供了一个切实可行的解决方案。其次，DP与传统病理科有机融合，使数字化病理科的实现成了可能。DP通过搭建数字病理生态系统实现业务的运转和科室的管理，提高自动化的同时，达到病理科高效运转的目的，从而满足临床与患者日益增长的诊疗需求。并且，可喜的是，近年来ChatGPT和通用人工智能（AI）浪潮的掀起，AI在DP中的应用也得到社会各界的广泛关注和探索实践，如宫颈液基细胞学AI辅助诊断、基于算法检测病理图像的肿瘤细胞、定量评估乳腺癌免疫组化指标和评估肿瘤淋巴结转移状态等。因此，融合了AI的DP将最终实现多模态数据集成，即将病理扫描切片、AI建模、多组学等信息整合起来，得以指导和实现精准诊疗的伟大愿景。

现今，DP在全球范围内都处于一个井喷式的发展阶段，各国的病理同道都在不断地尝试，并在实践中积极总结经验。DP在国内的发展起步于21世纪初期，主要集中在国内顶尖的医疗机构，历经数十年的发展及国家相关政策的引导与扶持，DP在国内的探索也初见成效，涌现出一大批数字化病理科，如四川大学华西医院病理科、中山大学附属第一医院病理科、中山大学肿瘤防治中心病理科、上海交通大学医学院附属瑞金医院病理科、东南大学附属中大医院病理科、云康集团病理诊断中心等。然而，回溯 DP 的相关资料，主要来源于文献、会议纪要或网络等途径，信息多以碎片化的形式为主，而全面、科学、系统地阐述 DP 的书籍却很少。《数字病理学概论》是陈忠生、姚建国、金田恩等在云康健康产业集团新一代远程病理平台和数字病理系统上深耕数年的工作经验总结，该书内容翔实、措施具体、方法实用，对于实现和推广传统病理科的数字化与智能化转型提供了有效的指导和借鉴作用。

2021 年 12 月，国务院印发的《"十四五"数字经济发展规划》中明确指出，需加快发展数字健康服务，推进医疗机构数字化、智能化转型，加快建设智慧医院，提升"互联网＋医疗健康"服务水平。我们的数字病理发展也应乘势而上，建设数字病理科的征程号角已吹响，前路即使荆棘满布，每一位病理人必定不忘初心、牢记使命，相信《数字病理学概论》一书的出版，对促进国内数字化与智慧化病理科的建设具有重要的现实意义。

江庆萍

主任医师，教授，博士生导师

广州医科大学附属第三医院病理科主任

2023 年 12 月 8 日

前 言

国务院印发的《"十四五"数字经济发展规划》明确指出,需加快发展数字健康服务,推进医疗机构数字化、智能化转型,加快建设智慧医院,推广远程医疗,提升"互联网＋医疗健康"服务水平。而近年来,传统病理学也在新兴技术[如全切片图像(WSI)、机器学习(ML)、人工智能(AI)等]的冲击和碰撞下,衍生出数字病理学(DP)、远程病理学(TP)等全新领域。置身时代的洪流之中,全球的病理科都面临着机遇与挑战并存的局面。如何成为时代的弄潮儿,实现病理室的数字化与智慧化转型,成为每一位病理人心中的执念。

与此同时,DP是数字成像技术与病理学的结合应用,是当今病理学发展中的新兴领域,它改变了100多年来以显微镜为基本观察工具的病理学工作模式。DP的显著特点是实现了诊断工具从显微镜到计算机屏幕阅片的转变,并将图像存储介质从传统玻璃切片转为数字化图像文件,因此DP集成了病理切片数字化和相关元数据的工具和系统,其功能主要包括数字图像的存储、浏览、分析,以及与基础设施、医院信息系统(HIS)、实验室信息管理系统(LIS)等的融合。DP的应用将有效地提高病理科的运营效率,满足临床不断增长的病理诊断需求,为患者提供更加精准的病理诊断服务。

而在我国,升级数字化病理科目前面临着"最后一公里"的困境。首先,临床样本量大,病理科常态化超负荷运转。我国地缘辽阔,人口众多,因此每年全国病理科接收的临床样本量巨大,据统计我国病理医师人均年工作量约4910例/人,远超于美国病理医师的人均水平(154例/年)。其次,病理医师短缺,难以满足临床需求。据现行的《病理科建设与管理指南(试行)》要求,二级、三级医院均需设置病理科,每100张床位需配置1~2名病理医师。而《2019年全国病理质量报告》的统计显示,我国平均每百张病床病理医师数量仅为0.55人,各省均未达到我国病理科建设的最低要求,也难以满足临床日益增长的病理诊断需求。再次,病理资源分布不均,成为临床分诊改革的瓶颈。资源不均主要体现在院级分布及地理分布上,据统计病理医师资源大部分集中分布于三级医院及经济发达地区。基层病理医师匮乏和不同地区病理科的不均匀发展,严重影响基层医院整体诊疗质量,也不利于分级诊疗改革的深化和推荐。最后,病理科自动化程度低,报告周期长,效率低下。与同期的检验科、影像科相比较,病理科设备少、自动化水平低,从而导致报告周期长,无法满足临床、患者各方对诊疗效率的诉求。

面对"最后一公里",如何找到突破点,打破僵局,笔者在多年的病理实践工作中一直在身践力行、苦思冥想。正是这种对国内病理事业发展的关切及责任感,再加上笔者在云康新一代远程病理平台和数字病理系统的实践体会,推动了《数字病理学概论》一书的落地。希望通过本书将数字病理引入国内病理同行的视野中,使得国内的相关人员对数字病理有一个科学、全面、理性的认知,推动传统病理科向数字化病理科的华丽升级。

近年来,数字病理学在全球都处于一个快速发展、螺旋上升的阶段,新的发现与认知层出不穷、更新迭代。与此同时,编者能力有限且时间仓促,对于数字病理学的认知会存在一定程度的局限性,部分相关的重要文献、共识、法规等资料的理解也不够深入全面。因此,难免存在部分观点不够深刻、论据与论证过程有失偏颇的情况,还望国内外的病理专家及病理同行批评指正。希望本书的出版,能成为国内数字病理发展的一块垫脚石,在国内病理人的共同努力下,走出一条适合国内病理科现状的数字病理之路。

《数字病理学概论》一书的顺利出版,离不开志同道合的一群有志之士的帮助。在此,非常感谢密切关注和支持本书的业界病理前辈和老师、单位的领导和同事,以及上海科学技术出版社的老师们。

最后,特别感谢韩安家、江庆萍两位教授在百忙之中为本书作序!

陈忠生　姚建国　金田恩

2023 年 12 月 4 日

目　录

第四章
数字细胞概要

104

第五章
计算病理概要

111

第六章
数字毒理病理概要

134

参考文献

142

专业术语英汉对照

160

第一章
数字病理概要

数字病理学(digital pathology,DP)是当今病理学发展中的一个显著创新,它改变了100多年来以显微镜为基本观察工具的病理学工作模式。DP的显著特点是实现了诊断工具从显微镜到计算机屏幕阅片的转变,并将图像存储介质从传统玻璃切片转为数字化图像文件。而全数字化病理科(complete digital pathology,CDP)也正在使诊断模式和工作流程由显微镜诊断向数字图像电脑阅片的转换变成现实,而且已经有了大型全数字化病理科/实验室的成功案例。存储在计算机服务器或云系统中的数字化病理图像可以通过互联网传输实现远距离的阅片分析,由此衍生出的远程病理学(telepathology,TP)改变了病理诊断的时空范围。数字图像使机器学习(machine learning,ML)及辅助诊断成为可能,并为后续人工智能(artificial intelligence,AI)技术的开发和应用提供便利的基础,采用一定的提取模式和方法将包括病理图像数据和元数据在内的多重患者信息进行综合并分析其特征,以达到诊断和(或)研究目的,从而形成了目前的计算病理学(computational pathology,CPATH)。

第一节 · 数字病理学相关术语和图像模式

一、数字病理学

数字病理学(DP)是一个概括性术语,集成了病理切片数字化和相关元数据的工具和系统,其功能主要包括数字图像的存储、浏览、分析,以及与基础设施、医院信息系统(hospital information system,HIS)、实验室信息管理系统(laboratory information system,LIS)等的融合[1]。

广义上,DP包括基于原始玻璃切片生成的所有类型的部分或全部的不同模式的数字化图像的分析方法,如数字图片、视频、实时动态图像和全切片图像(whole slide imaging,WSI),其本质在于供浏览分析的目标载体由物理存在的用于显微镜观察的玻璃切片图像转换成了可以在电脑屏幕上观察分析的数字化图像。由玻璃切片生成的数字化图像通常叫作数字切片(digital slides,DS)(**图1.1**),在没有特别说明的情况下,DS的图像格式指WSI。由于观察工具变成了电脑而非传统的显微镜，在早期，DS经常被称作"虚拟切片（virtual slides，VL）或虚拟显微镜（virtual microscopy，VM）"。现在这种叫法越来越少，但少数文献中还会出现，我们不提倡使用这种容易引起混淆的术语。

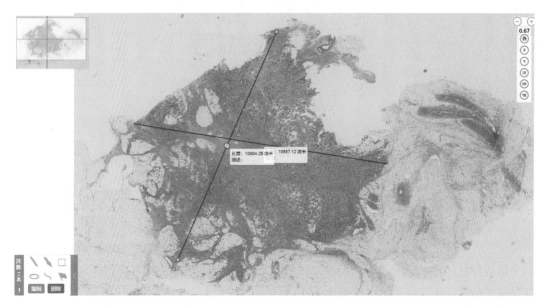

图 1.1   由玻璃切片经扫描仪扫描生成的 DS，视觉上与光学显微镜显示的形式基本相同

随着时间的推移和数字化图像处理技术的逐渐成熟，DP 的指向性也越来越清晰。狭义的 DP 被定义为在计算机上使用完整的数字图像（包括 WSI 和实时动态图像）而不是像传统组织病理学中那样在显微镜下进行的病理学实践，也就是由计算机取代显微镜作为病理学工作者的工作界面[2]（图 1.2）。

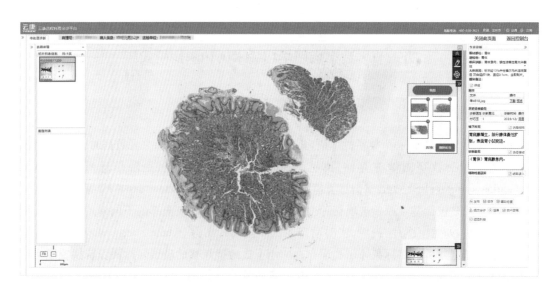

图 1.2   DS 图像（WSI）的日常工作界面，随着查看软件的不同而稍有差别

全切片扫描仪(whole slide scanners,WSS)、扫描过程中的图像处理软件和显示/浏览工作站构成了数字病理系统(digital pathology system,DPS)。其中,WSS包含了显微镜、图像聚焦和捕获传感器、电动或机器人马达及切片装载设备等众多不同的部件的集成;扫描过程中的图像处理软件主要有WSI获取和查看、文件格式、压缩方式及图像分析等;显示/浏览工作站由满足DS图像要求的电脑和相关管理软件组成。DPS系统的工作过程遵循ARMS路径即获取(acquisition)、检索/存储(retrieval/storage)、操作(manipulation)和共享像素路径信息(sharing of the pixel pathway information)。

从临床应用角度看,现时的DP主要包括三个方面:① 全数字化病理科即CDP,指病理科全面数字化,由DS图像的电脑屏幕处理全面取代玻璃切片的光学显微镜观察来完成日常病理诊断工作;② 远程病理诊断即TP,通过DS图像的传输或实时动态图像实现远距离(病理医师不在医疗现场)的病理诊断;③ 基于AI的图像分析和辅助诊断,不同于以往传统的单纯图像分析,现时的辅助诊断在图像分析的基础上,融入了机器学习(machine learning,ML)和元数据,具有自主深度学习(deep learning,DL)的智能特征,即CPATH[3]。

二、远程病理学

远程病理学(TP)是病理医师和(或)合格实验室人员之间在两个或更多地点之间就需要处理的病例,通过病理相关的信息网络进行的电子多媒体通信协商诊断,而且包括临床医师和(或)患者的参与[4]。是由玻璃切片制作及数字化传输的需求端、DS图像及病例相关资料的传输环节和异地远程病理医师出具报告的诊断端组成的一个闭环医疗系统。可用于远程初始诊断(primary diagnosis,PD)、远程病理会诊(teleconsultation/secondary consultation)和远程术中诊断(intraoperative consultation,IOC)。

三、全数字化病理科

全数字化病理科(complete digital pathology,CDP)指病理科全面数字化,由DS图像全面取代玻璃切片来实现日常病理诊断工作。包括病理学日常所有的应用场景如全部病例的PD、IOC、TP、临床病理讨论会及教学培训等各项工作任务全部使用DS图像在电脑上完成。由于病理科/实验室的PD构成了日常病理诊断的基本工作内容,与IOC、TP、临床病理讨论会等其他内容相比,属于大负荷的主要工作部分,因此,CDP的核心内涵是实现日常诊断工作的数字化即使用DS图像的病理PD。

四、计算病理学

计算病理学(CPATH)被美国数字病理协会(Digital Pathology Association,DPA)定义为病理学的"组学"或"大数据"方法,即采用一定的提取模式和方法将包括病理图像数据和元数据在内的多重患者信息进行综合并分析其特征,以达到诊断和(或)研究目的[1]。目前在DP领域最常见的应用是使用DL等AI方法从数字化病理图像及其相关元数据中提取信息,实现辅助决策和诊断功能。文献中经常见到的相似表达术语有计算机辅助病理(computer-aided pathology或computer-assisted pathology,CAP)、计算机辅助病理诊断系统(computer aided pathologic diagnostics system,CAPDS)等,但是从DPA的界定中可以看出,CPATH包括但不限于这些术语所描述的内容。为了与美国病理学家协会（College of American Pathologists，CAP）的英文缩写相区别，本文采用的术语为计算机辅助病理诊断系统即 CAPDS 而非计算机辅助病理（CAP）。

不难看出，DP 是个涵盖了多方面应用的大范畴概念。其中，CDP 是指由 DS 图像取代玻璃切片，实现观察界面由传统显微镜向电脑屏幕的转换升级，侧重切片数字化的技术层面；TP 作为一个完整的病理诊疗系统强调一个医患多方参与的诊断过程；CPATH 关注的重点是 CAPDS 对组织形态的自动识别、主动分析、自主学习和记忆功能，具有显著的 AI 特征。因此，CDP、TP 和 CPATH 是基于 DS 图像的紧密联系而又不完全相同的三个概念。

五、DS 图像模式

在 DP 发展成熟的过程中，图像处理技术路径的不同导致了多种图像模式的诞生，主要有静态、动态、WSI 及复合模式等。静态与动态图像模式的主要区别是静态图像具有存储-转发（store-and-forward）特点，而动态模式为现场实时直播方式，基于 WSI 的 DS 图像是一种特殊形式的静态图像。

（一）静态图像模式

所谓的静态图像事实上就是照片、图片及截屏等资料，最大特点是存储-转发格式。这些图像文件可以通过电子邮件、共享浏览器及微信等方法读取交流，其他信息如音频（audio）、视频（video）及文本（text）等文件也可以通过静态图像模式进行存储、转发、读取。主要用于大体标本、组织切片、细胞涂片、凝胶电泳、寄生虫及微生物培养等样本的图像传输及浏览，而且图像发送者与浏览者无须同时在线，时间安排灵活自由。优点是造价低廉、技术相对简单、维护费用低。缺点是无法远距离实时操控、图片视野范围受限、图像选取需要经验，以及无法用于 CDP 的大批量诊断等。

（二）动态非机器人图像模式

又称视频显微镜，为第一代远程病理系统图像的主要代表。只能用在处于不同地点的病理人员通过视频实时动态观察病理切片。优点是适合专家病理医师之间的疑难病例会诊，可实时互动，交流方便；缺点是受时空约束，无法满足缺乏现场病理医师的医疗机构的需求。

（三）动态机器人图像模式

世界上第一套动态机器人远程病理系统由 Weinstein 博士投资开发并申请专利（Weinstein 美国专利＃5216596），专利申请于 1987 年提交，1993 年授权生效。动态机器人病理系统的主要原理是远程自动操控一台装有数字相机、与网络计算机相连的显微镜实现图像的数字化及传输过程，远程病理医师通过电脑上的软件驱动显微镜上的机器人系统实现全切片预览、相关热点区域选择、聚焦放大及驱动速度控制等功能。优点是可以远距离操控，实时"一对一"互动交流，图像质量可靠；缺点是造价昂贵，系统技术复杂，网络带宽要求较高，技术支持及维护成本大。动态机器人病理系统最适合远距离会诊咨询和远程 IOC。

（四）WSI 模式

WSI 是整张载玻片组织学图像在显微镜分辨率下的数字化表达。扫描后生成的 DS 图像在查看软件上能够以一种模拟传统显微镜的使用方式在不同的放大倍数下进行检查观看。WSI 模式在初期静态图像的基础上，提供了一种浏览全切片数字化图像的全新方法，特点是具有扫描-存储-转发功能。WSI 代表了整张组织病理切片在显微镜分辨率下（如 4×、10×、

20×、40×等)的数字化呈现,放大倍数可任意调整,视野可随时转换,使观察者如同使用光学显微镜一样。图像分辨率越高/放大倍数越大,扫描一张切片所需时间越长,对于常规病理诊断,20×基本能够满足日常诊断应用的需要,但对于细胞学特别是血液病理如骨髓穿刺涂片、薄层液基细胞检测(thinprep cytologic test,TCT)等,40×扫描可能是最佳选择。所以,一些已经完成 CDP 转换升级的病理科/实验室已经常规使用 40×扫描[5,6],特殊情况(如观察一些病原体)可能需要更高的扫描倍数(如 83×的油镜)。

根据切片染色种类的不同,扫描仪可以在明场、暗场(荧光)和明场暗场之间进行扫描,相应地得到常规苏木精-伊红染色(hematoxylin-eosin staining,HE)、免疫组化(IHC)染色、荧光及多光谱的 WSI(图 1.3、图 1.4)。由于具有分辨率高、放大倍数可调、易于存储传输及全切片浏览等特点,基于 WSI 的 DS 图像被证明非常适合 DP 的全场景应用。因此,WSI 模式也逐渐取代其他图像处理模式,成为目前 CDP、TP 及 CPATH 领域最主要、应用最广泛的图像处理技术。

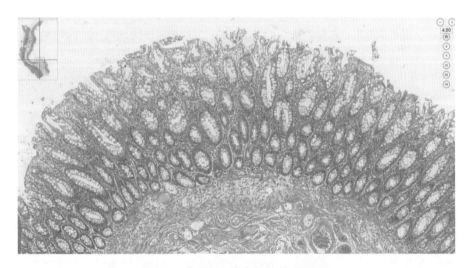

图 1.3　常规 HE 染色切片的 DS 图像

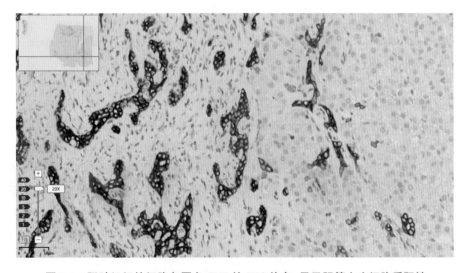

图 1.4　肝脏组织的细胞角蛋白 CK7 的 IHC 染色,显示胆管上皮细胞质阳性

(五) 复合图像模式

复合图像模式是静态图像模式与动态图像模式的技术融合,主要有复合型动态机器人/静态图像病理系统和双模动态机器人/WSI 病理系统。优点是功能齐全,使用方便;缺点是技术复杂,维护成本高,造价昂贵及应用场景相对受限。在 WSI 模式已成为 DP 领域全场景广泛应用的今天,这种模式已经很少见到。以上几种图像模式各有优缺点,具体适用的环境和范围也各不相同。WSI 模式现已成为 DP 领域的最广泛应用,静态图像在日常病理实践中还在担负一定的文件传输任务(如大体图片及少数组织学图片),动态机器人图像模式在远程 IOC 及一对一会诊讨论时还存在小范围应用。几种复合图像模式由于本身先天的缺点如系统复杂、造价昂贵及应用范围比较狭窄等原因,目前已经逐渐淡出业界的视野。几种图像模式的特点总结见**表 1.1**。

表 1.1　几种数字病理图像模式的比较

图像模式	图像呈现	远程控制	图像数量	应用场景	分辨率	带宽	价格
静态	静止	不能	有限	大体拍照	中高	低	低
动态	实时	可以	无限	远程会诊	中	较高	高
WSI	静止	可以	无限	所有应用	中高	较高	较高
复合	实时静止	可以	无限	很少应用	高	高	高

纵观病理学的发展历程,DS 图像的呈现方式也随着技术的进步不断发展,到目前为止,大致经历了 4 个连续的不同阶段[7]。

(1) 在投影屏幕上显示玻璃切片的显微镜图像:大约在 20 世纪 70 年代末,病理人用"非数字化"相机通过显微镜的目镜拍摄玻璃切片中的兴趣区制成供幻灯机放映的幻灯片。开始是黑白照片,后来为彩色照片,至快速成像的一次性拍照。这些材料通常需要在演示前进行加工制作。

(2) 通过模拟摄像机在老式屏幕上显示的玻璃切片的显微镜图像:这种基于模拟信号的处理方式出现于 20 世纪 80 年代中后期,该系统通过一个连接光学显微镜的模拟摄像机将光学放大的图像转换成电信号并将其显示在终端显示器上。20 世纪 90 年代国内应用的电子耦合元件(charge-coupled device,CCD)图文报告系统就是这种图像模式的代表。与上一代图像模式相比,其优点是屏幕上显示的图像比投影屏幕上显示的图像大,缺点是所显示的图像质量清晰度较差,这与当时的摄像机和显示器本身的性能有关。

(3) 数字成像和计算机显示器:作为数字成像的一种主要技术,互补金属氧化物半导体(complementary metal oxide semiconductor,CMOS)相机的出现,用于计算机液晶显示屏(liquid crystal display,LCD)的数字输出图像,其分辨率随着时间的推移和技术的成熟不断提高,从几十万像素增加到上百万像素。

(4) WSI 和消费级屏幕:是现阶段业内广泛应用的主流图像模式,能够满足时下 DP 领域所有的应用场景,可以多个浏览器在不同地点分屏显示(**图 1.5**)。因此,时下业内所说的数字图像在没有特别说明的情况下,已经趋向默认为 WSI 模式。

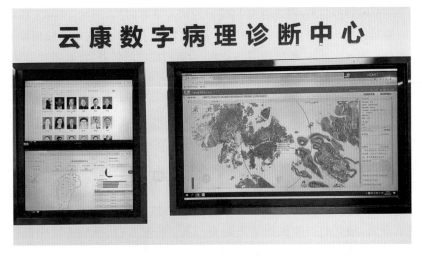

图 1.5　基于 WSI 模式的 DS 图像使用多个浏览器在不同地点分屏显示场景

第二节 · 扫描失败率与图像产出量

一、图像产出量

关于图像产出量,为讨论和使用方便,需要定义几个概念。在此,我们把图像产出量分为理论产出量和实际产出量。理论产出量定义为单台 WSS 8 小时(也有用 24 小时计算的)连续工作完成的切片扫描数量,也就是不发生任何设备故障和意外停机,以及 DS 图像全部合格的情况下的理想扫描数量。而实际工作中总会或多或少出现一些扫描意外中断的时候,从而导致实际产出量与理论产出量不一致。因此,DS 图像的实际产出量往往比理论产出量要少。不同厂家、不同品牌的扫描仪其 DS 图像的实际产出量差别很大,而且只能在购买设备后通过验证和使用过程去评估,所以,在选择 WSS 时只能在图像的理论产出量上进行适当的折扣来估算 DS 图像的实际产出量。与 DS 图像产出量相关的因素有扫描通量(扫描仪装载容量)和平均扫描时间。

二、扫描通量

扫描通量指一台扫描仪单次连续扫描所装载的最大切片数量,通常以标准切片为准。目前市面上的扫描仪的扫描通量根据应用环境不同从单片到 1 000 张切片不等。业内习惯上把通量低于 100 张切片的 WSS 看作低通量,而 100 张切片以上的 WSS 视为高通量。低通量 WSS 一般用于扫描任务不大的场景应用如远程诊断、大切片、特殊的高分辨率及荧光扫描等。高通量扫描仪非常适合大型病理科/实验室的全数字化应用,并且可以连续加载新的载玻片。

三、切片平均扫描时间

平均扫描时间指单张切片从切片装载到连续扫描结束的平均扫描时间,包括切片装载时间和连续自动扫描过程中切片转换的时间。由于数字化切片扫描仪在出厂时所标注的扫描时间大多是切片的单纯扫描时间,很少含有扫描前的切片装载时间,因此,实际工作状态下的平均扫描时间一般都比这个理论扫描时间要长。目前,市面上的数字化切片扫描设备的理论扫描时间大多在每张 20～120 秒,根据我们的经验,包括扫描前的装载时间(低通量手工装载)在内的平均扫描时间基本上比理论扫描时间每张要多 3～5 秒。

四、扫描失败率

扫描失败率指一次连续自动扫描过程中不合格 DS 图像占该批扫描切片数量(扫描通量)的比例,是衡量数字 WSS 的一个非常重要的指标。扫描失败率不仅与扫描的 DS 图像的产出量有直接关系,在高通量扫描中对正常工作流程的影响也非常明显。随着扫描设备的技术进步和切片标准化(标签条形码/二维码、切片尺寸等)水平的提升,近年来的扫描失败率显著降低,最好的扫描仪扫描失败率只有 2% 左右,而我们实践中的统计数据为不超过 3%。需要指出的是,造成扫描失败的原因除扫描设备本身的因素以外,更多的是操作和玻璃切片制备方面的原因。这些原因包括:技术人员的熟练程度,标签位置和特殊标记干扰,切片类型,封片胶溢出等。因此,在实施扫描前,必须对切片进行全面而又严格的质量控制,彻底消除上述可能造成扫描失败的潜在隐患,从而提高初次扫描的图像合格率。

由此可见,DS 图像的产出量包括理论产出量和实际产出量(以 8 小时连续扫描计算),两种产出量的简要计算公式(近似)可以概括为(时间单位为秒):图像理论产出量=$(60×60×8)$/理论平均扫描时间。

例如,一台扫描仪的理论平均扫描时间为 60 秒/张,则 8 小时的图像理论产出量 480 张。图像实际产出量=$(60×60×8)$/(理论平均扫描时间+5)-扫描通量×扫描失败率。此公式的算法主要针对中低通量的手工或半手工切片载入方式的 WSS。

例如,一台扫描仪的扫描通量为 100 张,理论平均扫描时间为 60 秒/张,扫描失败率为 5%,则 8 小时的图像实际产出量为 438 张。

DS 图像的日产出量对病理科/实验室全面数字化的实施和推进至关重要,应该采用包括扫描通量、扫描速度和扫描失败率等因素在内的综合指标即 DS 图像的日产出量来评价 WSS 的工作性能并作为实验室选择设备类型的参考。一般来说,作为病理科/实验室切片数字化的工具,临床实践中 WSS 的选择建议见**表 1.2**。

表 1.2　与病理实验室规模相对应的扫描仪日产出量参考值

实验室规模	年 外 检 量	扫描仪日产出量
小 型	≤10 000 例	200～300 张
中 型	10 000～25 000 例	300～600 张
中大型	25 000～500 00 例	600～800 张
大 型	>50 000 例	800～1 200 张

五、图像文件格式

经扫描生成的原始病理 DS 图像文件容量都很大,平均大小从几百兆字节到几千兆字节不等。因此,为方便快速显示和实时浏览,我们在屏幕上看到的图像是由几十万张单独的图像经文件优化、压缩形成的具有一定格式的多分辨率合成的 DS 图像。但是,只有当图像压缩的质量足以可靠地满足临床诊断需要时,才能使用图像压缩技术缩小 DS 图像的大小。不同的扫描设备采用了各种不同的压缩方式,从而形成了多种图像文件格式,常见的文件格式有 JPEG、JPEG 2000、TIFF 等。TIFF 可以是无损压缩或有损压缩,而 JPEG 则是有损压缩格式。这些图像文件供应商利用各自专有的影像文件扩展名进行格式化,导致不同格式的 DS 图像文件在应用时无法做到互操作和兼容。

目前,关于 DS 图像中的文件格式,大多数指南未见明确的规定和标准,这也是业内一直关注的重点。其中的原因不外乎两方面:一是相对统一的图像格式便于互操作和交流;二是统一的图像格式便于质量管理和控制。英国皇家病理学院关于远程病理学指南中对此表示了极大的关注:"在不存在用于诊断组织病理学的图像捕获、存储和传输的既定图像标准或技术规格的情况下,没有对系统供应商的最低要求,也没有对图像质量的保证[8]。"而西班牙病理学会发布的数字病理指南[9]则建议扫描仪应该能够生成通用的文件格式,如 TIFF 或 JPEG 2000。DICOM 虽然没有为 DS 图像定义标准的文件格式。但在发布的 WSI 增补标准 145 条和 122条中,已经开始注意到这个问题并讨论通用的 WSI 交换和互操作标准,而且正在持续推进中。

第三节 · 数字病理学总体工作流程

本节将从常规切片制作、切片数字化、DS 图像终端应用和 DPS 与 HIS 和 LIS 的集成等方面对 DP 环境中的一般工作流程进行阐述。对于某些特殊应用如 TP 等的流程将在相关章节中讨论。

一、切片数字化扫描过程是 DP 流程的关键环节

对切片数字化扫描过程的控制,对于扫描数量在两位数以下的小批量应用中相对容易,此时扫描时间对整体流程效率和图像质量的影响不是很明显。然而,对于 CDP 中数百张甚至上千张切片的扫描过程而言,其中任何一步操作的拖沓和哪怕是一张切片的问题,对整个流程的顺利进行都将带来明显的影响。

(一) 切片质控、清洁与干燥

为保证扫描过程顺利进行和 DS 的图像质量,首先对需要对扫描的切片进行质量检查,确认切片厚度、染色等合格。对处于封盖范围之外的多余组织、碎屑、污物,特别是溢出的封片胶进行彻底清洁,使切片表面保持完全干净;其次对清洁过的切片进行干燥处理:放入 60℃烤箱中烘烤,时间为 30～60 分钟[10],具体时间长短视扫描现场情况而定。切片干燥的好处是减少湿度和溢出的封片胶残余对扫描过程的影响。

(二)玻璃切片的载入

切片数字化扫描的第一个步骤是将玻璃切片装入 WSS 的托盘或大容量载片机架/轨道中。一般来说,载玻片的装入方式有三种:手工、半手工及自动载入。手工操作指将需要扫描的切片以单张的形式逐一放入托盘中并编号绑定,适用于两位数以下的小批量扫描,对整体扫描时间要求不高,常见于 TP 或 IOC (图 1.6);半手工操作是指大批量扫描时,切片完成染色干燥后连同染色架一同放入 WSS 的载片盒中,优点是节省时间,能够很好地保证 DP 流程的顺畅性,徕卡生物的 Aperio GT 450 DX System 就是这种方法;切片自动载入是指 WSS 与染色和封片系统以某种形式连接(加载机架)的大型数字化扫描系统,无须人工接触扫描仪,可以连续加载切片功能以满足中大型病理科/实验室 CDP 的需要,从而提高病例扫描的周转效率。匈牙利的 3D HISTECH Pannoramic 1000 就属于此类。大型扫描系统的应用场景并不多见,技术改进的空间还很大。半手工切片载入需要 WSS 与染色架兼容。目前,国外的商用 WSS 有许多款具备此项功能,在实施 CDP 转换升级过程中可以考虑。

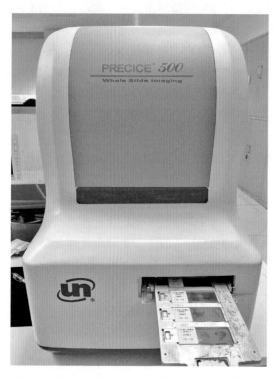

图 1.6   显示 5 片通量的 WSS 手工装载玻璃切片

(三)扫描切片编号顺序与 DS 图像质量自动监控

为了保证生成的 DS 图像与原玻璃切片一一对应的关系,在切片载入 WSS 时,必须进行编号和绑定。对于小批量扫描任务,手工编号和绑定问题不大。对于中大型 CDP 成百上千的大批量扫描,手工编号和绑定不仅费时费力,影响效率,而且容易出现差错。因此,对于大批量扫描任务,最合适的方法是切片的原始编号采用条形码或二维码标签(图 1.7)。使用条形码或二维码标签的好处显而易见:一是即可结合切片半手工装载操作方法,WSS 自动识别编号,可以大大节省时间,促进 DP 的工作流程,也能满足大型扫描系统自动化处理的需要。二是 WSS 自动识别编号可以减少手工编号的错误,提高 DS 图像与原始切片的匹配程度。一个机构的报告显示,在常规病理工作流程中使用条形码标签,可以使标本错误率从 1.63% 降到 0.63%[11]。同样,另一份研究表明,在常规组织病理工作流程中,条形码或二维码的使用将标签的基准错误率从 1.03% 降低到 0.28%[12]。三是在文件系统中可以自动编码 DS 图像,这对方便地检索整个 DS 图像非常重要。最后,DS 图像可以与 LIS 相匹配,并与其中的临床信息相互连通。值得注意的是,虽然许多 LIS 都有与 DPS 相连接的模块,但有些可能并没有做到真正的互相融合,特别是将 DS 图像与临床资料相关联,这一点在 DP 实施过程中需加以注意。

另外,大多数高通量 WSS 都具备在扫描过程中对生成的 DS 图像质量自动检查、纠错及监

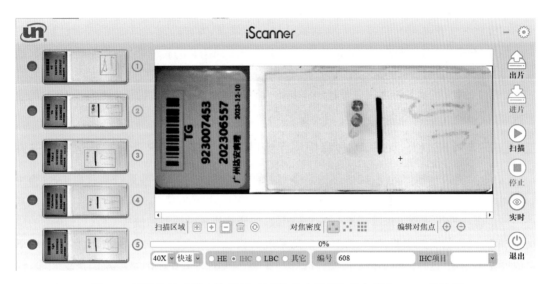

图 1.7　原始编号采用二维码/条形码标签方便了切片扫描和 DP 工作流程

控的功能。主要包括生成的 DS 图像与原始玻璃切片编号的一致性检查,焦平面的监控(**图 1.8**),破碎及残缺玻片的识别及略过功能等,从而保证了扫描过程自动顺利进行和 DS 图像的高保真度。

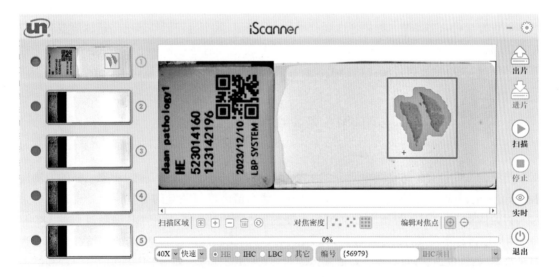

图 1.8　焦平面自动监控,框选区域指示物理切片满足扫描要求

(四) 需要考虑扫描倍数与 WSS 功能

关于扫描倍数,三年前的普遍共识是常规应用为 $20\times(0.5\ \mu m/$像素),但只能满足一般情况下的需要,对于一些特殊观察目标越来越显得不够用,如淋巴造血系统疾病、精确的核分裂象计数及一些微生物等。随着 WSS 扫描速度的显著提升和精准诊断要求的不断提高,一些病理科/实验室特别是一些 CDP 常规应用的扫描速度也从 $20\times(0.5\ \mu m/$像素)逐渐过渡到 $40\times$

（0.25 μm/像素或 0.16 μm/像素）[13,14]。因此，在 DP 特别是实施 CDP 转换升级过程中，常规应用的扫描放大倍数以 40×（0.25 μm/像素或 0.16 μm/像素）为宜。

另外，在 DP 工作流程中，WSS 的功能要能够满足不同场景的扫描需要，比如暗场扫描、透明标本扫描、湿切片扫描的频次、全切片 3D 扫描（部分 WSS Z 轴扫描可达 25 层，相当于 50～60 μm 厚度的切片）及大切片扫描等特殊需要。只有这些因素都考虑到了，才能实现 CDP 的全面转换升级和 DP 流程的不断优化。

二、DPS 与 HIS、LIS 和 PACS 等信息系统的有效集成是 DP 流程顺畅运行的关键

DP 生态系统包括信息流、DPS 和辅助应用工具。理想状态下，这些系统应该以 DPS 为中心实现与 HIS、EMR、LIS、PACS 之间数字工作流的集成，并具有顺畅的互操作性。系统工具进一步整合病理医师的工作流程来分析 DS 图像，如计算机辅助诊断系统等 CPATH 方法的应用。然而，过往的实践表明，DPS 与上述信息系统的整合与集成存在很多困难，大多数情况下集成度并不完整，这将影响 DP 工作流程的顺利实施。其中的主要原因是涉及的系统较多、标准不统一、运维和管理难度较大。因此，DPS 与整个医疗及相关的信息系统完全融合以达到 CDP 转换升级和 DP 流程的不断优化，是一个系统工程，需要病理专业部门、IT 人员与医疗机构的管理者等多方密切配合，步调一致，才能使 CDP 转换升级的实施工作顺利进行。完整的 DP 相关的信息系统集成基于医疗保健企业的卫生信息交换标准 7（health level seven，HL7）进行部署。

综上所述，DP 工作流程涉及从切片制作、数字化、DS 图像终端呈现及图像观察分析直到病理报告发出的众多环节。如果考虑到其中的 TP 应用，这个过程的外延已经超越地点和时空的限制，其工作流程的管理更加困难。因此，在 DP 实施特别是 CDP 转换升级过程中，要把控好环节质量，实行全流程管理，做到 DP 流程与传统病理工作模式的有效衔接和平稳过渡。

第四节 · 数字病理学质量管理

严格的 QC 和 QA 是 DPS 正常运行和保证患者医疗安全的关键。在 DP 及 TP 的发展过程中，诊断的准确性、系统运行的可靠性及 DS 图像的清晰度等关键的质量指标一直是业内关注和讨论的重点，也是各种指南和共识的主要内容[4,15-17]。因此，关于 DP 诊断流程的 QC 和 QA 的详细讨论不再进行赘述。在此，我们根据自己的实践经验，结合中国的国情并参考上述各种文献、指南的内容，对前述各章节阐述的相关指标进行提炼，列出 DP 工作的全流程和终端报告的 QM 要点，力求简捷具体，便于操作，以供使用者参考。需要指出的是：一是由于各医疗机构的性质、服务对象，以及需求和侧重点等都有所不同，加上各种 DPS/TP 之间的差异，此处的 QM 清单可能并不完全适用于所有医疗机构；二是尽管 5G 技术已经开始应用，但由于技术普及和价格等原因，我们期待的 5G 传输速度并未如期到来。所以，网络传输建议仍是基于现行 4G 标准，待将来 5G 技术广泛普及后，将按新标准进行更新；三是切片的数字化方式基于目前的主流 WSI 模式。希望读者或参考者加以注意。DP 工作全流程 QM 及相关内容建议清单如下。

一、基础设施设备和相关软件要求

(一) 取材室

除常规病理科的取材设施设备外,需安装大体摄像、实时音视频系统及电子画板。

(二) 信息系统集成与网络连接

以 DPS 工作站(报告系统)为中心,将 HIS、LIS、PACS 及 WSS 无缝集成。其中,HIS 与 DPS 工作站及 DPS 工作站与 PACS 之间的网络信息以 HL7 标准连接,其他连接以医疗机构内主干网满足需要即可。

对于有外部(不同医疗机构之间)的 TP 应用,建议≥10 M 远程病理专线,用于单独远程传输的数字图像及其他影像、文件;在保证数据安全和患者隐私的前提下,建议远程病理系统与医院的 HIS、LIS 进行整合,实现数据共享。对于同一医疗机构的不同院区及分支机构,可以将 TP 功能整合在 CDP 中。

(三) 选择与工作量、工作环境、标本特点及任务用途相匹配的 WSS

1. 扫描物镜分辨率

$20\times$,$\leqslant 0.5~\mu m$/像素;$40\times$,$\leqslant 0.25~\mu m$/像素。每像素微米(micrometer-per-pixel)数值越小,图像分辨率越高,图像就越清晰。随着扫描速度和 DS 图像日产出量的不断提高,高倍率扫描已经不是技术障碍。

2. 扫描速度(机内纯扫描时间)

标准组织片大小为 15 mm×15 mm,平均扫描时间:$20\times$物镜≤60 秒/张;$40\times$物镜≤90 秒/张。或组织片大小为 20 mm×15 mm,平均扫描时间:$20\times$物镜≤75 秒/张;$40\times$物镜≤120 秒/张。

3. 扫描失败率

指扫描后的 DS 图像无法用于观察,需要重新扫描或光镜观察的切片数量,要求≤3%。对于中大型 CDP,通常以 8 小时的 DS 图像产出量为计数计算。

4. 非正常停机时间

指一定时间内因机器故障导致的无法正常扫描而延误的时间,是反映扫描仪连续工作性能和计算 DS 图像产出量的重要指标,要求≤3%。通常以 8 小时连续工作时间计算。

5. 切片载入方式

低负荷小通量任务(≤60 张)可以手工装载,中高通量采用半手工(染色架匹配 WSS)整架装载或连续自动装载。

(四) 选择与扫描仪相匹配的软件系统

包括图像浏览器、图像管理软件,以及用于协助工作流和执行图像分析的算法软件即 CAPDS,以便于工作流管理和图像分析,特别是用于特殊目的如超大切片扫描或荧光扫描等。

(五) DS 图像文件存储及检索平台

根据工作量和数字图像的产出量计算存储服务器的空间大小,要足够大且可扩展,并制订相应的存储、管理和数据安全策略。建议采取分层存储策略。

二、常规切片质控

除按石蜡切片规范制作及常规质控外,对于需要扫描的玻璃切片要特别注意以下几方面的 QC。

(一) 取材块标准化

对于要执行扫描任务的取材块(活检小标本除外),推荐大小 15 mm×15 mm,即面积为 225 mm^2,形状要规则。多块活检小标本(腔镜活检等)要规则紧凑排列。

(二) 必须采用标准载玻片和盖玻片

标准通用载玻片的尺寸为(25.5±0.5)mm×(75.5±0.5)mm,厚度 1.0～1.2 mm,盖玻片厚度为(0.14±0.1)mm。

(三) 封片介质

中性树胶,二甲苯调配,浓度适中。

(四) 染色(HE、IHC、FISH 及特殊染色)表达

上述各种染色的色彩呈现要正确,要达到切片本来颜色的良好标准。特别是胞核胞质颜色对比要清晰,分化效果良好。

(五) 切片干燥

除特殊扫描(FISH)和湿扫描外,其他切片必须在干燥状态下进行扫描。一般情况切片烘干时间为 45～60 分钟,温度为 50～60℃。具体情况视实验室环境和季节而定。

三、DPS 和 DP 全流程的验证要求

(一) WSS 校准试验(需供应商技术人员协助)

1. WSS 必须是有关监管部门批准的合格产品

检查 WSS 生产许可证和出厂合格证。确认 WSS 安装正确,并与 HIS、PACS、LIS 及 DPS 工作站完整融合集成,处于备用状态。

2. 最佳扫描参数测定

取一张优良的 HE 切片(推荐含有淋巴组织的切片,最好是带被膜的脾脏、淋巴结、扁桃体、胸腺组织或腺淋巴瘤)进行扫描,观察 DS 图像的颜色、对比度、清晰度、聚焦平面、扫描完整性及伪影炫光等,直到调整到最佳状态为止并记录最佳状态参数。

3. 扫描速度及失败率初测

选取不同大小、不同组织类型和不同部位的 10 张优良 HE 切片,在上述最佳状态参数下扫描,记录扫描开始和结束时间,算出每张切片的平均扫描时间,同时检查 DS 图像质量,计算扫描失败率。

4. 扫描仪连续工作性能测定

随机选取用于常规诊断的优良 HE 切片满负荷加载(WSS 一次性连续扫描的最大切片数量,比如 5 张或 100 张等)进行自动扫描,重复扫描 3 次,每次换用不同的常规切片。分别记录每次扫描的平均扫描时间和失败率,再计算三次扫描总和后的平均扫描时间和失败率。

(二) 用于诊断目的的 DPS 验证

DP 全流程验证包括 DPS 验证和参与 DP 工作的所有病理医师的培训考核。建议按以下内容及步骤进行。

1. 对参与 DP 工作的病理医师进行验证前培训

验证前培训内容包括:① DPS 系统使用流程及注意事项。② 60 例代表性 HE 切片的 DS 图像及 15 张不同表达模式(包膜、胞核及胞质各 5 张)的 IHC DS 图像观察学习。目的是使参

与验证的人员熟悉和习惯于 DS 图像。③ 用于培训验证的切片扫描倍数：HE 切片一律使用 40×物镜，IHC 切片可以 20×物镜扫描。

2. 验证常规切片光镜与 DS 图像的观察者内（intraobserver）的诊断一致性

即比较同一观察者用两种不同阅片模式观察相同组织切片的一致性（结果可重复性）。目的是验证 DPS 系统的可靠性，与观察者的诊断能力无关。

3. 光镜观察与 DS 图像观察的间隔期或记忆清除期（washout period）

CAP、美国临床病理学会（American Society for Clinical Pathology，ASCP）和病理信息学协会（Association for Pathology Informatics，API）共同推荐光镜观察与 DS 图像观察的间隔期至少为 2 周[18]，文献中最长者为 1 年[19]。实践表明，上述两者之间的记忆清除期为 4～6 周比较合适。

（三）验证方法

1. 一致性验证

要求常规 HE 染色的病例数≥100 例，IHC 病例≥20 例，病例要随机选择，具有代表性，能够反映不同的组织类型及难易程度；建议以光镜观察与 DS 图像之间的诊断一致性≥95％为可接受的最低标准。

2. 术中冷冻切片一致性验证

术中冷冻切片病例数≥60 例，方法及一致性标准与常规 HE 病例验证相同。另外，需验证比较两种模式的报告周转时间（turn around time，TAT）。

3. 非劣效性或等效性验证

建议设定 DS 图像与显微镜观察的主要差异大于 4％。分别用光镜切片和 DS 图像观察并计算两种模式各自的主要差异率进行比较，如果两种模式的差异率≤4％，则认为 DPS 系统的性能不低于光镜，或者说 DPS 系统的性能与光镜是等效的。

4. 诊断医师学习验证

通常在 DPS 系统一致性验证后进行，属于前瞻性验证范畴，相当于 DP 诊断正式实施前的试验性诊断。主要目的是测试系统运行的顺畅性，进一步优化工作流程，提高 DP 流程下的病理医师对 DS 图像诊断的熟练性。这一点对适应 CDP 全流程的工作环境非常重要。

验证结束后对两种模式的诊断差异及验证过程中发现的问题进行总结分析，并根据验证结果进行整改、完善和优化。前瞻性验证不是必需的，但我们的实践证明这种前瞻性验证对病理医师尽快适应 DP 环境下的工作非常有用。

5. 应该保证在验证过程中诊断端接收到的图像与所上传的图像一致

必须注意，诊断端接收到的图像与所上传的图像要保持一致。对于有损压缩模式，经过压缩—解压过程产生的图像可能与原始图像并不完全相同，但是，在诊断信息和细节等方面，至少应该保证"视觉上的无损"。

6. DPS 的验证必须随使用环境条件的变化而重新进行

需要注意的是，DPS 更换使用地点，增加用途或维修尤其是更换配件后等都需重新对系统进行测试和验证。特别是 TP 应用时更为重要。

7. DP 流程下的全员验证

全员验证过程应包括将来使用该系统的所有个人，包括病理医师、实验室主任、实验室工作人员和IT人员,这点对CDP的顺利实施至关重要。

8. 验证记录和文件存档

全面记录并保存DPS系统和DP全流程的测试过程记录及验证方法、数据,形成用于批准DPS系统和DP全流程应用于临床的最后文件。同时,也为日后的QC和认证保留完整材料。

四、DPS 和 CDP 全流程运行管理

(一) 实行标准操作流程(standard operating procedure, SOP)管理

建立DP环境下工作运行的SOP文件,用以规范DP的工作流程,并确保DP工作环境内所有工作人员按照各自的岗位职责,遵照SOP规范(特别是节点和环节过程)操作(**图1.9**)。

广州达安临床检验中心

文件名称	文件编号	GZDA-SOP-BLZX-026
远程数字病理读片操作程序 (Operating Procedure of Remote Digital Pathological Reading)	版本	第五版 第0次修改
	生效日期	2021.7.21

文件制修订记录

职责	姓名	职位	签名	日期
编制	金田恩	病理医生	*金田恩*	2021.7.17
审核	陈忠生	质量负责人	*陈忠生*	2021.7.20
批准	叶绿	实验室主任	*叶绿*	2021.7.21
颁发部门	质管部			
分发部门	病理实验室			

图1.9 作者单位的数字/远程病理平台玻璃切片扫描SOP文件

(二) 专职IT工程师团队值班

每天专人值班,并且尽量做到即时应答(≤45分钟,术中冷冻除外),负责维护DPS正常运行和故障处理,保证网络连接畅通平稳。

(三) 负责DP流程的日常运行团队

1. 配备专职扫描人员

对于中大型医疗机构的CDP任务,切片扫描的数量众多,需要配备1~3名专职的扫描人员负责切片扫描和相关事项处理。

2. 专职DS质控和病例分配员

配备专职DS图像质控和病例分配员,负责检查每天扫描生成的DS图像及相关患者的临床资料,并将合格的病例按排班表及时分配给相应的病理医师和专家,并对病理医师提出的相关问题及时反馈给临床医师,协助诊断病理医师做好沟通工作。

3. 专职QM内审员

专职QM内审员负责记录、整理、分析日常工作数据,监测各种质量指标如报告及时性、诊断准确性、术中IOC的TAT、扫描失败率、延迟诊断率(包括补充取材、深切重新制片及推迟到

光镜诊断等)、意外事件及用户满意度等。以便查找发现问题,总结经验,不断完善、优化 DP 环境下的工作流程。报告及时性、诊断准确性、术中 IOC 的 TAT、术中 IOC 与常规诊断符合率等指标均按传统常规病理质控标准执行。

4. 设置专职报告审核和发布人员

为保证 DP 诊断的质量,数字报告必须严格执行三级医师审核签发制度。专职报告审核和发布人员一般由熟悉 DP 工作流程的资深病理医师(副主任医师以上职称)担任,负责日常值班,解答病理医师数字诊断中的问题和临床医师关于诊断方面的咨询。对于大型多中心分布式 TP 应用,还要协助远程病理医师和专家工作,审核并发布远程病理报告,解答异地临床医师咨询,监控远程常规和术中 IOC 标本取材。

(四) 培训与考核

1. 负责取材的助理执业医师、低级别执业医师和病理技师

培训内容为大体取材规范、常规 HE 制片、冷冻切片、切片扫描上传及基础常用的 IT 技术,培训时间至少 3 个月。适用于缺乏独立签发报告的现场病理医师的医疗机构。

2. 负责复核或签发数字 PD 和 IOC 报告的主诊医师

一般应为高年资主治医师以上职称。培训内容:一是 DPS 的操作流程、使用方法、注意事项及图像质量辨识等;二是 DS 图像诊断训练,建议 60 例不同部位、不同组织类型、难易程度适宜的 HE 切片的 DS 图像,每天 15 例,分 4 天不间断阅片。病例中应该包括印戒样/低分化癌的胃黏膜活检标本、小细胞性病变(活检标本的小细胞癌、淋巴组织增生性疾病及炎症性病变等)、核分裂象和病原微生物(幽门螺杆菌、真菌菌丝、孢子)等的辨认。完成培训后进入验证考核阶段。

3. 咨询会诊专家

应为高年资副主任医师以上职称,根据每个专家的亚专科方向和擅长学科领域选择具有一定难度的 10 例 HE 切片的 DS 图像进行测评。

上述考核测试材料、过程及结果应形成记录文件作为质量管理文件的组成部分及时存档备查。

五、QA 措施

DP 的一个突出优点就是其本身即可以作为 QA 的一个有用工具,实现对复杂病例的同行审查(peer review),以及大宗病例的回顾性或前瞻性分析。

专职内审员应该尽职尽责,做好日常各种质量指标的监测工作。

专职审核发布员(由资深病理专家担任)应该对所有数字诊断报告进行审核后发布,建立并严格执行 CDP 全程"三审"报告签发制度特别是 PD 和 IOC 报告。对专家的远程会诊报告也要进行审核后发放,即会诊报告的"二审"签发制度。

需要特别强调的是,对于疑难复杂或对患者医疗安全有重大影响的病例,诊断所需的临床资料包括重要病史、影像学资料及实验室检查数据等必须齐全,参与 DP 的主诊医师应避免在缺乏重要临床资料支撑的情况下勉强出具诊断报告特别是远程诊断报告。

与传统常规病理科一样,CDP 也应该定期召开质量持续改进分析会,一般情况下以每 2 个月一次为宜,必要时可就某一专题或事项随时召开。

在 CDP 流程运行初期,建立必要的"应急预案",在发生临时停机(扫描仪)和断网等意外情况时,确保数字诊断尤其是术中 IOC 和远程诊断能够在最短时间内就近回归到常规光镜诊

断以确保患者得到及时的补救性诊断。

DPS 运行过程中产生的所有记录、相关统计表格及日志等非数字图像材料按常规病理科的存档要求予以保存。

六、建立顺畅的沟通交流机制，确保 DP 流程平稳运行

相对于传统病理科，DPS 和 CDP 流程是一种全新的模式和方法，适合 DP 工作方式的生态系统尚未完全建立，CDP 的转换升级也刚刚起步，同时又涉及方方面面的人员和单位，因此，顺利、有效的宣讲、沟通和交流的协调机制是保证患者安全和 DP 流程平稳运行的前提。特别是超越时空范围的 TP 应用更是如此。

七、患者隐私保护与医疗安全

对接触 DPS 和 DP 流程的工作人员包括病理医师、IT 人员、病理技术人员及其他相关人员设置相应的权限，确保医疗安全；同时，监督上述所有人员遵守职业操守和相关法规，不泄露患者的就医材料和敏感信息，保护患者隐私。另外，出于安全和政策层面考虑，目前不建议使用云服务存储患者个人健康信息或疾病相关的重要数据和材料。

第五节 · 数字病理系统及数字病理流程的规范化验证和培训

DPS 组建完成后，需要通过全面的规范化验证，确认系统运行平稳可靠后方能正式投入应用。对于 WSI 系统有三种不同类型的验证研究：学术、临床和供应商相关的验证研究。学术验证是根据各自研究项目本身的需要进行的自我定义的研究，常见于经同行评审的出版物文献，重点是关注某一个特定组成部分的验证过程，这种验证的结果着眼于研究项目的严谨性，而不需要推广和泛化。供应商驱动的验证旨在获得监管机构的批准，取得产品（扫描仪）和系统的临床应用许可证，如 FDA、加拿大卫生局（Health Canada）和欧盟一致性（Conformance European，CE）认证商标等。临床验证研究记录了特定临床用途的过程和结果，以便为临床应用做准备。这些研究必须遵循公认的指南，而不是学术研究中使用的自定义方法。临床验证的目的和内容为：对远程病理系统来说，就是 WSI 图像用于临床诊断的准确性、系统的可靠性及系统运行的稳定性；而对数字图像的本地诊断（数字病理科）来说，主要是诊断的准确性和工作流程的顺畅性。

一、规范化验证的基本原则

根据过往的实践经验总结远程病理系统规范化验证必须遵守的最基本原则如下，其他验证要求可以根据各自的实际情况进行，但总体上是越全面越好。

（1）远程病理系统的所有部分包括硬件、软件及网络传输必须以一个整体进行验证，不建议各部件、功能单独验证。

（2）必须在真实临床应用环境下进行验证，部分真实临床环境或模拟临床环境下的验证不能反映整体远程病理系统的真实运行情况。

（3）所有应用项目包括远程会诊、远程初始诊断、远程IOC及特殊用途（免疫组化和荧光染色等）都必须进行单独验证，以其中的一项验证代替其他项目的用途验证是不可取的。

（4）每次进行系统升级改造、设备部件更换及应用环境变更后都需要进行全系统的重新验证。

（5）每次验证都要保证选取足够数量和疾病种类的标本，使验证结果具有充分的可靠性和代表性。

（6）验证的重点是设备和系统的可靠性和诊断准确性，因此，建议以考察切片与数字图像诊断的观察者内一致性（intraobserver variability）为主。

（7）在观察数字切片和玻璃切片之间要设置必要的记忆清除期，建议以4~6周为宜。

CAP关于WSI图像用于病理诊断的验证指南[20]于2013年正式发布，对WSI图像用于病理诊断目的（包括本地数字病理诊断）的验证做出了明确的规定，其侧重点在于WSI图像本身的验证，并未涉及远程系统的其他因素如远程传输等内容。因此，在具体应用时要区别对待，如果是病理科数字化转换，完全按照CAP验证指南的要求即可；如果是远程异地诊断，则要在对WSI图像验证的基础上对全系统包括图像传输等进行全面验证，这也是《ATA远程病理学临床指南》[4]对验证的要求。CAP关于WSI图像用于病理诊断的验证指南是在复习总结大量文献基础上，提炼出12条重要性等级不同的准则声明供临床使用。原文总结编译如下，供读者参考。

（1）所有以临床诊断为目的应用WSI技术的病理实验室都应该进行自己的验证研究。重要性：专家共识意见。

（2）验证应符合WSI应用程序的预期临床用途和临床设置，应该包括与预期用途相关的样品制备类型，增加新用途应另行验证。重要性：A级推荐。

（3）验证研究应尽量模拟WSI使用的真实临床环境。重要性：A级推荐。

（4）验证研究应包括整个WSI系统。重要性：B级推荐。

（5）每当对WSI系统的任何组件进行重大更改时，都需要重新验证。重要性：专家共识意见。

（6）使用WSI系统的病理学家必须经过充分培训并参与验证过程。重要性：B级推荐。

（7）验证过程应包括至少60例样本，增加其他应用如IHC等，再增加相关病例20例。重要性：A级推荐。

（8）验证同一观察者数字图像和玻璃切片之间的观察者内诊断一致性（intraobserver variability）。重要性：A级建议。

（9）验证用数字图像和玻璃切片可以随机或非随机顺序（第一和第二次检查）进行评估。重要性：A级推荐。

（10）在观察数字图像和玻璃切片之间，至少要有2周的记忆清除期。重要性：B级推荐。

（11）验证过程应确认将扫描的玻璃切片上的所有材料都包含在数字图像中。重要性：专家共识意见。

（12）应记录并保存用于临床实验室的WSI系统的验证方法、测量和最终批准文件。重要性：专家共识意见。

二、比较方法和验证指标

（一）比较方法

数字图像阅片诊断与常规光学显微镜检查相同原始玻璃切片所作诊断的一致性比较。具体方法是选取一定数量的具有代表性的不同病种的组织切片在传统光镜下进行诊断，间隔一定的记忆清除期后再对这些组织切片的数字图像进行诊断，然后将两次的诊断结果进行比较，观察数字图像与组织切片诊断的一致性。需要注意的是，两次观察必须是同一个人，即考察的是观察者内的诊断一致性（intraobserver variability）。

数字图像阅片诊断与原病理报告（存档病例）中的诊断进行比较。即一个病理医师将以前诊断过的组织切片重新数字化扫描并对数字图像进行观察诊断，然后将两次结果进行比较得出诊断的符合率。必须注意，这样做虽然省却了一道阅读原组织切片的麻烦，一旦选取的存档切片的过往时间较长，由于当时的诊断条件、环境及诊断标准可能与现在有所不同而影响诊断一致性的评估。因此，存档切片及参考诊断的选择既要满足记忆清除期的间隔要求，时间又不能太久远。要避免观察数字图像的病理医师以其他医师的过往光镜诊断为参照。

数字图像阅片诊断与以上两种光镜诊断结果进行比较。这种情况多用于回顾性验证和前瞻性验证的组合，例如，对既往病例采用前述方法（图像诊断与原病理报告比较）验证的同时，对日常工作中的病例数字图像进行实际诊断验证即日常报告采用数字图像阅片，然后用相应组织切片光镜验证，如果数字图像诊断与光镜诊断符合，则报告直接以数字图像结果发出，否则以光镜诊断为准。

数字图像阅片诊断与专家协商一致作出的诊断（专家共识诊断）进行比较。这种方法的优点是可以允许多人同时进行验证，在对系统进行验证的同时，不同病理医师的诊断水平和观察者间诊断一致性情况也得到了评估。

（二）验证指标

（1）同一观察者数字图像和玻璃切片之间的诊断一致性。

（2）数字图像诊断与共识或参考诊断的一致性。

（3）同时验证以上两个指标。

（4）数字图像扫描环境和放大倍数：根据具体的临床用途选择扫描环境和放大倍数。HE切片和组化、免疫组化染色采用明场扫描，荧光染色采用暗视野扫描。常规扫描为20×物镜；核细节及病原微生物（如核分裂计数及幽门螺杆菌）等使用40×物镜；特殊需要可以使用更高的放大倍数或扫描方法如80×物镜或湿性介质（水溶性或油镜等）扫描。

三、验证过程及步骤

（一）扫描仪及浏览器校准试验（需供应商及 IT 技术人员协助）

（1）查验扫描仪出厂及批准文件，确保设备是有关监管部门批准的合格产品。同时确认扫描仪安装正确，处于备用状态。

（2）最佳扫描参数测定：取一张制作优良的 HE 切片（推荐含有淋巴组织的切片，最好是带被膜的脾脏、扁桃体或胸腺组织）进行扫描，观察 WSI 图像的色度、对比度、清晰度、聚焦平面、扫描完整性及伪影炫光等，直到调整到最佳状态为止，并记录最佳状态参数。

（3）扫描速度及失败率初测：选取不同大小、不同组织类型和不同部位的 10 张优良 HE

切片,在最佳状态参数下扫描,记录扫描开始和结束时间,算出每张切片的平均扫描时间,同时检查 WSI 图像质量,计算扫描失败率。

(4) 扫描仪连续工作性能测定:随机选取用于常规诊断的优良 HE 切片满负荷加载(扫描仪一次性连续扫描的最大切片数量,比如 100 张)进行自动扫描,重复扫描 3 次,每次换用不同的常规切片。分别记录每次扫描的平均扫描时间和失败率,再计算三次扫描总和后的平均扫描时间和失败率。

(5) 浏览器(电脑、移动设备及显示屏)校准:在自然光照或常规办公照明充分的环境中(避免光线直接照射),对浏览器显示屏的角度、分辨率、色彩饱和度、亮度等进行调整,直到最佳观看状态。

(6) 网络连接:检查入户网络连接的网线类型,确保达到终端站点超五类或六类、虚拟病理科/实验室六类或超六类质量合格的网线要求,确认达到从集线器到电脑或服务器在 100 m 内的距离要求。

(二) 参与验证的病理医师培训

凡是参与远程病理系统验证的病理医师必须参加验证前培训过程,以确保验证过程和结果的客观性和准确性。

1. 培训内容

(1) WSI 及远程阅片系统的使用流程及注意事项:具体的切片扫描过程,图像格式和视觉效果,浏览界面样式和软件功能及图像质量的判断等。

(2) 至少完成 60 例以上的不同器官系统具有代表性的 HE 染色的数字图像学习,目的是熟练掌握屏幕阅片的操作流程及软件功能设置,适应屏幕视野的展现方式和重新建立细胞放大倍数在脑内的大小参数。建议阅读 75 例(当然,越多越好)HE 染色的数字图像为宜,包括各种活检标本 50 例及各种手术切除标本 25 例,每天 15 例连续 5 天完成,以保持适当的记忆强化效果。

(3) 至少 15 张以上不同抗体不同表达模式(包膜、胞核及胞质各 5 张)的 IHC 染色的数字图像观察学习。建议 30 张为宜,包膜、胞核及胞质各 10 张,同时应包含不同阳性强度表达的数字图像,在 3 天之内完成为宜。

(4) 关于荧光染色图像的学习,建议至少阅读 5 张 FISH 荧光染色的数字图像并进行结果判读,最常见的标本为乳腺癌或肺腺癌。

2. 验证方法

以往文献显示,远程病理系统和 WSI 图像的验证方法多种多样,验证环境和条件各异,有些也很不规范。自 2013 年 CAP 关于 WSI 临床应用的验证指南发布后,各地对远程病理系统和 WSI 图像的验证逐步规范,形成了一些比较成熟的验证方法,概括起来主要包括 HE 染色与数字图像一致性验证,冰冻切片与数字图像一致性验证,非劣效性或等效性验证和前瞻性验证等。前面两种方法比较简单直接,便于理解和操作,但易受干扰、存在一定的偶然性。非劣效性或等效性验证不是直接比较两种模式之间的诊断符合率,而是对两种模式下各自诊断正确率的比较,所以方法相对科学,结果更具有说服力。前瞻性验证是指远程/数字病理诊断正式运行前,在日常的诊断工作中随机选取一定数量的病例扫描后用数字图像进行诊断,然后再用传统光镜去证实结果的可靠性,如果数字图像结果正确就直接发出报告,如果数字图像结果与传统光镜诊断不符,则以光镜结果为准。某种意义上,前瞻性验证属于数字图像诊断的试验性运行,因此验证结果更符合真实的工作环境。

(1)常规组织切片与数字图像(包括 IHC)一致性验证:常规 HE 病例数≥100 例,病例要随机选择,具有代表性,能够反映不同的组织类型及难易程度。实践中,各种病例的活检标本如内镜、宫颈宫腔、粗针穿刺及皮肤活检等应该占到样本总数的 40% 左右,手术切除标本占60%。切除标本的组织类型也可以按细胞形态特点选择,如上皮样细胞、梭形细胞、小圆细胞及透明样细胞等,可能更利于通过细胞形态对数字图像质量的评估。建议以 WSI 图像与光镜之间的诊断一致性≥97% 为可接受的最低标准。需要特别注意的一个现象就是,在不一致的病例中,WSI 图像结果有时会比传统光镜诊断更符合实际。常规 IHC 病例≥20 例,至少要包含 10 种不同抗体,着色部位应该包含典型的胞膜、胞质及胞核。

(2)冰冻切片与数字图像的一致性验证:选择一定数量的以往诊断过的冰冻切片进行扫描,病例数应≥60 例,比较 WSI 图像与光镜之间的诊断一致性。如果参与验证的病理医师与以前冰冻诊断报告为同一个人,则无须再重新在传统光镜下阅读原来的切片,如果为不同的人,则应按照验证要求分别阅读以前的冰冻切片和由此产生的数字图像并比较两者的诊断一致性。除诊断一致性外,还需验证比较两种模式下的诊断时间(TAT),以便考察 WSI 图像对冰冻诊断时间的影响。

(3)非劣效性或等效性验证:在临床试验中,主要研究目的是显示试验药物或方法(记为T)的综合效果在临床意义上不差于(非劣于)对照药物或方法(记为 C)的试验称为非劣效性试验(non-inferiority trails)。在临床实践中,非劣效性试验用来验证在事先确定的一个具有临床意义的效果差值范围内,试验药物或方法是否劣于对照药物或方法。这个事先确定的具有临床意义的效果差值称为非劣效性界值(non-inferiority margin),记为 δ。

非劣效性界值 δ 是一个具有临床意义的值,在判定两种药物或方法非劣效时,是临床上可以接受的最大值。因此,如何确定 δ 值的大小对非劣效性试验结果至关重要。δ 值太大,则可能将实际效果比对照药物或方法差很多的药物或方法引入临床应用;相反,若 δ 值太小,则可能将确实有效的药物或方法判为无效而排除在临床应用之外。一般来说,δ 值的确定由临床专家和统计学专家共同选定比较合适,同时还应考虑临床意义、统计学意义和成本效益等多方面因素。关于两组率(有效率、治愈率、符合率、阳性率等)的比较,有文献指出[21,22]δ 值最大不超过对照组样本率的 1/5,并建议取 15% 以下。个人认为 δ 值的确定要根据不同的专业特点、临床经验及大多数主流文献的数据等综合判断具体研究项目的 δ 值的大小。非劣效性检验的基本原理见**图 1.10**,常见检验假设类型见**表 1.3**。

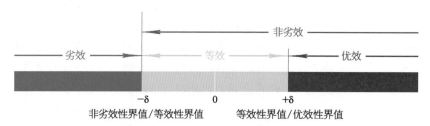

图 1.10 非劣效性检验原理示意图

表 1.3　非劣效性试验不同类型的检验假设

不同试验类型的检验假设		
检 验 假 设	无 效 假 设	备 选 假 设
非劣效性	$H_0: T-C \leqslant -\delta$	$H_a: T-C > -\delta$
优效性	$H_0: T-C \leqslant \delta$	$H_a: T-C > \delta$
等效性	$H_{01}: T-C \leqslant -\delta$ $H_{02}: T-C \geqslant -\delta$	$H_{1a}: T-C > -\delta$ $H_{2a}: T-C < \delta$

注：表中数式的具体意义及结论可以解释为：

● 非劣效性检验，如 $P > 0.025$，按单侧 $\alpha = 0.025$ 的检验水准不能拒绝 H_0 假设，即无法判断 T 药物/方法不差于 C 药物/方法；如 $P \leqslant 0.025$，则接受 H_1 假设，可以认为 T 药物/方法不差于 C 药物/方法。

● 等效性试验的假设检验是：如 $P_1 > 0.025$ 或 $P_2 > 0.025$，按 $2\alpha = 0.05$ 的检验水准不能拒绝 H_0 假设，即无法判断 T 药物/方法等效于 C 药物/方法；如 $P_1 \leqslant 0.025$ 且 $P_2 \leqslant 0.025$，则接受 H_1 假设，可以认为 T 药物/方法等效于 C 药物/方法。

　　这种验证方法不是直接比较两种模式诊断的一致性，而是分别计算两种模式诊断的准确率并进行比较，然后得出 WSI 图像诊断的效能并不比传统光镜差或者说两者的诊断效能是一样的。目前，很少有已发表的研究报告证实了外科病理学中真正的观察者内的差异，关于 WSI 图像和传统光镜之间诊断差异的非劣效性界值并无明确定论，有研究估计可能在 3％～4％[23]。所以，建议在两种诊断模式的非劣效性验证中，通常情况下非劣效性界值可以设定为 3％或 4％，单侧二项分布式检验，显著性水平为 $\alpha = 0.05$，置信区间（confidence interval，CI）为 90％。如果非劣效性界值设定为 3％或 4％，则相对应的样本量最少为单侧 225 例，双侧 450 例以上[23]。

　　关于诊断准确率，对入组的验证病例的诊断最好由几位病理医师协商得出一个共识意见作为参照，然后由参与验证的人员分别阅读 HE 切片和 WSI 图像并与共识意见比对得出各自诊断模式的准确率。同时，在按验证设计步骤完成验证过程后，对这两种模式取得的诊断准确率（或差异率）数据进行统计学处理时，可以交由专业统计学专家处理。

　　2013 年，克利夫兰诊所的 Bauer 博士等[23]根据对以往文献的分析统计结果提出了以下假设：如果 WSI 图像诊断的主要差异与传统光镜检查相比不超过 4％，则 WSI 图像诊断的效能就不比传统光镜检查差。换句话说，如果 WSI 图像诊断的准确率与传统光镜的准确率差异≤4％，则两种模式是等效的。而要满足 4％的差异率（非劣效性界值），则需要验证的样本含量至少应在 450 例以上（单侧二项分布检验，单侧 225 例）。这个假设是否成立，还需要进行非劣效性验证。

　　根据上述假设，Bauer 博士等[23]对总共 607 例（单侧分别为 303 例和 304 例）不同器官种类的标本进行了验证总结。结果显示，两种模式的主要不一致率为 WSI 1.65％，传统光镜 0.99％，两者间的差异率为 0.66％，90％可信区间为（−0.86，2.19），$P < 0.001$；次要不一致率为 WSI 2.31％，传统光镜 4.93％，两者间的差异率为 −2.62％，90％可信区间为（−5.11，−0.14），$P < 0.001$。表明这种验证方法不仅可行，而且 4％的差异率设定是合理的。

　　（4）前瞻性验证：通常在系统一致性验证后进行，相当于远程病理诊断正式实施前的试验性诊断。主要目的是测试系统运行的顺畅性和稳定性，进一步优化工作流程，提高远程病理医师对数字图像诊断的熟练性。建议每周 25 例,持续 4 周共 100 例日常送检的连续常规病例(包括 IHC 或 FISH 染色)。先由一名病理医师用 WSI 系统作出诊断,随后再由另一名病理医师用常规光镜进行诊断。两种诊断模式的结果进行比较(两名医师不知道彼此的结果),如果 WSI 的结果与光镜一致,数字报告正常发出;如果 WSI 的结果与光镜不一致,数字病理报告则按光镜诊断结果(须经过第三者复核)进行修改后发出。验证结束后对两种模式的诊断差异及验证过程中发现的问题进行总结分析,并根据验证结果进行整改、完善和优化。前瞻性验证不是必需的,但我们建议进行此项验证。

第六节 · 数字病理学在病理教学和培训中的应用

病理学无论是对医学生还是病理医师来说,都是依赖形态学的实践科学。其中对疾病在组织及细胞水平甚至是蛋白质水平(IHC)的辨认能力主要是靠形态学训练完成的。主要的训练方式就是用光学显微镜观察大量的组织切片,这种训练由于需要显微镜,通常在教室或实验室才能完成。而基于 DS 图像的 DPS 的应用,无论是在教室、实验室现场还是在宿舍、家里或异地都可以通过 DP 形式(包括 TP 应用)进行学习训练,从而使这种训练变得高效、灵活、简便。DP 包括 TP 方式(有时 TP 应用的场合可能更多)在病理教学和培训中的应用主要体现在几个方面:① 医学生的组织学和病理学的实验教学;② 病理住院医师的规范化培训;③ 病理从业者的继续教育培训;④ 病理学家和医师针对某个亚专科疾病或特殊项目(如 HER2 的 IHC 结果)进行自主训练;⑤ 非常时期如巨大自然灾害或重大疾病(如现在的 COVID - 19)流行期间作为病理相关人员(病理医师、规培医师、学生及研究人员等)的线上远程教学培训及学术活动的备选方案。

一、医学生的组织学和病理学的形态教学

在过去的 20 年里,数字病理技术已经成为医学生学习人体器官结构、细胞形态和组织病理学的主要方法,并逐步取代了传统组织学或病理学实验室环境中光学显微镜和玻璃切片的使用。所以,包括医师、护士、医疗技术人员、组织学技术人员、细胞学技术人员等在内的所有医学生都有机会彻底改变教学和学习的方式。使用 DS 图像在组织和病理形态学教学中有许多好处和方便,例如,维护成本相对较低,可节省病理实验室空间,学习时间灵活自主可控,容易获得与病例相关的学习资料等。同时,通过使用数字查看器应用程序或互联网浏览器,学生可以在他们的计算机屏幕上快速浏览图像,并可以进行放大或缩小操作,以获得整张 DS 图像的概况。或在更高的放大倍数下搜索更小但重要的细节,同时进行标注,还可以作为典型病变截图加以保存。

关于医学生的组织学及病理学的形态学教学,国外许多大学和学术医疗机构在本科和研究生教学的病理实践环节都引入了 DS 图像或远程教学模式[24-26]。埃及开罗大学为了更有效地在组织学和病理学形态教学中展示典型病例的形态改变,增加教师与学生以及学生之间的互动,在病理学系建立了供本科生使用的数字化病理图书馆[25],数字病理图书馆不仅为开罗大学服务,还向埃及境内的其他大学和研究机构开放并提供数字病理的相关服务。在完成本科

病理教学的数字化转变后,又为病理学研究生(病理医师候选人,不同于我国的病理研究生)建立了拥有更多教学病例及更侧重临床的数字化病理图书馆,为埃及的大学和周边阿拉伯国家的大学的所有病理医师候选人提供教学资源。与此同时,由开罗大学病理学系发起在中东地区各国病理中心之间建立了一个数字和远程病理学网络,用于相互间的学术讨论和专业知识交流。截至目前,开罗大学的 DS 图像病理教学与远程病理服务取得了非常显著的成效,吸引了许多国际合作伙伴如意大利、英国和美国等西方国家的多家学术医疗机构的加入。另外,作为学术医疗机构,开罗大学全面实施数字及远程病理学的成功实践也值得我们国家特别是学术医疗机构借鉴。

波兰的波兹南(Poznan)医科大学临床病理学系在牙科学生的基础病理学与口腔病理学的教学过程中,从 2005 年起历经五年时间,逐渐完成了从常规光镜到 DS 图像及超越时空范围的远程病理教学转换[26]。数字及远程病理学方便灵活的教学方式深受师生们的欢迎,而且认为使用数字图像来研究基础病理学和口腔病理学是对光学显微镜的重大改进。

内布拉斯加大学医学中心(University of Nebraska Medical Center,UNMC)与 Pathxchange™ 网站合作,创建了线上的虚拟病理实验室[27],负责第一学年的组织学和第二学年的病理医学学生的教学。Pathxchange™ 是一个供应商中立的网站,允许在线分享 DS 图像,并能够根据参与者所需的隐私要求设置定义各自的用户组和学习单元。除了 DS 图像,各种文件格式的其他静态图像也可以上传到 Pathxchange™。一旦图片被上传,它们就可以被注释并在 Pathxchange™ 网站中创建了一个供 UNMC 使用的微型站点。按照双方合作的约定,这个微型网络站点将只对 UNMC 的教辅人员、医学生和病理住院医师开放。而且 UNMC 的教辅人员具有文件编辑和创作的权限,为第一学年的医学院学生建立组织学 DS 图像集,或为第二学年的病理学学生创建典型病例的病理教学场景。通过上传玻璃切片的病理病变的 DS 图像,以及相关病例的临床病史、X 线影像、大体标本图像和其他需要的辅助研究材料(如 IHC、FISH 及细胞遗传学等),可以编写病例教学流程。而学生可以对 DS 图像中的重点目标进行标注和注释,也可以自我测试之前用光学显微镜观察过的病例的组织病理学结果,并将结果或注释保存收藏。DPS 作为一种数字工具,具有强大的教学培训功能,使用者可以不受时空限制随时查看和展示带有注释的 DS 图像,有效地取代了传统的组织学和病理学教学方法。随着数字图像处理技术的进步和教学方法的不断优化,使用光学显微镜和玻璃切片进行组织学和病理学教学的医学院校的数量将会越来越少。这种数字教学方法也可以很容易地应用到医疗领域其他类型的学生。

新近,来自阿联酋的穆罕默德·本·拉希德医学和健康科学学院(Mohammed Bin Rashid University of Medicine and Health Sciences)的一份使用 DP 对本科生进行病理学教学的研究显示[28],DP 用户友好度、DS 图像逐步学习曲线和图像标注能力得分为 4~5 分(李克特量表 1~5 分,a Likert scale of 1~5)的比例分别为 91.84%、87.76% 和 83.67%;大多数学生认为课程内容与学习阶段(81.63%)、周主题(91.84%)和临床基础扎实(77.55%)相匹配;相关知识整合能力(85.71%)和临床-病理联系(83.67%)是这项教育工作的优势;并观察到学生出勤率高(~100%)及批判性思维评估分数都在显著提高(80%)。表明以 DP 方法与临床-病理联系为中心的教学模式已成功地融入病理学的整合学习过程中。以疾病的病理基础为支点,以批判性思维为锚点,数字化时代的医学生已经接受了这个以导师为指导,以自主学习为中心的学习教育工具。

DP 正越来越多地被应用于病理实践中,使现代组织学和病理学实验室的工作方式发生了显著改变。对此,未来的医师对 DP 的多种应用场景应该加以更多的关注。不仅仅是数字病理诊断,以学生为中心的数字化组织形态教学在今天的数字时代也应该得到加强。DP 是整合本科医学教育的有力工具,它将疾病的临床表现与形态学证据相结合,从而加强了其病理生理学基础。在与医疗卫生专业相关的教育中充分地使用 DP 对于培养未来的卫生专业人员是非常宝贵的,在当代医学教育中,电子工具对于以学生为中心的学习至关重要。

另外,国外很多大学都开发了自己的 DS 图像及 DPS 教学应用系统(**表 1.4**)[26],这些系统不仅供本校学生和教职员工使用,而且对外开放,大多数都是免费服务。相比之下,国内的大学和学术医疗机构在这方面还有很多工作要做,相信国内一些大学或学术医疗机构也有类似的应用系统,但至少向公众开放的这类系统鲜有文献描述。

表 1.4　国外部分大学常用的数字及远程病理教学应用系统

应　用　系　统	大　学 / 国　家
Histologiekurs	Zurich University,瑞士
ScanScope Images	Zurich University,瑞士
vMic	Basel University,瑞士
VSlides(Pathorama)	Basel University,瑞士
Mainzer Histo Maps	Johannes Gutenberg University Mainz,德国
Virtuelle Pathologie	Otto von Guericke University,德国
Histoweb	Tübingen University,德国
Histonet	Ulm University,德国
HistowebAtlas	Düsseldorf University,德国
NUS Histonet	Marburg University,德国
NYU Virtual Microscope	New York University,美国
Pathology2	Johns Hopkins University,美国
Pathweb	University of Connecticut,美国
Histology	Illinois University,美国

二、病理住院医师的规范化培训

从当今社会的现实环境和技术层面看,DP 技术和 DS 图像在病理住院医师规范化培训中的应用具有很多优势和巨大的发展潜力,尤其是 TP 的应用打破了培训的时空限制。目前,参加病理住院医师规范化培训的毕业生集中在 35 岁以下的年龄段,正是在 1985 年后出生的所谓的"网络新生代(Net Generation)"。这一代人的特点是思维活跃,乐于接受新事物,对阅读和听讲座的传统学习方式不是很重视。相反,他们希望学习具有互动性、创造性和趣味性。为了加强训练的针对性和有效性,病理住院医师规范化培训的方法和手段应该随着 IT 技术的发展有所创新和改变,包括增加互动性、学习讨论小组、主动自学及在线测评等方法,而 DP 和 DS 图像技术正好契合了病理形态学培训的这种特点。但是,截至目前,国内尚未发现利用 DP 和 DS 图像进行大规模、系统性病理住院医师规范化培训和考核的项目经验报道。

如同 DP 技术和 DS 图像可以用于本科课程的教学一样,数字图像技术也在促使诊断组织病理学和细胞病理学方面的住院医师和实习生更多地使用 DS 图像进行实践学习。

国际上,除了开罗大学建立了专门用于中东地区的病理住院医师培训的远程网络系统和数字化图书馆[24],杜克大学做了一项关于病理住院医师培训中应用 DP 和 DS 图像技术实施本地和远程教学的全国性调查[29],发现在美国应用 DP 和 DS 图像等新技术进行学习的病理住院医师很普遍。在受调查的病理住院医师中,59% 的人使用过 DS 图像,33% 的人访问过培训项目创建的 DS 图像数据库,52% 的人使用过 DP 或 TP 方法。曾几何时,DP 和 DS 图像在病理住院医师规培中的应用还被认为遥遥无期,现在却正在越来越多地融入日常病理实践中。究其原因,一是官方鼓励病理住院医师在培训中使用 DP 和 DS 图像,不仅培训项目的规模与 DP 和 DS 图像的使用率呈正相关,即越是大型的培训项目使用率越高($P=0.001$ 和 0.01)。而且,美国病理认证委员会越来越多地使用 DP 或 TP 方法和 DS 图像对病理住院医师进行评估。因此,使用 DP 和 DS 图像进行病理住院医师培训教学不仅变得越来越必要,而且范围也越来越广泛。二是美国的许多大学都有专门的远程病理系统和数字图像数据库对外开放,使学习者在获得数字病理图像资源时变得很容易。

另外,一种增加互动性和自主性的培训方法即协同网络编辑发布技术在病理住院医师培训中得到了很好的应用。UPMC[30]利用维基网站(WIKI,允许访问者添加或修改资料的网站)对 18 名进入第二年和第三年培训的病理住院医师进行为期 2 周的病理互动课程培训,内容包括技术讲座和现场演示如切片扫描,DP 或 TP 和 DS 图像观察和统计软件分析等,取得了良好效果。

在英国,北爱尔兰的一些机构或专业组织已经推出了基于 DP 或 TP 和 DS 图像的在线培训课程,供病理住院医师和实习生使用[31]。大量典型病例的组织学 DS 图像,跨越不同的器官系统,包含各种各样的不同疾病,可以在任何时间和几乎在任何地方在线访问和查看。这对病理住院医师和实习生来说,无疑是一个容易获得的巨大培训资源。这些有价值的经过多年积累的病例 DS 图像集都是由受人尊敬的病理学家收集制作的,三个经典的病理组织学的病例训练集充分诠释了这一点。第一个是美国 CAP 赞助的由 Jaun Rosai 博士建立的 Rosai 系列病例集(www.rosaicollection.org)。其中收集了近 2 万例手术病例的 DS 图像,包括临床病史总结、讨论和诊断。同样,Debbie Hopster 博士经过多年的努力,收集了一系列类似的 DS 图像,并充分阐释了病例的临床和病理学背景,以便病理住院医师和实习生学习使用。这些资料都可以从英国和爱尔兰病理协会官方网站轻松获得(www.pathsoc.org)。最后,英国利兹大学(Leeds University)为公众提供了大量不同疾病的组织学 DS 图像(www.virtualpathology.leeds.ac.uk)。随着这些数字化资源的不断增长,现在的学员自主训练越来越容易,通过点击鼠标就可以轻松访问他们需要或者喜欢的病例类型以及丰富的多元化组织学和病理学的 DS 图像集。

DP 和 DS 图像用于病理住院医师培训的范围不仅越来越广泛,而且对培训的质量和效果要求也越来越高。一项皮肤亚专科病理住院医师的培训项目[32],比较了具有注释功能的 DS 图像与无注释功能的 DS 图像在皮肤病理和病理住院医师培训期间的有效性。结果显示,几乎所有参与者的测验成绩都有所提高,平均提高了 17%,与对照组(使用无注释功能的 DS 图像组)的 3%相比,差异非常显著($P=0.005$)。表明 DS 图像不仅适用于病理住院医师的培训,而且功能丰富的 DS 图像(有注释的 DS 图像)在病理住院医师培训方面更有优势。

三、病理从业者的继续教育培训

病理从业者的继续教育培训是指毕业后在工作期间接受的专业培训,包括各种继续教育班、学术讲座、各种学术会议及疑难病理读片讨论会等。DP 或 TP 和 DS 图像的应用主要有几种形式:① 视频学术讲座及会议直播,异地远程同时收看,如各省市地区的各种学术年会、讨论会和专业的继教班等播出的视频课程。特别是自 2020 年新冠病毒感染疫情暴发以来,几乎各种学术会议和活动都在线上采用 TP 方式进行,课程多的时候一天之内就有数十场直播,不可谓不精彩纷呈,听课者按照自己的需要和喜好接连赶场,忙得不亦乐乎;② 各种读片讨论会中利用 DP 和 DS 图像取代传统切片,在读片讨论前即可将 DS 图像上传到链接平台,参加讨论者可以提前观察 DS 图像,查找各种参考文献,做好讨论发言的准备,增加了讨论的针对性,提高了学习的效果,也节省了时间。同时避免了以往传统的同一个病例重复多张切片的费时费力,又解决了微小组织无法提供充足切片的难题,方便了阅片及讨论;③ 基于 TP 和 DS 图像进行的两地或多地实时视频讨论会,既节省了时间,也避免了异地旅途往返的舟车劳顿,如现在的 MDT 多数情况下都可以以实时视频方式在各自的科室进行,这点特别适合病理学科和影像学科;④ 基于 DP 或 TP 和 DS 图像对病理从业者的技能和水平进行的计算机标准化测试,也是 DP 和 DS 图像发挥教育功能的重要方面。例如,欧洲病理学协会主席和住院医师项目主任(European Association of Pathology Chairs and Residency Program Directors,EAPCP)已经开展了一项重大项目,以协调欧洲各国对使用在线诊断病理学住院医师能力的测试[33,34]。这个测试项目包含了多种不同类型的问题,其中最重要的是包含了基于 DP 和 DS 图像的相关问题,这些问题已经分发给欧洲 27 个国家的 600 多名处于不同培训阶段的实习病理医师。这使得他们可以在线观看 DS 图像,并回答多项选择题,可以将自己的能力水平的表现与同一阶段、相同或不同国家的同龄人进行比较。这种类型的重要措施正在推动病理学培训和能力评估不断向更高的层次迈进,并有助于明确和完善不同国家甚至同一国家内不同地区培训方案的培训标准。

值得注意的是,基于 DP 和 DS 图像不仅可以对病理从业者的技术能力和诊断水平进行标准化的计算机测试,这种标准化的测试考核也同样可以用于评估病理从业者对把握和处理 DP 技术和 DS 图像的能力和水平。美国国家组织技术学会(National Society of Histotechnology,NSH)和 DPA 于 2018 年推出了在线自主学习和自行安排的数字病理证书项目[35]。2016 年,NSH注意到,在数字化病理环境中,病理临床实践缺乏正式的教育机会和标准。作为 NSH 解决这一问题的战略构想的一部分,该协会成立了一个数字病理证书工作组(Digital Pathology Certificate Workgroup,DPCW),拟开发一个新的在线自主学习和标准化测试考核的证书项目,该项目将增加病理医师的 DP 和 DS 图像方面的知识并提高其应用能力。于是,在 2017 年,关于病理医师自主学习证书项目的构想,DPA 进行了一项调查。结果显示被调查者中的绝大多数成员都对获得某种数字病理学教育证书有很大的兴趣。在这种背景下,该项目于 2018 年 5月启动。DPCW 的成员负责开发一系列学习模块和最佳实践病例,这些模块和实践病例将以网络为基础的 DS 图像格式交付给参与者。学员成功完成全部课程模块(包括理论、WSS 使用操作和 DS 图像观察解读等)并通过线上标准化测试后,将获得 DP 学习的结业证书以表彰其学习成果。这个项目包含 20 道题的期末结业考试试题。参与学习考核的病理医师必须获得70% 或更高的分数才能获得课程的结业证书。

这些利用 DP 技术的线上教育方法无论是国内还是国外,应用都很普遍,病理从业者也很熟悉。但是,NSH 和 DPA 推出的病理从业者 DP 结业证书项目对全面推广普及 DP 应用及 DP生态环境的建立和改善非常重要,值得我们学习和借鉴。

四、组织形态学和亚专科疾病或特殊项目的自主训练

病理学家和医师可能会利用空余时间进行自主学习,对一些亚专科和特殊项目(如 HER2的 IHC 结果及前列腺 Gleason 分级等)进行有针对性的训练,或者分享一些典型病例,或者对一些典型病例进行点评等。所有这些在传统光学显微镜或传统病理工作模式下会显得费时费力或很难操作(如分享一些典型病例及病例注释点评),而 DPS 和 DS 图像对这些任务的完成提供了强大的载体工具和极大的便利。目前,国内外许多病理专业网站的 DPS 都提供这些服务,国内的如中国病理网、华夏病理网和 91360 智慧病理网等。最近,一些新的功能更全的类似网站或平台也不断出现。国外的常用网站和 DPS 列表如下,供读者参考(**表 1.5**),其中一些是免费开放的。表 1.4 中的 iPath 是最早应用于 DP 诊断和服务的网站,由瑞士巴塞尔大学(Basel University)于 2001 年开发。iPath 是使用开源软件构建的,为全世界 150 多个用户组提供 DP 服务,包括瑞士、德国、南非及所罗门群岛等国家和地区。截至目前,这个全球网络已完成了 20 000 多例远程病理学病例的检查诊断。MECES(Medical Electronic Consultation Expert System)是一个与 iPath 类似的 DP 远程诊断平台,基于 Web 2.0 和 DS 图像系统构建[36]。VIPI(Virtual International Pathology Institute)是一个国际性的以电子数据为基础的虚拟 DP 研究所,以 MECES 作为数据输入和输出工具提供专家会诊咨询、出具具有法律效力的诊断报告和其他众多服务包括自动访问参考图书馆、自动测量图像和自动翻译语言等[37]。最近,一些大型学术机构如加拿大的大学健康网络(university health network,UHN)、得克萨斯州的 MD Anderson 和波士顿的马萨诸塞总医院(Massachusetts General Hospital,MGH)等也相继建立了国际远程病理学网络。商业公司也开始与一些病理组织建立业务伙伴关系,提供远程病理便携式设备和云服务,典型例子如 PathCentral、AccelPath、Aperio ePathAccess、Corista 和XIFIN 等。不仅是病理学领域,凡是以形态学为基础的学科专业如组织学、解剖学等甚至是跨物种(灵长类及兽医学等)专业,为了满足各方面不同的需求,解决学生、教职员工和研究人员能够在全球范围内自主学习、访问、分发和共享组织和病理形态的 DS 图像文件的难题,科罗拉多大学医学院联合德雷克塞尔大学医学院和密歇根大学医学院等机构,在美国数字组织学兴趣小组(Digital Histology Interest Group,DHIG)和美国解剖学家协会(American Association of Anatomists,AAA)框架下,作为作者自己和社区非正式组织的教育者的构想建立了虚拟显微镜数据库(virtual microscopy database,VMD)[38]。VMD 是由 AAA 基金资助创建的虚拟显微镜文件共享平台的创新项目:一个非商业性虚拟图像文件共享网站,允许学生、研究人员和教育工作者轻松访问虚拟组织学和病理图像文件的大型数据存储库。VMD 网页设计为一个直观的用户界面,用于注册、登录、访问 VMD 内容,并用于上传和下载所需的虚拟显微镜图像文件。

表 1.5　国际常用的远程及数字病理专业网站

网　站　名　称	特　　　点
SIMIAGIS Live Digital Pathology	数字切片管理软件、分析应用程序和云托管服务
PathForcedx	远程病理会诊,扫描仪供应、联网和数据存储
CuePath platform(InvitroCue)	基于 Web 的虚拟幻灯片,共享、管理和分析平台
DP3 platform(Corista)	病例和数字图像获取储存
Core+console(Proscia)	WSI 云平台
TeleSlide TeleMedecine(TRIBVN)	基于 Web2.0 的医学图像管理平台
ProNet(Xifin)	在线信息交换和全球数字咨询网络
Aperio ePathology	WSI 软硬件共享服务
Precision digital Pathology platform	WSI 软硬件共享服务
iPath	远程医疗、教学和医学知识管理通信平台
UPMC Pathol Consultation Services	美国学术数字病理学会诊服务
Réseau en Afrique Francophone pour la Télémédecine	面向农村地区远程会诊
MECES & VIPI	远程医疗交流平台、远程教育与培训论坛
Pathologyoutline	免费病理学专业网站
Pathologylinks	病理搜索引擎

　　VMD 的主要任务是提供一个全球资源共享平台,而不是提供一个教育或课程管理应用程序,文中描述了这个问题的解决方案,旨在共享资源和促进 DS 图像文件的共享用户的教育或研究应用程序。只有来自己经建立的教育和科学机构、非营利基金会和博物馆的教育工作者和研究人员才能注册和访问 VMD 的内容。其特点是 VMD 允许教育工作者下载 DS 图像文件和其他资料,并根据他们自己和学生的需要及当地的课程安排随时进行调整。

　　目前,VMD 网站由来自美国、加拿大、澳大利亚和英国的 15 个不同的大学的教育工作者和研究人员无偿提供了超过 2 600 个病例的 DS 图像文件。因为 VMD 的建立主要是在 AAA 框架下,其中的 DS 图像主要来自正常人体细胞、组织和器官的玻璃切片和透射电子显微图像(transmission electron micrographs,TEM)(主要是组织学),同时包含了少量的病理和 IHC 的 DS 图像文件。不仅如此,VMD 中还包含了大量灵长类动物组织和来自其他脊椎动物组织的 DS 图像,这种非人体的 DS 图像资源显得更加宝贵。有趣的是,塔夫茨大学卡明斯兽医学院还提供了部分家畜的病理切片的 DS 图像。所以,整合来自不同物种、病理样本的更多样化的 DS 图像,并同时获得相关的扫描电镜图像(scanning electron micrographs,SEM)将是未来充实完善数据库的一个重要任务。作为一种灵活方便的方法和手段,DP 的应用范围越来越广泛,已经远远超出了人体病理学范畴。

　　总之,IT 技术的进步、图像处理技术的发展与计算机网络能力的提升,使现代教育特别是职业教育的方式发生了很大变化。而基于形态特点和经验积累的临床病理学的教学和培训正在逐渐摆脱对传统光学显微镜的依赖。一部随身携带的移动设备能够随时随地获得专业讲座文件,创建自己的数字病理图谱和 DS 图像教学集,开发 DP 流程下 DS 图像检索路线图,开展标准化测试及模拟训练等,既增加了教学的互动性和趣味性,也便于学员自主学习。

五、DP 方法是重大疾病流行时期日常病理教学工作的重要保证

COVID-19 疫情在全球流行已经持续了三年多,严重扰乱了人们的正常生活,使全世界人民深深陷入疫情流行带来的伤痛之中,甚至造成数百万人丧失了生命,同时也给全球的经济复苏和增长带来了极大的不确定性。为了更好地减少和阻断 COVID-19 病毒的人为传播,各国的生活秩序和工作方式也发生了不同程度的改变,如居家办公、线上教学和视频会议等。作为以组织学和形态学为主要工作内容的病理学实验室或教学活动,DPS 和 DS 图像以方便传输、在线观察、不受时空限制和同时共享等本身固有的优势,有力地保证了解剖病理学工作(临床诊断和教学培训)的顺利进行。另外,很多病理学家和医师冒着被 COVID-19 病毒感染致死的危险,深入抗疫一线对 COVID-19 病毒感染标本进行收集并深入研究,探究其病理特征和致病机制,为有效防治疫情提供依据和策略。

COVID-19 疫情危机促进和加快了病理住院医师和医学生的教育培训由常规病理实验室向 DP 流程和 DS 图像线上应用的转变。原来很少使用 DP 流程和 DS 图像工具的高校和培训基地也被迫转向了 DS 图像的线上教学和培训。主要体现在几个方面:一是随着 COVID-19 大流行的蔓延,世界各地的解剖病理学住院医师培训项目越来越多地将数字技术纳入其中,以便在不影响学员安全的情况下保证住院医师培训课程的连续性,而且基于 DS 图像的计算机线上考试是评估学员进展的一种有效的可行方法,可以用来代替笔试[39,40]。二是一些大学在 COVID-19 疫情流行期间结合学校自身特点推出了各自不同的 DS 图像线上教学项目。如美国明尼苏达大学开展了一项本科生病理课程的自主学习项目(Independent Study Project, ISP)[41]。ISP 在第一学期的基础知识如光学显微镜、导航玻璃切片、DS 图像使用及基本的组织学学习完成以后开始。第一学期组织学课程和那些与 ISP 相关的玻璃切片几乎全部重新扫描为 DS 图像。学生们很快就适应了 DP 模式,有些人甚至更喜欢在线平台的灵活性。实践表明,由于 COVID-19 疫情大流行,DP 技术迅速发展,使学校有机会改进教学病例数据库,轻松增加和更新病例。三是一些学校的病理部门和住院病理医师在 COVID-19 疫情开始流行后,社交媒体(Twitter,Instagram,Facebook)的利用率显著增加。在 COVID-19 疫情官宣流行前,美国共有 86 个病理培训项目在上述三个社交网站开设了利用 DS 图像的开放虚拟病理实验室,但自 2020 年 3 月 1 日开始官宣 COVID-19 疫情流行后新增加了 46 个,增加幅度达到了53.5%,使社交网站上的开放虚拟病理实验室总数达到了 132 个[42]。这些虚拟病理实验室大部分是项目相关部门开设的,少数是病理住院医师自建的。其主要目的是:① 利用 DS 图像全面解决解剖病理学的临床实践问题;② 保持病理学培训的连续性和最佳效果;③ 在保持教学不中断的同时,最大限度地减少 COVID-19 疫情大流行期间的病毒暴露风险[43]。

总之,除最早的 TP 用于解决疑难病理会诊和 IOC 之外,DP 技术和 DS 图像作为一种现代教学培训工具,因为不涉及具体患者的医疗管理,其应用的时间更早,范围也最为广泛,取得的效果和反响也最好。特别是处于非常时期如传染病大流行等环境中,由于 DP 技术和 DS 图像具有灵活方便、不受时空限制,能够最大限度地避免暴露于病原体而受到感染,从而成为保证

解剖病理学止常的临床诊断、教学培训和科学研究的得力工具。相信随着时间的推移和技术的不断进步,DP 技术将会在病理教育和临床中发挥越来越大的作用。

第七节·全数字化病理科流程中的数字切片存储策略

病理资料的存储和档案管理一直以来都是病理实验室非常重要而且不可或缺的组成部分。其主要目的是:第一,保存患者的完整资料以便日后复查和其他检测需要,以满足患者进一步精准治疗的需求;第二便于对保存的典型、少见和疑难病例进行总结分析和深入研究,从而积累诊断经验,探讨疾病的发生机制和预后转归的规律。传统的病理档案要求对全部玻璃切片和蜡块进行编号按一定顺序保存,尽管每个实验室的保存方法和检索策略存在一定的差异,但共同的特点是都需要一定的物理空间,而且随着时间的推移和标本的不断积累,需要的场地和空间也越来越大。那么,在 CDP 的工作模式中,除了这些原有的玻璃切片和蜡块,又增加了海量的 DS 图像文件。如何对这些数字图像文件进行有效的存储,一直是 DP 领域的一个难点,也是 DP 工作者关注的重点。

一、DS 图像文件的大小对存储方法和检索策略的影响

根据玻璃切片的扫描面积、组织密度、切片厚度及每个病例的切片数量的不同,单例 DS 图像文件的大小也不尽相同,从几十个 MB 到几个 GB 不等。与其他常见的图像文件如普通照片、CT、MRI 及超声图像等相比,病理 DS 图像显然要大得多。虽然数字化和图像处理技术的进步使 DS 图像文件有所缩小,GB 级的图像也正在明显减少。尽管如此,但对于存储这些数量庞大的 DS 图像仍然是一个挑战。DS 图像文件的大小主要取决于以下几个因素。

（一）扫描面积的大小

在文献或 WSS 说明书中经常会遇到“标准扫描面积”的表述,这是衡量 WSS 扫描速度提出来的一个概念。在没有特别说明的情况下,通常所说的标准扫描区域默认为 15 mm×15 mm;随着组织扫描区域的扩大,图像文件也相应增大。

（二）扫描放大倍数和图像分辨率

几年前在 TP 应用中,受当时扫描速度和图像文件压缩技术的限制,大多数文献报道的常用的扫描放大倍数为 20×(0.50 μm/像素或以下),只有在少数情况下或特殊要求时才用 40×(0.25 μm/像素或以下)扫描。随着 DP 在常规病理 PD 中的应用越来越广泛,20×扫描的 DS 图像逐渐暴露出了一些不足,而扫描方法和图像压缩技术的提升使 40×(0.25 μm/像素或以下)扫描变得越来越可行,所以近几年的趋势是 40×(0.25 μm/像素或以下)的应用越来越普遍,特别是在 CDP 环境下的 PD 中,基本上都使用了 40×(0.25 μm/像素或以下)的 DS 图像[13,14],从而使一些微生物(如幽门螺杆菌和白色念珠菌等)及核细节的观察困难得到了很大的改善。扫描倍数越大,DS 图像分辨率越高,图像文件越大。

（三）扫描后图像压缩和压缩格式

扫描后的 DS 图像是否压缩及压缩格式对图像文件的大小影响显著。例如,高倍(40×,25 μm/像素或以下)扫描区域为 15 mm×20 mm 的玻璃切片,如果产生的 DS 图像大小约为

15 GB,采用压缩比为 30∶1 的 JPEG 2000 模式压缩后,该图像约为 500 MB。现在的高速高通量 WSS 大多应用了一些新的扫描方法如图像实时反射聚焦、倾角扫描及双 LED 照明等,不仅使扫描速度大大加快,整张图像缝合拼接效果的提升也使生成的 DS 图像有所缩小。

(四) Z 堆栈扫描

由于增加了立体扫描的层数,Z 堆栈扫描产生的 DS 图像文件将明显增大,特别是在全切片 Z 堆栈扫描时。

二、常用的 DS 图像的存储方式

综合国内外各地的不同 DP 应用场景来看,所采取的 DS 图像存储方式也各不相同。归纳起来主要有以下几种方法:

(一) DS 图像不完全存储

DS 图像不完全存储指在存储空间有限的环境下,选择性存储部分病例的 DS 图像。主要有三种选择方式:一是重点病例如肿瘤(包括活检和根治标本)、少见或罕见的典型病例的每张 DS 图像全部存储;二是挑选病例中的重点 DS 图像存储,如肿瘤根治标本中的肿瘤组织、淋巴结转移和切缘阳性的 DS 图像等;三是选择 DS 图像中有代表性的重点区域截图进行保存(静态图片)。这种存储形式是 DP 发展早期的一种 DS 图像存储方式,现在已经不常见了。

(二) 移动硬盘定期拷贝存储在各医疗机构

这种存储方法适合 TP 应用场景,包括远程会诊、远程 PD 和 IOC 所产生的 DS 图像存储。对于提交会诊/诊断病例的医疗机构来说,病例数量较少而且分散,仍然属于低通量小负荷的工作范畴。对这种小规模的 DS 图像,作为各医疗机构病理实验室档案管理的一部分,最适合用大容量移动硬盘定期拷贝存储在本地医疗机构。这种方法既符合现阶段病理档案管理的规范,也避免了医疗机构对患者医疗数据违规泄露的担忧。

作为国内一家大型的多中心分布式远程病理诊断中心,我们每天应用 DS 图像线上进行的远程诊断,包括会诊、IOC 和常规病理 PD,而且 PD 病例多达 400～500 例,占每天全部病例的 85% 以上。常规 PD 病例分布在全国 40 余家基层医疗机构,平均每家的病例数为 20～30 例(部分基层医疗机构每周只有 2～3 次提交病例)。所以,对于单个医疗机构来说,每天的 DS 图像数量并不多。其中的大多数医疗机构都要求用移动硬盘拷贝 DS 图像自己保存。图像存储拷贝的过程由本中心的 IT 人员完成,用 4～8 TB 移动硬盘拷贝,病例数量较多的单位 3～4 个月拷贝一次,病例数量少的单位 6～8 个月拷贝一次。据我们测算,单个病例的 DS 图像的大小绝大多数在 200～800 MB,平均为 300 MB 左右,GB 级大小的图像占比较少。

(三) 分层存储管理模式(hierarchical storage management)

分层存储是指按照病例 DS 图像在完成 PD 和其他使用后再次使用或检索的不同频次分别存储在不同的位置。所谓的分层就是把新近经常使用的病例暂时存储在工作站服务器上,可随时查阅调用,为即时存储(第一层存储),而将超过一定时间的病例归档长期存储(第二层存储)。这种即时存储和归档存储的方法为两层存储,也可根据各自实验室的特点和病例使用频次增加一个合适的过渡存储期,即三层存储模式。这种分层存储模式主要是解决中大型病理实验室在 CDP 工作环境下产生的大量 DS 图像的存储和检索难题。即时存储主要是满足快速检索和调用 DS 图像,其特点是容量小速度快,存储介质通常是 6～8 TB 的固态硬盘(solid state disk,SSD)或串行连接 SCSI(serial attached SCSI,SAS)磁盘。归档存储的主要任务是长时间保留 DS 图像,需要时能够找到或调用病例即可,对检索和调用速度的要求并不是特别迫切。而增加的过渡存储期主要是对某些病例 DS 图像在调用速度和存储容量之间采取的一种平衡策略。以三层存储模式为例,具体的存储要求和设置列于表 1.6[44]。

表 1.6　三层存储模式要求和设置

层　　级	介 质 与 速 度	目 的 要 求
1 层:即时存储	SSD/闪存	高性能和高速度
2 层:过渡存储	15 k r/min 硬盘	性能速度与存储容量平衡
3 层:归档存储	7.2 k/10 k r/min 硬盘	高容量低速度

目前,国外已经完成 CDP 转换的病理实验室基本上都采用了这种分层存储管理模式,两层和三级分层模式都有应用。DPA 白皮书推荐了三级分层模式[44],而荷兰乌得勒支大学医学中心病理学系采用的是两级分层模式[45]。DP 应用的初期,他们采用了加拿大的 Sun Microsystems 的两级分层存储管理解决方案:所有原始图像都存储在容量为 6 TB 的硬盘驱动器(光纤通道)上(第一级存储层),并以缓冲的方式复制到磁带上。6 TB 容量的选择是为了适应 1 个月产生的 DS 图像,而这段时间正是 DS 图像使用最多和访问最频繁的时段。当这些硬盘存储空间只剩 10% 时,4 周以前的 DS 图像将自动删除,直到腾出 80% 的可用硬盘空间。从硬盘删除的原始 DS 图像自动保存到磁带上的相应位置。由机器人访问的 2 个磁带组成第二级存储层,总容量约为 120 TB,每个磁带容量为 750 GB。当从磁带访问图像时,它会被复制回硬盘以进行快速访问,并将调用的图像保存在硬盘,直到再次归档到磁带。自 2015 年开始实施常规病理 PD 到完成 CDP 转换,DS 图像存储依然采用两层架构,但是升级为性能更高、存储容量更大的存储系统[13]。第一级存储层搭建在 EMC VNX5200 低延迟高带宽存储系统上,为虚拟机集群提供本地存储(操作系统、数据库),同时为 DS 图像提供短期存储。第二级存储层为 EMC Isilon(Dell,Round Rock,TX,USA)全医院系统(Hospital-wide System),该系统具有高度可扩展性(可达千万亿字节或千 TB 字节)和高度冗余,DS 图像在归档后会被存储在该系统中。

(四) 云存储(cloud storage)

1. 云存储的概念和架构

云存储是在云计算(cloud computing)基础上延伸和衍生发展出来的一种新型网上在线存储模式。是指使用应用软件将网络中大量各种不同类型的存储设备集合起来协同工作,并通过集群应用、网格计算或分布式文件系统等技术实现共同对外提供数据存储和业务访问功能的一个庞大系统。因此,如同云状的广域网和互联网一样,云存储对使用者来说,不是指某一个具体的设备或服务器,而是指一个由众多存储设备和服务器所构成的庞大集合体。使用者使用云存储,并不是使用某一个存储设备,而是使用整个云存储系统带来的一种数据访问服务。所以本质上,云存储不是存储,而是一种服务。

云储存系统的基本架构主要有以下 4 层。

（1）存储层：是云存储最基础的部分，其中的存储设备往往数量庞大且分布于不同地区。彼此之间通过广域网、互联网或者光纤通道网络连接在一起。存储设备之上是一个统一存储设备管理系统，可以实现存储设备的逻辑虚拟化管理、多链路冗余管理，以及硬件设备的状态监控和故障维护。

（2）基础管理层：是云存储最核心的部分，也是云存储中最难以实现的部分。基础管理层通过集群应用、分布式文件系统和网格计算等技术，实现云存储中多个存储设备之间的协同工作，使众多的存储设备可以对外提供同一种服务，并提供更加强大和快速的数据访问性能。

（3）应用接口层：是云存储中最灵活多变的部分，不同的云存储运营单位可以根据实际业务类型，开发不同的应用服务接口，提供不同的应用服务。比如视频监控应用平台、互联网协议电视（internet protocol television，IPTV）和视频点播应用平台、网络硬盘引用平台，远程数据备份应用平台等。

（4）访问层：任何一个授权用户都可以通过标准的公共应用接口来登录云存储系统，享受云存储服务。云存储运营单位不同，云存储提供的访问类型和访问手段也不同。

2. 云存储的类型

目前云存储的主要类型根据管理和使用方式的不同，可简单分为公共云、私有云和混合云三大类。

（1）公共云：通常指第三方提供商为用户提供存储托管使用的云存储，公共云一般可通过互联网使用。需要数据存储托管的用户，则通过向供应商购买或租赁存储空间的方式，来满足数据存储的需求。用户或使用者可以在任何时间、任何地点，通过任何可联网的装置登录云存储系统方便地存取数据。这种可供商用的公共云国内有很多，其中人们比较熟悉和常用的有搜狐企业网盘、百度云盘、乐视云盘、移动彩云、金山快盘、坚果云、酷盘、115 网盘、华为网盘、360 云盘、新浪微盘、腾讯微云、cStor 云存储、OneDrive 和阿里云等。

（2）私有云：是为一个客户单独使用而构建的，因而提供对数据、安全性和服务质量的最有效控制。私有云可部署在企业数据中心的防火墙内即内部云存储，也可以将它们部署在一个安全的主机托管场所，私有云的核心属性是专有资源。私有云可以是企业提供的，也可以是自己架设的。可以提供私有云的平台有：Eucalyptus、3A Cloud、minicloud 安全办公私有云、联想网盘等。

（3）混合云：集合了公共云和私有云的优点，是两者的混合体。私有云的安全性较公共云高，而公共云的计算资源往往比私有云强大得多。为了平衡安全性与计算资源的矛盾，混合云的解决方案应运而生，它既可以利用私有云的安全，将内部重要数据保存在本地数据中心，也可以使用公共云的计算资源，更高效快捷地完成工作任务。从公共云上划出一部分容量配置一种私有或内部云可以帮助用户面对迅速增长的存储负载波动，便于使用高峰时刻访问。混合云主要用于按客户要求的访问，特别是需要临时配置容量的时候。

3. 云存储的局限性

与传统的本地存储相比，云存储在容量和访问便捷性等方面有着明显的优势，特别是对占据存储空间较大的 DS 图像更加适合。但云存储在显示其本身固有的强大优势和功能的同时，对用户来说，也存在着很大的隐患和风险。

（1）存储数据的安全存在隐患。作为 EHR 的重要组成部分,病理资料特别是 DS 图像存储对数据的安全性要求很高。如何防止 DS 图像的损毁、丢失和恶意使用,使数据存储的安全隐患降到最低,始终是行业管理者和医疗保健机构挥之不去的忧虑。研究显示,大多数对数据安全的侵犯和攻击都是由云存储服务的供应商本身造成的,作为云存储数据的管理者,他们可以很方便地访问云存储,甚至是出售医疗数据记录来获取利润[46,47]。而这正是行业管理者和医疗保健机构最担心的方面。

（2）患者个人健康隐私存在泄露隐患。作为档案随 DS 图像一起存储的病理资料包括病史、病理报告及分子检测结果等。拥有授权访问云存储数据库的每个人都可以很容易地获得这些数据,包括云存储服务的供应商。所以,患者个人健康隐私随时存在着主观和客观方面的泄露风险。

（3）作为患者诊疗和行业管理的依据,EHR 和病理资料的存储必须遵从行业管理规范和相关法规的要求。对上述的安全和隐私风险的担忧将会使 DS 图像及相应病理资料的云存储变得复杂起来。也就是说,云存储方法在技术上是可行的,但是否符合行业管理规范和相关法规的要求,是个需要深入探讨的课题。

（4）与本地服务器存储相比,云存储系统设备众多,地域广阔,不受时空限制但又严重依赖网络基础设施的特点,使其容易受到灾难性事故的影响。可能对任何设施造成重大破坏的灾害主要有三种:一是自然灾害,如洪水、地震及泥石流、火山爆发等;二是人为因素,如网络犯罪、技术恐怖主义和战乱等;三是技术事故,如网络和设备等基础设施故障导致的存储系统瘫痪。

因此,如果使用云存储作为 DS 图像及相关病理资料的归档存储方法,必须在保证数据和隐私安全的情况下实施,而且要具备完善的意外灾难性损害的数据恢复功能或预案。可能正是由于这些因素的存在,目前国外完成 CDP 转换升级的病理实验室基本上都没有采用云存储的方法来保存 DS 图像[13,14],DPA 也不推荐使用云存储技术[44]。

三、DS 图像的存储策略选择

在日常病理工作中开展实施 DP 项目,DS 图像的存储和归档是不可回避的现实问题。由于数字文件固有的特性,单个病例的 DS 图像占用的存储空间通常都很大,一般在几百个 MB甚至达到 GB 级。那么,面对病理科/实验室的众多病例,DS 图像的存储对存储介质空间容量的要求也就相应提高,特别是中大型病理实验室在实施 CDP 转换升级过程中,由玻璃切片产生的大量 DS 图像的存储将是一个非常紧迫并具有挑战性的任务。因此,如何存储 DS 图像及选择什么样的存储策略,对于 DP 流程能否顺利实施至关重要。

根据作者的实践经验,DS 图像存储策略的选择应该遵从这样几个基本原则:一是根据病理科/实验室的具体情况和所要实施的 DP 应用方向按需选择 DS 图像的存储策略和方法;二是一定要确保 DS 图像的数据安全和患者的个人健康隐私;三是所选择的存储方法要符合现时的行业管理规范和相关法规的要求;四是最大限度地满足灾难性事故发生后的数据容灾恢复要求。

就目前国内 DP 应用的生态环境来看,主要应用方向还是以低负荷小通量的 TP(包括远程会诊、远程 PD 和 IOC)最为普遍,不远的将来可能会出现中大型病理实验室的 CDP 转换升级。所以,下面结合国外的成功经验和作者实践体会就 TP 应用和 CDP 环境下的 DS 图像存储策略和方法的选择提出一些具体建议,供业内参考。

值得高兴的是,单个病例的 DS 图像的文件大小较 DP 发展初期有所缩小。图像处理技术的进步不仅使切片扫描时间显著缩短,同时改进了文件格式和图像压缩技术,从而使 DS 图像文件的大小进一步缩小。作者实验室以 TP 应用为主,主要服务基层医院,病例分散且以小标本居多,单个病例的切片数在 1~49 张,20 张以上切片的病例数大约为 5%,单个病例的 DS 图像大多数在 200~800 MB,平均为 300 MB 左右,GB 级别的图像很少。

基于这些基本数据和上述基本原则,提出以下 DS 图像存储策略和方法建议。

(1)对于区域性或多中心分布式远程病理诊断中心,在远程会诊、远程 PD 和 IOC 中产生的 DS 图像,建议使用移动硬盘定期拷贝,在基层医疗机构作为病理档案的一部分存档保存。如果按照平均 400 MB/例的存储空间冗余,5 TB 或 6 TB 的移动硬盘可以存储大约 10 000 例或 12 000 例的 DS 图像,完全可以满足基层医疗机构小型病理科的需要。既保证了基层医疗机构病理资料的安全性和完整性,又符合现时的行业管理和相关法规要求。

(2)中大型病理实验室在 CDP 工作环境中,产生的 DS 图像远比上述基层医疗机构多得多。这些单位的临床诊断(PD、IHC 等)病例量大,而且病例复杂,大标本或肿瘤根治标本居多,相应地 DS 图像的产量也显著增加;同时,众多的教学和科研用例也增加了 DS 图像产出的额外数量。显然,这样繁重的工作负荷,用移动硬盘拷贝的方法存储 DS 图像是不现实的。因此,对于中大型病理实验室在 CDP 工作环境下的 DS 图像存储,就目前的经验来看,采用分层存储策略是个合理的选择。

结合国内医疗行业病理工作的实际情况和特点,建议采用三级分层存储方法,可以分为:

(1)第一级存储层:为本地即时存储层,本地服务器将 DS 图像存储在高性能存储系统上,该系统通常使用多个 SAS 硬盘或 SSD 组成。本地即时存储层容量有限,一般存储新近时间段内的病例,DS 图像可以随时访问,一般设计为可容纳 3 个月以内的病例存储容量,方便频繁访问和调用。

(2)第二级存储层:为过渡存储层,该存储层可以存储较长时间段内的病例,存储容量也比本地即时存储层大很多,一般设计为可容纳 3 个月以上、6 个月以内的病例为宜。此时,DS 图像可以存储在一个较便宜的存储系统上,但是图像仍然处于在线状态,并且可以毫无延迟地进行访问和查看。过渡存储层通常使用由大容量磁盘组成的独立驱动器冗余阵列(redundant arrays of independent drives,RAID)组来实现。一般情况下,一些与诊疗和临床管理相关的 DS 图像访问和调用频次在 6 个月以后显著下降。

(3)第三级存储层:档案存储层,该存储层可以在价格较低的存储系统如磁带上实现。如果需要查看存档的病例,则必须首先从档案存储层中将该病例的 DS 图像恢复存放到第一或第二级存储层中。这个过程是在病理医师的病理应用程序中自动完成的。检索调阅的时间取决于所使用的存档技术和文件检索策略,可能从几分钟到几小时甚至一两天不等。超过 18 个月的病例 DS 图像的调用和检索行为一般为特殊用途如科研和少见典型病例的教学等,与患者治疗和临床管理相关的病例只是极少数的个例,因此,超过 6 个月时限的病例可以从过渡存储层迁移到档案存储层进行永久保存。

以上第一与第二层级的存储时间设定视病理科/实验室病例的类型、DS 图像产量、DS 图像访问频率及用途等具体情况而定。病例资料可以在各层级之间调用和相互迁移[44]。

第二章
全数字化病理科/实验室

第一节 · 数字化病理初始诊断的可行性

在 CDP 的三个基本临床应用领域中,数字化 PD 是最基本的核心要素。数字化 PD 涉及的病例数量众多、切片繁杂、染色种类多样(HE、IHC、FISH 等),属于高通量、大负荷的工作流程,与低通量、小负荷、病例分散的 TP 相比,从诊断和报告签发的时效要求上来说,工作繁重程度和压力都非常巨大。因此,数字化 PD 能否顺利实施是传统病理流程向 CDP 转化的关键。影响数字化 PD 顺利开展的主要因素有三方面:一是 DS 图像阅片的准确性或者说 DS 图像与玻璃切片的诊断一致性是否能够达到临床诊疗标准;二是 DS 图像阅读及报告签发的时效性是否能够满足临床需要;三是 DS 图像的扫描速度和产出量能否满足大批量高负荷的 PD 流程需要。关于 DS 图像的扫描速度和产出量,前面章节已经详细阐述,即随着扫描速度的显著提高和高速高通量的大型扫描系统的问世,切片的扫描速度和 DS 图像的产出量已经能够完全满足临床 PD 的需要。下面主要就 DS 图像诊断的准确性和时效性进行讨论,从而阐明数字化 PD 的可行性。

一、DS 图像与玻璃切片的 PD 一致性验证

自 TP 成功应用于病理诊断实践以来,人们一直试图将 DS 图像引入日常大批量常规病理实践的 PD 中。除改进硬件(WSS)及信息系统以满足临床需要以外,大量的关于 DS 图像诊断准确性的实践和验证文献不断涌现。早期的验证试验相对简单直接,主要是比较 DS 图像和玻璃切片之间的诊断一致性。验证试验的标本量较小,方法和过程也不是很规范,导致验证结果也良莠不齐。自 2013 年《用于病理诊断目的的 WSI 验证:来自 CAP 和 LQC 的指南》[20] 发布以来,业内普遍意识到 DS 图像用于 PD 的规范化验证的重要性。也就是从那时开始,文献中的验证试验所纳入的标本量有了最低要求即不低于 60 例;验证的目标也予以明确即考察观察者内部的一致性;验证方法也趋于多样化,除比较两种模式之间的诊断一致性外,大标本量的非劣性验证不断涌现,验证方法也越来越规范、科学。因此,随着时间的推移,文献中报道的

DS 图像与玻璃切片的诊断一致性也呈现出了越来越高的趋势。

为了充分展示 DS 图像用于病理科/实验室 PD 的可行性,作者复习了自 2010 年以来的关于 DS 图像与玻璃切片诊断一致性的验证类文献 200 余篇,系统综述类文献 5 篇,从中选取了 35 篇验证类的相关文献[18,23,48-82],并对这些文献进行了关于 DS 图像与玻璃切片诊断之间一致性或等效性的分析总结。这些文献选取的标准严格遵从了 2013 年发布的《用于病理诊断目的的 WSI 验证:来自 CAP 和 LQC 的指南》标准:验证标本量不低于 60 例;两种阅片模式的最低记忆洗脱期不低于 2 周;验证目标为 PD 的观察者内部一致性。

35 篇文献验证的病例总数为 19 763 例,单篇最少病例数为 60 例,最大病例数为 3 017 例,平均单篇病例数 564.7 例。涉及的专业范围几乎涵盖了所有的外科病理学标本,包括呼吸、消化、泌尿生殖、血液、神经、内分泌等各系统和皮肤、骨软组织、头颈、乳腺、妇科及儿科等亚专科病理领域。验证的内容包括 DS 图像与玻璃切片之间 PD 的一致性或非劣效性、肿瘤的分级评分、肿瘤切缘情况的评估、肿瘤微浸润灶和淋巴结转移灶的识别等。

统计方法上,有 5 篇文献采用了卡帕统计量(Kappa statistics)来评价 DS 图像诊断与玻璃切片诊断的一致性,k 值最小为 0.87,最大为 0.94,平均为 0.911。k 值是评价分类结果一致性和信度的一个重要指标,其具体含义为:k 值≤0.4 时表示两种方法的一致性很差,0.4＜k 值≤0.6 时表示两种方法具有中度的一致性,0.6＜k 值≤0.8 时表示两种方法具有高度的一致性,如果 k 值＞0.8,则说明两种方法具有极高(近乎完全)的一致性。在这 5 篇验证文献中,0.87 的最小 k 值出现在胰腺肿瘤的分类诊断中,表明即使在玻璃切片光镜诊断时也会经常出现分歧的胰腺实性病变超声内镜(endoscopic ultrasound,EUS)标本[72]中两种方法也具有高度的一致性,进一步说明 DS 图像诊断的性能并不比光镜差。

最简单直接的验证统计方法就是同一个病理医师在间隔一定的记忆洗脱期(≥2 周)后分别观察玻璃切片和由此生成的 DS 图像,然后比较两者之间的诊断一致性,38 篇文献中有 26 篇采用了这种方法。其中,一致率最低为 84%,出现在黑色素病变[78]的验证中,泌尿生殖系统的一篇验证材料[53]显示一致率为 87%,一份儿科病理的验证结果为 90%[52],其他的验证一致率都在 94.6% 以上,最高者为 100%[54],平均为 95.94%,剔除前述的黑色素病变和泌尿生殖病变,其他验证的平均一致率为 96.78%。至于黑色素病变和泌尿生殖系统病变,以往的病理实践显示其玻璃切片光镜诊断也存在很大的难度和分歧,可能是诊断一致率比较低的一个客观原因。但是,在其他所有的验证文献中,这两种病变的诊断一致率都在 94% 以上。因此,除客观上存在一定的诊断难度外,观察者间的诊断能力和 DS 图像诊断经验或者图像质量等方面是否存在瑕疵,值得思考和探讨。

另有 7 篇文献使用了相对复杂但更具有科学性的非劣效性统计方法,即同一个病理医师间隔一定的记忆洗脱期(≥2 周)后分别观察玻璃切片和由此生成的 DS 图像,并分别计算玻璃切片和 DS 图像与参考诊断标准的符合率,然后通过两种方法与参考诊断标准符合率的差值来评估两种方法的非劣效性或等效性。通常以不超过 4% 的差值作为等效性的下限,即两种方法符合率的差值不能超过 4%[18],差值越小,表示两种方法的等效性越接近。在这 7 篇文献中,两种方法符合率差值最小为 0.3%,最大为一组皮肤病理的验证结果,差值为 3.4%[63],主要原因是受皮肤炎症性病变的影响。除此之外,还有三组验证数据显示差值低于 1%,分别是 0.44%[75]、0.5%[142] 和 0.66%[18]。值得注意的是,有两组验证显示 DS 图像诊断的符合率大于玻璃切片的诊断符合率,即呈现出 DS 图像诊断与玻璃切片诊断相比的优效性,差值分别是 0.5%[67]和 1.2%[56]。具体分析来看,其中一项验证[67]是包含了胃肠道、妇科病理、肝脏、膀胱和脑等共 510 例标本的多机构研究,无论是从记忆洗脱期的间隔时间还是入组的病例种类和数量都符合规范性验证的要求,各种偏倚对验证结果的影响有限。因此,该项验证出现的 DS 图像的诊断符合率高于玻璃切片的结果具有很高的可靠性。另一项是社区网络医院的病理科对 1 816 例常规外检标本的验证研究[56],其验证结果也显示出 DS 图像的诊断符合率高于玻璃切片的优效性,其原因可能为:一是参与验证的病理医师有一定的 DS 图像诊断的实践经验,二是在验证前专门进行了 DS 图像阅片的相关培训和学习。因此,其结果更具可信性。

总之,无论是在验证病例的规模和涵盖的病种上,还是各种不同的验证和统计方法上,所有数据都表明 DP 在诊断准确性上非常适合常规病理 PD。而且,随着验证研究的不断深入和 DP 诊断经验的不断积累,DS 图像与玻璃切片之间的诊断一致性呈现出不断上升的趋势。但是,尽管如此,众多的验证研究也暴露出了许多问题,其中也有 DS 图像诊断中存在的不足之处,需要病理医师在使用 DS 图像进行诊断时要充分了解这些局限性,避免掉入陷阱之中。总结上述验证文献中 DS 图像和玻璃切片之间诊断差异的原因,在对 DS 图像进行解读和诊断时,主要存在以下一些方面的问题,这些问题中的大多数与 DS 图像诊断方式关系不大。

(1)缺乏完整和有效的临床信息支持,使得病理医师在解读 DS 图像结果时信心不足,如肿瘤病例缺乏必要的影像学资料及皮肤炎症 DS 图像的解读中缺乏皮肤病损的照片等。

(2)由于病理医师的诊断经验和阅片习惯各不相同,导致疾病分类及术语不规范而引起的 DS 图像与玻璃切片之间诊断的不一致,这种分歧大多数都是不影响患者临床诊疗管理的次要问题。

(3)活检取材质量差或常规实验室程序不充分如切片太厚、染色不良等,高倍图像清晰度不佳,使观察受限而出现诊断分歧。如一些坏死明显的肿瘤病例,其中的坏死灶和周围明显的炎症等常常掩盖恶性成分而遗漏诊断。

(4)标本错误,即 DS 图像与原玻璃切片不同导致诊断错误。这种现象时有发生,主要是扫描环节玻璃切片绑定与排序出现了错误,提示我们在实际工作中要尽量避免这种低级的人为错误。

(5)对于一些需要鉴别诊断的病例,必要的辅助诊断方法如特殊染色(特别是黏液染色)、IHC 等资料要么不够完整全面,要么抗体选择和应用不够准确,客观上也带来了诊断上的困难。这种现象即使在传统病理科/实验室也时有发生,属于诊断医师的知识层面和诊断经验问题,与 DP 流程无关。

(6)无论诊断方式如何,最高的主要差异率来自已知的观察者间变异度相对较高的组织部位,包括膀胱活检、肺、内分泌、软组织、乳腺等部位和黑色素病变的一些困难病例,这些病例即使在玻璃切片上诊断也具有挑战性。

(7)病理医师粗心,对关键病灶重视不足,在小活检标本中经常忽略遗漏诸如肠化、类癌、局灶性宫颈鳞状上皮及内膜异型增生等重要细节而导致诊断错误。

(8)在交界性病变、前列腺癌 Gleason 分级及其他肿瘤分级中,相似的病变程度常常导致诊断重复性较差,这种现象在玻璃切片诊断中也经常见到,与诊断医师的能力和水平有关。

(9)一些验证研究的文献显示,20×放大倍数的图像分辨率不足,经常导致:一是包括白色念珠菌、幽门螺杆菌和贾第鞭毛虫等在内的微生物观察受限,二是难以辨认和识别组织中的中性粒细胞、嗜酸性粒细胞和有核红细胞,三是对识别和判断单个肿瘤细胞及微浸润灶带来困难,四是反应性病变中的淋巴单核细胞与低分化肿瘤细胞的辨别存在困难,这种情况在缺乏DP诊断经验的病理医师中时有发生。

(10) 图像分辨率不足还会导致核细节丢失和染色质轮廓改变及核分裂象的错误识别。核细节的丢失常使内分泌肿瘤的诊断发生困难,而核分裂象的错误识别则直接导致肿瘤的良恶性诊断错误。

不难看出,以上造成 DS 图像与玻璃切片之间诊断的不一致性,大部分原因并非由不同的诊断模式造成的。一些诊断问题在玻璃切片上同样存在,这在非劣效性验证中体现得最为充分。所以,其实无论采用哪种方法,切片的质量、病理医师的能力和态度,以及具有一定挑战性的病例都是必须面对的客观事实。当然,对于 DS 图像的 PD 和解读,还需要病理医师不断去学习和积累经验并逐步适应这种新的诊断模式;另外,在切片扫描质量和图像清晰度上也要不断加以改进,以满足精细观察和诊断的需要。

二、DP 工作流程的诊断效能

评价 DP 流程是否能够满足日常病理的 PD 和其他应用需求,除了 DS 图像解读的准确性和一致性,还需要 DP 流程的诊断效能能够完成和处理数量庞大的工作负荷。这涉及以下两个方面。

(1) WSS 的扫描性能是否能够按时完成大批量的切片扫描任务从而及时提供高质量的DS 图像供病理医师使用。数字技术进步和产品的迭代升级速度非常快,现在的 WSS 的扫描速度、自动检查纠错能力和聚焦技术较五年前有了明显的质的提升,特别是一些大型的半自动化和自动化的扫描系统的出现,可以做到切片载入托盘与染色架兼容,使得原来繁重的大批量切片的手工装载实现半自动或全自动装载,既提高了切片装载的效率,又减轻了工作人员的劳动强调。目前,性能最好的 WSS 可以在无人值守的情况下连续不间断扫描,10 小时的 DS 图像产出量可以达到 800~1 000 张,完全可以满足中大型病理实验室的诊断需求。

(2) 病理医师用于解读 DS 的时间效率是否能够满足病理报告的时效性要求。作者复习了相关病理医师解读 DS 图像到完成诊断报告的时效性文献。在 9 篇报告了 DP 诊断时效性的文献中,其中有 2 篇文献[83,84]出自 CDP 环境下的实际工作总结,两个实验室报告的总病例数超过 20 万例,涉及的诊断病理医师超过 30 名。结果显示,一家实验室[80]的病理报告 TAT 从光镜诊断的 6.16 天减少到 DS 图像诊断的 5.73 天,而且大多数病理医师对 CDP 工作信心很高并认为 DP 的人机工程学优于光学显微镜;另一家实验室[84]总结了 23 名病理医师在两年间签发的 16 万例病理报告,发现在没有增加病理医师的情况下,后一年(使用 DS 图像)较前一年(使用光镜)多签发了 21%的病理报告,并指出 DP 流程在分析前和分析阶段提高了工作效率。其余 7 篇文献都属于 DP 流程诊断时间的验证性研究,病例数(或切片数)从 24 例到 1 000 例,标本涉及乳腺、胃肠道、妇科、血液、神经、肾脏、移植活检组织、淋巴瘤、黑色素瘤、软组织肿瘤、肝脏、耳鼻喉、内分泌、皮肤、呼吸系统及泌尿生殖系统等。关于诊断时间,5 项研究[59,71,85-87]显示DS 图像较玻璃切片诊断费时,但用时增加的主要原因是病理医师缺乏使用 DS 图像阅片的经验,对 DS 图像不习惯,其次是网络速度和图像导航工具存在问题,并指出随着病理医师对 DS

图像熟悉程度和使用经验的不断增加,DS 图像的诊断用时呈现明显的缩短趋势。另两项研究[67,88]显示 DS 图像诊断用时与玻璃切片相当或短于玻璃切片,并指出双显示屏设置体现了更好的人机工程学要求,而电脑屏幕更大的视野,加上省去了光镜下频繁更换玻璃切片的麻烦等,对诊断时间和非诊断时间的缩短都有很大的影响。因此,关于 DP 诊断流程对报告 TAT 的影响,主要的原因不在于 DS 图像本身。只要病理医师通过大量的学习和 DS 图像诊断的不断实践,就能够像操作光学显微镜那样熟练地应用 DS 图像实现快速的诊断;对网络布置和 DP 流程的进一步优化,加上图像导航输入设备的改进如将传统的鼠标导航改成 6 度自由导航器,既能节省图像的导航时间,又可以提高导航的指向性,使 DS 图像浏览变成既轻松又有趣的一项工作[89]。

综上所述,DP 流程用于临床日常病理的诊断,无论是诊断的准确性和一致性,还是在病理报告 TAT 等方面,都非常适合于病理 PD。而且,随着 DP 实践的深入和流程的不断优化,作为替代玻璃切片光镜诊断的工作模式,其优势会越来越明显,CDP 全场景工作模式的不断涌现就充分说明了这一点。

第二节 · 国外全数字化病理科构建经验

如上所述,经过多年的不断发展和实践,越来越多的证据表明 DP 在日常病理 PD 中的诊断准确率有了质的提高,DS 图像与玻璃切片的诊断一致性接近完美,一些大型非劣性验证的差值已经缩小到 1% 以内[67,75]。再加上近年来扫描技术不断突破、使用成本持续下降和监管政策的鼓励,DP 的发展速度正在显著加快,DP 在病理科的日常工作中也得到了越来越广泛的应用。从全球范围看,多个国家的数十所医疗机构的病理科/实验室已经完成了全数字化的转换升级,并提供了许多可以借鉴的经验。

一、乌得勒支大学医学中心的 CDP 转换之路[83]

荷兰乌得勒支大学医学中心(University Medical Centre Utrecht,UMCU)病理系于 2015 年开始在日常病理工作中实施 PD 的全数字化工作流程[83]。该中心位于荷兰的乌得勒支,是第一批实施 CDP 转换升级的实验室之一,拥有可供将来使用的可靠的完整数字档案。用两年多的时间完成了病理实验室的全数字化转换,并建立了标准的数字病理存储系统和工作流程。然而,该中心的 CDP 转换升级却经历了数十年的漫长探索和积累。

(一)十年数字化之路的漫长探索

UMCU 在 2015 年之前的十年间,已经引入了一个数字病理项目,主要相关数字病理设备包括三台 Aperio 扫描仪(Leica Biosystems,Wetzlar,Germany)、大容量磁带存储系统,以及内部开发定制的图像集成软件,并存储了近十年的 DS 组织学图像,形成了一个完整的数字档案系统。截至 2015 年年底,在 UMCU DS 图像档案库中存储的 DS 图像总数超过 120 亿张(包括研究目的的 DS 图像),总容量约为 500 TB。除了病理 PD,该数字病理项目涵盖了所有应用,包括远程会诊及咨询团队、多学科会议、教学、研究、数字化质量控制等。这在当时的 DP 应用环境下可以说是一个突破,并使该中心的病理工作人员能够适应一般的数字病理工作并且积累了多年的数字化工作经验,同时也为后续实施病理PD,实现CDP转换升级奠定了良好基础。

但是2015年之前无论是WSS的性能还是网络基础设施都处于一个较低水平,主要表现为切片扫描速度慢,DS图像产出量小,无法进行多个聚焦平面的Z轴立体扫描,网络带宽和网速受限,所有这些都难以满足病理PD的大批量应用。同时又缺乏对于病理PD的专业工作流程软件解决方案来管理病理学家和住院医师的病例分配。因此,随着2015年之后特别是近三年图像处理技术的显著进步和WSS的性能显著提高,加之近年来DP用于病理PD的可行性证据不断增加,UMCU对DS图像用于病理PD的可行性进行了充分的验证评估[49-52],并得到了预期的结果,那就是DS图像适用于常规病理的PD。于是,UMCU决定更换和淘汰2015年之前的数字病理设备和基础设施,实施病理实验室向CDP的全面转换升级,主要目标为:购置功能齐全的高通量、高DS图像产出量的WSS,建立专业高效的能够满足病理PD的DP工作流程体系,实现图像分析和辅助诊断的智能化,同时建立完整的更大容量的数字档案存储系统。十年磨一剑,UMCU在不断学习、改进并逐渐适应病理数字化工作的探索中,终于走出了一条CDP转换升级的成功之路。UMCU的经历和在这个过程中积累的经验值得我们学习和借鉴。下面将全面介绍UMCU在实施CDP转换升级过程中的具体做法,以供参考。

(二)UMCU CDP转换升级项目的投资及招标特点

从传统病理实验室转换为CDP,不仅投资很大(涉及WSS、网络、存储设备等及后续运行维护成本),而且还涉及DP工作流程再造和相关应用管理软件的集成。因此,CDP作为一个综合了软硬件及运营维护的项目综合体,其购置实施绝不是购买一台高性能WSS那么简单,其中的后续服务和运行维护更为重要,甚至可以决定CDP转换升级的成败。在这方面UMCU的做法尤其值得国内借鉴。

1. UMCU对CDP项目的采购方法和策略

UMCU没有按照通常的低阶中标原则选择供应商,而是按照项目整体解决方案提出了一组强制性需求条款,并要求供应商按照这些条款的基本内容提交一份全面解决方案,其中特别强调了后续运维、设施改进和软件升级的附加服务价值,即"最优价值采购"方案。这些针对DPS的基本强制条款相当于我们所说的总体要求。具体内容包括以下几个方面。

(1)具备Z堆栈立体扫描功能,这个功能必须在两年内实现应用,并且详细阐明当前的性能状态及接下来两年的改进计划。

(2)以理论标准的扫描面积15 mm×15 mm为准,扫描速度在高峰时需达到每小时至少120张,每天至少能扫描800张切片,并说明实际工作环境中扫描速度与实际扫描组织面积大小的关系,扫描速度必须在实际工作环境中通过UMCU提供的具有代表性的玻片切片数据集的验证。

(3)解决方案必须保证实验室每周正常工作日98%的运行时间(周一至周五的7:30—19:00)。

(4)方案中必须提供一种可靠的最佳的DS图像存储归档策略,应该尽可能使用自动方法对图像进行长期存档,例如,增加压缩或以较低分辨率保存,并说明如何实现所提供的存储归档策略。

(5)DPS可以按WSS供应商专有格式保存DS图像或直接导出为DICOM格式(如附录145所述),如DS图像为供应商专有格式,则必须在一年内完成DS图像的DICOM格式优化并说明接下来两年的改进计划。

2. 供应商必须提供对"最优价值采购"程序的补充说明和承诺

除上述总体要求外,在 UMCU 的"最优价值采购"程序中,供应商投标必须以书面形式承诺必须包含需要独立评估的几个方面的内容,这些内容不纳入招标的具体条款。相当于对"最优价值采购"程序的补充说明和承诺,具体包括以下几个方面。

(1) 供应商必须说明在项目生命周期中存在或可能出现的风险,以及解决或消除这些风险的策略。

(2) 供应商必须详细说明项目将提供的所有功能、产品特点和服务承诺,以及相关的技术细节。

(3) 供应商应该详细阐述在项目生命周期中可能发现的所有需要完善改进的事项并加以改进,这包括所有可能与项目成功有关的额外功能、产品和服务。

3. 评标内容和程序

接下来进入评标程序,评标小组由一名 UMCU 外部的 DP 资深专家、IT 经理和 UMCU 病理部门负责人组成并进行独立评估。评标的打分标准分为 WSS 的性能参数和 DP 流程相关的条款。

(1) 关于 WSS:扫描仪每天至少能扫描 800 张标准面积的玻璃切片;DS 图像产出量必须达到最高每小时至少 120 张;另外包含一台可以扫描 2×3 张玻璃切片的荧光扫描仪;必须具备自动 Z 堆栈扫描功能。

(2) 对 DP 流程相关内容的要求:DS 图像的生产周转时间必须与当前的工作流程(交付玻璃切片)相似;病理技术人员装载每批玻璃切片的时间不超过 2 分钟(将玻璃切片装入 WSS 机架到开始扫描的过程);玻璃切片的重新扫描率不能超过 2%;在需要时可以按优先顺序扫描玻璃切片。

该项目由政府提供全额资金支持,全部招标过程必须满足和遵从欧盟框架下的相关采购程序规定。

4. UMCU"最优价值采购"程序的优点

不难看出,与国内招标相比,UMCU 的招标方法具有无法比拟的优点和后续管理的方便性,值得我们学习和借鉴。一是对供应商必须投标的硬件(WSS)参数给予详细的说明,阐述的内容除参数性能本身以外,必须说明潜在的风险及解决办法;二是更加注重相关应用程序和管理软件的功能,并要求供应商在后续的升级和改进中予以承诺;三是对影响 DP 工作流程的一些因素纳入评标范围,使 CDP 项目作为一个应用综合体,不仅购买了硬件,同时也相当于购买了后续的服务;四是供应商不仅单纯提供 DPS,还必须提供能够容纳不断积累的海量 DS 图像的档案存储系统和检索策略。所有这些都为 CDP 工作流程的顺利实施奠定了良好的基础。反观国内的现状,在实验室实施和引进 DP 项目的过程中,注意力往往集中于 WSS 而忽略了最应该关注的后续系统升级改进和 DS 存储难题及运维服务,这是个值得我们深思和借鉴的关键问题所在。

(三) DPS 的集成和测试

作为承担着 CDP 工作模式的核心组成部分,DPS 的性能和表现是影响 DP 流程顺利实施与否的关键。但招标过程主要是针对 DP 项目的整体而非某一个单独的部件,所以,整个 DP

项目的后续部署和实施需要由中标的供应商来完成。为此,一个由 Sectra AB(Link€oping,瑞典)的医用图像公司和作为滨松光电在荷兰的经销商 K.K.的 Visiopharm(Hoersholm,瑞典)公司组成了项目联合体进行投标并最终胜出。这种项目联合体较单一公司对整体项目的管理和运维具有明显的优势。

WSS 由滨松光电(滨松市,日本)提供,Sectra PACS 负责图像管理和后续的系统工作流程运维,而 Visiopharm 提供图像分析软件。这样,从 WSS、图像分析软件、DS 图像存储及网络检索的全流程 DPS 系统的各个部分就形成了一个有机的整体。整个 DP 流程运行过程中的一揽子问题都能得到顺利解决,从而避免了不同供应商之间的推诿扯皮现象。

为了达到 CDP 环境下的最佳工作效果,供应商联合体根据项目实施现场的具体情况,通过对 WSS 中固有的图像参数即计算机系统的伽马值进行调节,使显示器输出图像对输入信号的失真度降到最低以解决图像细节的清晰度问题。同时,为了满足 HE、IHC、荧光、特殊染色及脂肪或相对透明组织等的不同需要,总共又开发了 10 余种不同的扫描程序以满足临床的应用。这些充分体现了精准医疗的宗旨和项目联合体的优势。

在验收时对扫描仪进行了彻底的测试以确定该设备在现实世界中是否能达设定的招标标准。为此,在日常工作病例中选择了一组有代表性的玻璃切片来测试扫描仪的速度。这些用于诊断目的切片扫描倍数均为 $40\times$,切片比理论上的标准尺寸(15 mm×15 mm)略大一些,为 18.5 mm×18.5 mm,实际扫描面积较标准面积增加了 52%。结果显示在扫描面积增加了超过 50% 的情况下在 1 小时内扫描了 43 张切片。考虑到玻璃切片加载和可能的扫描失败所占用的时间,当 PACS 系统被用作病理诊断的主要工作流程时,这个测试的时间结果表明所选择的 WSS 的性能完全可以满足临床需要。同时配备了一台具备荧光扫描功能的 2×3 张切片的暗场扫描仪。

关于 PACS 系统与 DPS 的集成,是为高可用性和最小停机时间而设计的,这需要高可用性 IT 基础设施支撑,图像管理系统任何形式的宕机、错误或功能异常时,病理医师对 DS 图像可用性延误的感受会比其他系统中出现的常见问题更加敏感和严重。这就要求将完全冗余的硬件和高可用性系统的停机时间降到最低。项目供应商给出的正常运行时间为 99.9%,这个承诺令病理医师非常满意。

每个病理诊断工作站标准配备了 3 个显示屏幕,其中一个 27 英寸的 830 万像素(相当于 4 K)的 IPS 面板被用作主显示器,另外两个屏幕被用于显示病理报告系统以及 PACS 中的图像信息(图 2.1)[83]。在等效放大倍率和 FOV 情况下,主观察显示器的显示分辨率超过了诊断显微镜。

另外,每个工作站都常规配备了一个 3D 空间鼠标(3DConnexion,慕尼黑,德国),用于在标准鼠标旁边的图像查看器中导航 DS 图像。3D 空间鼠标与 PACS 查看器的无缝集成使 DPS 的应用更具灵活性,从而提高了病理医师的使用体验和良好感受。

大多数病理医师都有深刻的感受,那就是病理工作中发生的人体职业伤害,即长期使用显微镜和伏案工作带来的颈肩和腰椎损伤。值得称道的是,UMCU 在 DP 工作站的设计中,充分考虑到了这些因素并尽量优化工作站的人机工程学设置。每个病理医师按照自身的条件自行配置显示器屏幕和 3D 鼠标,使其处于最佳距离和位置,从而减少了与颈肩疼痛、腰椎问题和腕管综合征相关的申诉数量。

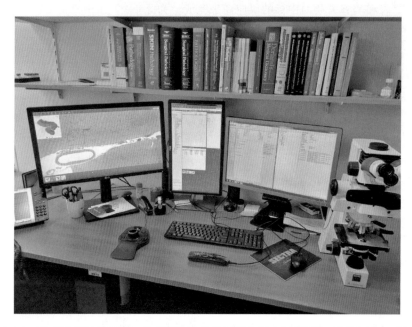

图 2.1　UMCU 的数字病理工作站[83]，注意显示图像的主显示屏和桌面上的 3D 鼠标

(四) UMCU 的 DS 图像存储策略

面对 CDP 环境下产生的海量的 DS 图像，归档存储始终是难以回避的问题，也是早期制约 DP 发展的一个瓶颈。UMCU 的 DS 图像存储采用了两级分层存储策略。第一层为低延迟、高带宽存储系统，为虚拟存储集群(操作系统、数据库)，并为 DS 图像提供本地短期存储。第二层存储是 EMC Isilon(Dell,Round Rock,TX,USA)全医院存储系统，具备高度可扩展的存储容量和高度冗余，最高可达到 1 000 TB 的 PB(Petabytes)级，DS 图像归档后存储在其中。理想状态下，所有的 DS 图像都应保存为通用的 DICOM 格式以方便检索和浏览，但是，目前 UMCU 的大多数 DS 图像都以滨松 WSS 的 NDPi 格式保存在本地服务器中，只有部分由 Aperio(Leica Biosystems)WSS 扫描的 DS 图像支持 DICOM 格式。这应该是 UMCU 实施 CDP 转换升级过程中需要改进的地方，事实上，UMCU 在进行 CDP 项目改造升级的时候已经将这部分内容纳入项目服务期内进行招标。目前，他们已经按照 CDP 项目合同的要求与项目联合供应商着手进行这方面的改进工作并争取在项目周期内完成。

以上重点介绍了 UMCU 实施 CDP 流程转换升级的几个关键问题，这些问题看起来与病理医师的诊断工作关系并不是很密切，但是作为一种新的病理工作模式，这些因素特别是对 CDP 流程的认识程度却是影响决策者态度和 CDP 转换升级是否能够顺利进行的关键所在。当然，除此之外，UMCU 在文献中对 DP 工作流程的优化、工作效率等也进行了充分介绍，与传统病理工作流程相比，DS 图像诊断缩短了病理报告的 TAT，同时也减轻了病理医师的疲劳程度，改善了人机工程学感受。所以，两年的实践证明，DP 工作流程显示出了许多优势，特别是大批量的常规病理数字化 PD 减少了时空限制，增加了工作的灵活性。有理由相信，只要有一个周密严谨的实施计划和全面详细的改进方案，传统病理科/实验室 CDP 转换升级的工作流程可以在相对较短的时间内成功地实施。实施常规病理数字化 PD 所带来的改变将使病理科/

实验室在技术和方法上不仅处于领先地位,同时也为未来的发展带来了潜在的优势。特别是 DS 图像的数字化档案和海量数据,将为后续的 CPATH、ML 和 CAPDS 等技术的研发和应用带来巨大的方便和好处。

二、格拉纳达大学医院 CDP 转换升级的实践[84]

格拉纳达大学医院(Granada University Hospitals,GUH)位于西班牙南部安达卢西亚省的格拉纳达,属于由 4 所不同医疗机构组成的公共保健服务医疗综合体的一部分,由西班牙政府财政支持。在位于格拉纳达市区的 2 所教学医院中,GUH(德拉萨路德校园医院,The Campus de la Salud Hospital)是 2015 年重新建造的一家专门的教学医院,设有功能齐全的中心病理实验室。而另一家市区医院维根·德·拉斯尼夫斯医院(Virgen de las Nieves Hospital,VNH)的组织标本也集中于 GUH 中心病理学实验室共同处理,而自有的小型实验室只负责处理术中冷冻切片和细针穿刺的细胞学样本。另外 2 所市区以外的医院分别位于 75 km 以外的莫特尔尔(Motril)和 100 km 以外的巴萨(Baza),每个医院都有自己的病理实验室。

2016 年时,四个医院共有 1920 张床位,细胞学标本 60 767 人次/年,组织学标本 56 641 人次/年,尸检 101 例/年。这些常规任务相当于国内的一个市级三甲医院的工作量。当然,国外实验室所承担的二代测序(next-generation sequencing,NGS)、特染和 IHC 的检查数量可能要比国内一般的市级三甲医院工作量大很多。而且,医院的四个院区的距离又带来了工作上的不便。这些可能也是推动病理实验室尽快实施 CDP 转换升级的重要因素。

对于总人口接近 100 万的格拉纳达地区,只有 23 名组织病理学家可以签发病理报告,而且其中的许多人在格拉纳达大学还有教学任务,其临床工作仅限于会诊咨询或兼职签发报告;其他 8 名实习病理医师,32 名组织技术员,以及额外的文书和支持人员负责日常病理实验室的运转。

为了解决日益增长的外检标本的工作量负荷与病理医师不足(病理医师没有增加,原来为 24 名,2017 年开始为 23 名)的矛盾,同时解决不同院区的病理报告时效性问题,GUH 开始实施包括病理 PD 在内的 CDP 流程转换升级,并经过 3 年(至 2018 年)不断的尝试、改进和优化,达到了预期的目的,并用实践证明了 CDP 流程的可靠性和巨大潜力。

GUH 的结果显示,他们的 CDP 流程使其传统的病理实验室发生了病理诊断方式的根本变化,具体表现在以下几个方面。

(1) 3 年时间使用 DP 进行了超过 80 万张的 DS 图像的阅片解读,签发病理 PD 的病例约为 16 万份。包括 HE、组织化学和 IHC 等不同的染色类型。在减少 1 名病理医师的情况下,诊断效率增加了 21%(每年多签发约 21% 的病理报告),并为 CPATH 的后续研究奠定了良好的基础,使 CAPDS 工具的使用更加方便快捷。

(2) 所有标本使用 40×放大倍数的快速扫描解决了微生物(白色念珠菌、幽门螺杆菌和贾第鞭毛虫等)和染色质及核分裂象等细节目标的观察难题。

(3) 关于扫描时间和效率,在实施阶段,GUH 的技术人员统计了 11 758 张切片的扫描结果,平均扫描面积为 20 mm×14.5 mm,40×扫描时间平均为 114 秒;扫描错误率低于 1.5%,经过工作流程优化后这一错误率可以忽略不计,扫描过程具有"无人值守"的自动纠错忽略功能,即自动跳过扫描失败切片按预先设定的顺序和编号继续扫描过程。因此,即使少数切片扫描偶尔出错,也不影响后续扫描过程的正常进行。

（4）DPS 包括 DS 图像浏览软件、LIS 及 PACS 系统的集成融合是 DP 流程能否正常运行的关键，这个过程在 GUH 大约耗时 1 个月完成。至关重要的是，LIS 和图像查看软件供应商都必须参与到系统集成过程中，并且所提供的软件对所有使用者必须是开放的，并具有强大的包容性，以达到与数字诊断相关的所有数据在各系统间无障碍交换。LIS、PACS 和 DPS 之间的通信联系必须遵守通用的 HL7 协议。

（5）对于任何一个实施 CDP 流程的病理实验室，海量的 DS 图像存储是绕不去的一道坎，GUH 也不例外。上述的 16 万例标本，平均每例标本有 5～6 张切片，40× 扫描后一个病例的文件大小约 1 GB[84]。这就需要一个容量足够大且具有高度冗余和可扩展性的存储系统来满足不断产生的海量 DS 图像的存储和长期归档。GUH 采取了分层存储策略，与 UMCU 不同的是采取了三级分层存储系统。第一层级是 20 TB 容量的在线存储空间，用于 WSS 向服务器发送 DS 图像数据的即时快速访问。在 12 小时后，DS 图像将从第一层级转移到第二层级，第二层级的容量为 360 TB，并存储所有的之前大约 12 个月产生的 DS 图像。第一层级和第二层级的 DS 图像可即时查看，并具有系统记忆的工作属性特征。超过 12 个月的 DS 图像被转移到第三层级即档案层，这是一个大容量的近线磁带存储，容量为 1 PB（1 024 TB）。按照 GUH 目前的工作负荷和标本的外检量，大约可以存储 3 年的 DS 图像。

（6）为了确保诊断的准确性，GUH 的病理学家全部按 CAP 关于用于临床目的的验证指南[102]进行了规范化验证过程。在验证过程中观察到的光镜和 DS 图像数字诊断之间的平均观察者内部变异率低于 1%，包括涉及良性实体的轻微解释不一致，可能没有什么临床意义。在这些病例中，没有发现重大的诊断差异，或可能影响临床结果或患者管理的错误解读，即原则上 DS 图像的诊断准确率相当于 100%。表明 GUH 的病理学家对 CDP 全流程的重视程度、理解深度和应用熟练程度都达到了相当高的水平。

三、新加坡总医院病理科实施 CDP 转换的经验[90]

新加坡总医院（Singapore General Hospital，SGH）是新加坡最大的医院，大约有 1 600 张病床，每年有近 8 万名患者出院，超过 8 万例择期手术。病理科是新加坡最大的公共卫生病理服务和培训部门，每年的组织学外检量超过 45 000 例，细胞学标本超过 30 000 例。同时，SGH 也是新加坡最大的学术医疗中心，承担着大学及国内其他地区的病理专科医师培训任务。

事实上，SGH 在 2009 年就已开始试点实施 DP 项目，当时使用的是 Aperio 扫描仪 XT 系统（莱卡生物系统，Nussloch，德国），其主要任务是满足教学、多学科讨论和少数远程会诊需要。为了使 DP 流程与病理诊断实验室融合以进一步将 DP 用于常规病理诊断，2014 年引进部署了荷兰飞利浦公司（Koninklijke Philips n.v.，Netherlands）的 Philips IntelliSite 数字病理解决方案，将 DP 的应用范围扩展到病理实验室的常规病理诊断。当初的想法和主要目标，一是将 WSI 集成到诊断工作流程中，包括与 LIS 的集成；二是支持手术室冷冻切片实验室与主实验室之间的远程会诊（主实验室位于单独的建筑内，距离手术室冷冻切片实验室大约 15 分钟的步行距离）；三是支持超出大学校园以外的合作和远程访问 DS 图像功能。

经过 8 个月精心的筹划和努力，SGH 成功地将 DP 的工作流程融合到病理科的日常病理诊断中，并总结了 7 条关于病理科 CDP 转换升级的指导原则和经验。包括强调工作流程和方法的改进和再造；规范化的系统验证和人员培训，注重包括病理医师、实验室技术人员、文书/

数据录入人员、档案人员、IT 工程人员和项目经理等项目团队全员全过程的参与等。需要特别强调的是,SGH 的 DP 项目中 DPS 与各种应用管理软件和信息系统的高效集成融合,在信息链整合过程中主要集中于 DP 工作流程和患者信息安全的交互上。一是确保患者信息在 DPS 中保持一致并能够持续更新,特别是在涉及患者临床资料和病历记录的情况下,必须确保 LIS 传递的多元患者信息的真实性;二是确保玻璃切片在扫描时特别是在冷冻切片扫描时的高度时间敏感性的环境中与病例密切相关的临床资料和信息必须在 LIS 上随时可用;三是保证不同来源、不同部位、不同组织类型、同一标本的不同部分等材料的新鲜组织、蜡块或玻璃切片,以及其他额外辅助方法如特染、IHC 和电镜图像等都必须在 LIS 上得到充分显示;四是确保从标本进入到病理科/实验室开始,每个病例的大体、蜡块、玻璃切片及所产生的 DS 图像的编号都是同一号码,即显示在 LIS 和 DPS 中的每个病例的所有材料的标识码具有唯一性。

因此,当 SGH 病理科全体人员经过 6 个月的试运行和现场实时病例验证,并不断对 DP 工作流程进行补充、优化和改进后,该项目在随后进行的全面总结评估中取得了巨大成功,不仅 CDP 流程的顺畅度和可接受度得到了广泛的赞誉,从实际诊断的效果来看,与玻璃切片诊断相比,DS 图像的诊断准确性和一致率达到了近 100%(不影响患者临床诊疗和管理的小分歧除外)。必须指出,在此过程中,项目供应商不仅仅提供了硬件(WSS)及相关配套的查看软件,而是 DP 项目的整体解决方案。项目供应商方面的工程技术人员参与并主导了 DPS 与 HIS 和 LIS 等医院信息系统的集成融合工作,并承担项目合同期内的运维及升级改进任务。这就意味着供应商不仅提供的是硬件和技术,更重要的是全程服务。

四、英国利兹 NHS 公立教学医院的 CDP 特色[91]

利兹 NHS 公立教学医院(Leeds Teaching Hospitals NHS Trust)的组织病理学实验室拥有 40 名病理医师,日常工作全部按病理诊断专科分类进行,每年各种外检病例的工作量 80 000 余例(大约 290 000 张玻璃切片)。该实验室于 2017 年[160]第一次开始进行乳腺组织病理学的 DS 图像 PD 试点,并于 2018 年 9 月完成了 CDP 转换升级,实现了全部组织学切片的数字化扫描和使用 DS 图像进行病理学的 PD。该实验室目前每天扫描约 1 000 张玻璃切片,标准切片(15 mm×15 mm 或 20 mm×15 mm)和特殊染色用 40×扫描,而大切片和 IHC 染色用 20×扫描。每天产生的 DS 图像数据约 1 TB,即单个病例的 DS 图像数据平均为 1 GB。其中 38 位经过充分培训和验证的病理学顾问医师参与这些病例的 PD,与玻璃切片相比,诊断准确性和一致性根据各亚专科的特点不同在 96%～100%。

纵观利兹 NHS 公立教学医院 CDP 转换升级的全过程[69,78,79],除了 DP 流程的一般描述,他们更注重 DPS 的验证过程、全体病理从业人员特别是诊断医师的 DS 图像使用的学习和训练。同时特别关注 DP 流程中环节质量和潜在风险的评估和管控。正是因为这些特点,该院病理实验室包括组织病理 PD 在内的 CDP 流程成功通过了 ISO 15189 质量认证,成为目前文献中见到的全球唯一通过 ISO 质量认证的全数字化病理实验室。下面重点介绍 ISO 15189 质量认证对利兹 NHS 公立教学医院 CDP 流程的重点要求和材料准备情况,以期对未来国内开展 CDP 转换升级的病理科/实验室提供一些有益的参考。

DP 作为一种全新的临床组织病理学实验室的工作范式,高度集成了 DPS 与医疗机构内的各种信息系统,与传统的病理实验室程序差别巨大。因此,CDP 环境下的病理科/实验室 ISO

15189 质量认证的范围必将包括硬件和软件的检查、工具和设备的校准、实验室人员和诊断人员的培训和诊断医师能力的验证,以及各种潜在风险的评估与防范。这些内容在质量认证考评的过程中主要分成了两部分:一是实验室硬件和工作环境的检查评估;二是病理医师应用 DS 图像的诊断能力和 DP 流程对临床患者管理的影响。

(一) ISO 15189 认证对实验室硬件和工作环境的要求重点

1. 实验室 DP 工作流程与 DS 图像诊断方式的变更与转换

这种诊断方式的变更与转换主要是指传统光镜诊断向 CDP 环境下的 DS 图像诊断的转换。有效控制工作流程与诊断方式的变更与转换是对系统或流程的所有变化的整体性升级改进,是 DP 部署和实施的重要组成部分,必须确保所有变更的部分和转换的程序都要全部记录下来,使新旧资源有效整合并能够得到有效利用,而且保证现有的临床服务不会受到新的 DP 流程的不必要干扰。如果数字化病理作为一种新的工艺方法在实验室中实施,则必须开发并遵守完整的变更控制程序,并提供完整的 SOP 文件。ISO 15189 强调并要求所实施的 CDP 流程的所有方面都得到了适当的评估和管理。具体内容包括:医疗安全、规范化验证、外部质量保证(external quality assurance,EQA)和内部质量控制(internal quality control,IQC)、LIS 及 SOP 文件等。对在流程变更和转换控制过程中参与的主要人员都应进行关于 DP 流程的问询和考核,这些人可能包括 CDP 项目转换升级的负责人、临床负责人、实验室管理(业务、运营和服务)人员、健康和医疗安全监管者、质量控制负责人、所有的病理实验室工作人员等。

2. CDP 工作环境下的潜在风险评估

这些潜在的患者健康和安全风险需要在 DP 流程实施之前进行界定和评估。包括设备如 WSS、计算机工作站、显示屏等;病理实验室是否制订了全面详尽的 DP 工作流程;对一般的整体风险评估,包括设备所处的环境,以及实验室工作人员是否能够安全地使用设备,特别是刚接触 DP 或者缺乏 DS 图像诊断经验的病理从业者。

3. WSS 校验与不确定性测量及接受标准

ISO 15189 对 DPS 的校验要求是必须有足够的证据表明,制造商对所提供的 WSS、相关配套软件和数据库的预期用途进行了充分的测试,并且性能指标能够达到规定的要求。对于这些要求,必须提交一份详细记录评估方法和结果的书面文件作为证据。

如果实验室使用的是数字测量软件,则需要对测量数值的确定性进行校验评估。供应商提供的带有预定义值的校准切片可用于评估扫描对象是否按比例捕获,对此应该进行现场测量。这关系到 DS 图像能否包含原玻璃切片的全部信息,而这恰恰是影响最后病理诊断结果的非常重要的因素之一。

4. WSS 的功能相似性和 DS 图像质量的同质化

中大型病理实验室(特别是年外检量超过 50 000 例的实验室)CDP 环境下的 DPS 基本上都是由多台 WSS 组成,而这些 WSS 所产生的 DS 图像必须具有同等的质量呈现,特别是处于同一实验室的不同厂家不同规格的 WSS 更是如此。因此,ISO 15189 认证要求必须有足够证据表明所有使用的 WSS 产生的 DS 图像必须具有相同的诊断质量。这就要求在正式使用前对每台 WSS 扫描产生的 DS 图像质量进行评估比较,而且测试的切片必须是相同的。利兹 NHS 公立教学医院推荐的组织病例包括含有乳腺恶性肿瘤成分的粗针活检标本以确定肿瘤分级、单纯切除乳房的恶性肿瘤标本的前哨淋巴结,或者肠癌筛查标本。我们的经验是含有淋巴组织的玻璃切片如淋巴结、胸腺、带被膜的脾脏或腺淋巴瘤等能够更好地反映出 WSS 生成的 DS 图像质量。

5. DPS 培训与 DS 图像解读能力

正如前面 DP 流程质量管理中提到的那样,数字化病理过程的所有组成部分和环节都需要建立 SOP 的正式文件用来作为指导 CDP 环境下的工作人员操作的指南和依据。实验室工作人员应该了解、熟悉这些文件,并能在需要时很容易地查阅这些文件。这些 SOP 文件应该包括:WSS 的正确操作方法和步骤;图像软件和数据库的正确使用;WSS 工作总体和扫描过程中的异常状况的识别和处理;WSS 的日常维护与保养等。

另外,对于未接触过或缺乏使用 DPS 经验的"新人",必须提供充分的培训课程使其最终能够熟练使用 DPS 并独立地安全地在 CDP 环境下顺利工作。随着技术的改进和流程的不断优化,这些 SOP 和培训材料将需要定期更新,以适应 CDP 环境下的病理实践在软硬件和技术方面的进步要求。

(二)病理医师应用 DS 图像的诊断能力及对临床患者安全的影响

CDP 环境下病理实验室的 DPS 和建立的所有 SOP 都应确保由原始玻璃切片产生的 DS 图像处于最佳质量状态,以使病理医师能够在 DP 工作流程中确保诊断准确及时,从而保证患者安全。事实上,病理医师应用 DS 图像诊断能力的核心问题是病理医师个人对 DPS 系统和 DP 流程特点的熟练程度和适应能力。因此,ISO 15189 特别提出了对 CDP 环境下实验室的验证和经过验证的病理医师个人处理 DS 图像能力的考核要求。

1. 验证和培训

对于 CDP 环境下的病理实验室,有意义的数字诊断培训和验证的主要目标必须达到:经过培训后,病理医师对 DS 图像的数字诊断能力充满信心并充分认识到 DP 在当前应用的局限性;从事 DP 实践的病理医师必须了解熟悉他们所使用的软硬件的特点和性能,必要时能够识别这些软硬件在工作中出现的非正常状况;通过对全员特别是项目的决策者和管理者的培训验证,预期达到对 DP 应用的共识,从而推动传统病理科/实验室向 CDP 转换升级项目的顺利过渡实施;通过培训验证,希望可以组建一个团队,来主导以开发定制方式(而非单纯购买 WSS)实施数字病理技术来改善 CDP 实验室的产出、工作流程和工作环境。

关于具体的验证培训过程,ISO 15189 的建议完全采纳了利兹 NHS 公立教学医院的经验,这些具体验证培训条款后来被 RCP 写入《实施数字化病理的最佳实践建议》作为英国的数字病理指南[19]。

2. ISO 15189 对病理医师个人从事 DP 实践的要求

(1)首先,病理医师应能够随时获取记录他们个人培训和 DS 图像报告的验证数据、相关 SOP 和协议的副本,以及他们所使用软件的用户指南/手册。每个病理医师的特定个人文件夹可以存储在共享的部门驱动器上,并通过桌面快捷方式进行访问。对病理医师解读 DS 图像能力有如下几方面的具体要求:一是能够识别和发现影响 DS 图像质量的人工假象或其他问题,如图像离焦模糊、外来异物污染(封片胶)等,这种情况下可以要求重新扫描或者推迟到玻璃切片诊断;二是能够阐明他们的个人验证经验和持续的职业发展想法;三是能够了解自己应用 DS 图像进行安全诊断实践的范围,如对哪些亚专科疾病的诊断有信心或者哪些疾病的诊断缺乏经验等;四是了解并能够熟练使用相关的支持文件、工具协议和用户指南等。

(2)其次,对病理医师所在病理实验室用于 DS 图像诊断的通用文件格式也做出了相应的规定:一是 DS 图像诊断的规范性报告的 SOP;二是关于 DPS 验证和 DP 流程培训的 SOP,病理学家应该能够访问他们的个人验证文档,并讨论这种验证的含义,了解他们将在什么情况下遵从玻璃切片诊断报告的任何问题;三是DS图像管理软件及图像查看器的用户手册或指南,进行数字化报告的病理医师应该熟悉并能够访问这些具有指导意义的文件,特别是与病理PD相关的软件或DS图像查看器用户指南,这对病理医师作出正确判断非常重要;四是用于记录和报告DP流程中发生的意外事件和异常问题的数据收集表单,以便总结经验,进行改进。总之,在CDP环境下工作发现的所有质量问题和意外事件都应该报告并反馈给病理实验室,无论病理医师是否能在次优DS图像上做出诊断。

(3)最后,病理医师需要提供的个人文件:一是病理医师对所使用的显示器屏幕的风险评估报告,这一点的重要性请参考文献[10];二是病理医师个人完成DPS验证和DS图像解读训练的培训证书;三是参加前款项目培训和验证过程的记录文件;四是完成DP实践验证的统计数据及专业范围的总结与自我评价报告。实践证明,一些特殊情况如在需要遵从玻璃切片检查或DS图像评估不理想的情况下,向病理医师分发电子表单/模板来记录这些相关病例数据是有帮助的,这些数据可以定期反馈给病理实验室。

3. ISO 15189 对完成认证后的监督

认证评审是一个不断改进和持续进行的过程,认证合格并不意味着实验室的质量就尽善尽美,各部门还需要进行持续的DP流程监控和改进,努力提高数字化病理服务的质量保证和患者安全。所以,作为一种新的诊断模式和病理工作方法,在ISO认证成功后,对DS图像诊断相关的方方面面继续进行质控和评估仍然是病理实验室的核心工作。监督检查的重点应包括DS图像生成过程中出现的问题如图像离焦模糊、扫描区域偏差,图像中的人工假象及DS图像中的诊断问题等。这些数据要全面如实记录以便总结分析。作为持续质量改进和QA活动的一种形式,建议每半年或一年对DS图像诊断的结果进行抽查评估,通过对存档病例的随机检索复查,通过对实验室病理医师DS图像诊断与玻璃切片诊断结果的比较,从而评估实验室在CDP环境下运行的总体状况。为后续病理实验室DP流程的不断优化提供改进依据,并为参与考核的病理医师提供在专业上努力的方向和学习的重点。

利兹NHS公立教学医院提供了传统病理实验室向CDP转换升级的宝贵经验,而且这些数字病理诊断服务的具体流程和SOP已经被ISO认可,其中一些关于迎检材料的准备、DPS验证及病理医师学习和培训等关键步骤已然成为ISO 15189认证的一份实用指南,这将为众多正在实施或准备实施CDP转换升级的病理科/实验室提供了非常实用的经验借鉴。

总之,以上介绍了国外几家中大型医疗机构包括病理学术中心从传统病理实验室向CDP转换的成功经验,特别是利兹NHS公立教学医院已经获得了ISO 15189的成功认证。之所以花费了比较大的篇幅进行介绍,主要目的一是告诉国内业界病理科/实验室实施CDP工作流程的可行性,不仅可行,而且能够运行得更好;二是展示国外在这方面的成功经验和有益做法,为国内病理行业工作方式的转型升级提供借鉴。

五、四家病理实验室成功转型为 CDP 的启示

综合以上四个实验室的做法,虽然各有自己的侧重和特点,但归纳起来,可以得到以下启示。

(一) CDP 转换升级是一个综合项目

国内病理业界大多数人对DP的认识存在着很大的误区:一是病理实验室购置一台WSS,

每年处理有限的远程会诊病例或者完成少数 IOC(多数发生在一家医院的不同院区),这些属于低负荷小通量的远程诊断范畴,只能代表 DP 应用早期技术发展的初级阶段,离真正意义上的 DP 还差得很远;二是一谈到 DP,最热的话题就是 AI 智能诊断,就目前阶段而言,所谓的 AI 智能病理诊断也只能是挂在图文报告系统上的 CAPDS 的局部辅助决策功能,离真正的所谓"智能诊断"或"智慧病理"可以说还遥不可及,这些话题大多数都出自一些 AI 病理研发公司的推波助澜,对这一点病理专业人员要保持清醒冷静的认识;三是病理业内大多数人对 CDP 环境下的 PD 认识不够,信心不足,从而对传统病理科/实验室向 CDP 转换升级的积极性不高。

CDP 是一个集成了工程、信息、病理技术和病理诊断为一体的综合服务项目,从标本接收到病理结果的呈现,工作流程完全不同于传统病理实验室。其工作的重点和主要负荷集中于大量病例使用 DS 图像的病理组织学 PD,特别是中大型病理实验室,每年有 4 万~8 万(40 万~50 万张切片)甚至更多的病例,还包括特殊染色和 IHC 的切片,完成这样数量庞大玻璃切片的 DS 图像扫描、诊断、存储等,没有一个团队和高度的 DP 流程集成系统是根本无法想象的。所以,以上几家病理实验室在考虑实施 CDP 的开始,就集合了机构决策者、项目管理者、实验室的负责人、工程及 IT 等各方面的人员组成了一个综合团队,并将实施 CDP 转换作为病理实验室改造升级的综合项目予以考虑。特别是 UMCU 的 CDP 项目,在欧盟采购框架下采用了设备供应商(DPS)、DS 图像存储设施供应商和医院信息网络供应商组成的联合体进行招投标的方法。联合体中标后各供应商除负责自己提供的设备设施外,还要以整体中标联合体对全系统进行运行维护,并且在合同服务期内负责整体系统(主要是 DPS、存储系统扩容升级及医院信息网络)的改造升级服务。购买的不仅是设备设施,更是全系统的服务。这一点非常值得我们借鉴和学习。

(二) 注重团队建设,发挥集体协同作用

正如上文所述,尽管最后的诊断报告由病理医师签发,但 CDP 环境下的病理诊断工作是一个涉及多种不同专业和多方面技术高度融合的过程。这就需要不同专业背景和不同岗位上的人员共同努力,协调一致,各司其职,从标本接收、登记编码、玻璃切片制作(请参考第一章第六节)、扫描、数字报告签发到 DS 图像存储等各环节都要保证准确无误,DP 流程才能保持平稳顺畅的连续性。特别是在传统病理科/实验室向 CDP 转换升级的初期,这种团结协作的精神和步调一致的行动相当重要,有时会因为团队中的某一个人重视程度不够或一个看起来微不足道的疏忽,往往导致整个流程出现偏差或中断。SGH 在实施 CDP 项目时就特别强调这种团队协同作用并充分调动发挥团队中每个人的作用和积极性,这也成为他们成功的主要经验之一。其实,就作者单位而言,在实施搭建远程病理诊断平台的初期,也曾经因为团队之间的协调问题而使项目出现拖延推迟现象,2015 年提出并开始实施项目建设,直到 2017 年年底才基本上达到持续平稳运行状态(开始远程 PD 和少数 IOC),这个时间过程远远超出上述几家病理实验室实施 CDP 转换升级的实际平均用时。CDP 环境下的病理工作从来就不是单一病理学专业一家的事,CDP 环境下的工作团队从来都不是单一病理专业人员的事,这是一个专业多样、来源广泛的团队集合体,甚至包括服务商。

(三) 对 DP 相关基本知识的了解是统一认识,促进 CDP 实施的重要因素

虽然上述几家成功实施 CDP 的病理实验室分别来自不同国家和地区,但这些实验室的

病理工作者中全部或至少有部分人员了解 DP 的相关技术和知识。其中的大多数病理医师或技术人员都有或多或少的 DP 技术的应用体验,只是由于 2015 年之前 DPS 的技术和功能的限制,彼时的 DP 应用主要限于小通量低负荷的 TP、教学和多学科讨论会等,加之当时 WSS 的速度及大规模 DS 图像 PD 的证据还不充分,所以,那个时期接触的 DP 与现在的 DP 无论是概念内涵、图像处理技术还是作为病理 PD 的证据等方面都不可同日而语,作者也是从 2010 年参加全国远程病理试点时开始接触 DP 并开始关注这项新技术的应用潜力。

正因为如此,在病理实验室全面实施和引入 CDP 的过程中,之前有限的 DP 技术接触和应用使参与者对这项技术有了初步的了解和感性认识,从而在具体行动中更加熟悉 DP 流程,积极性也更高,实验室内部人员的思想也容易统一,项目实施过程中基本上没有阻力或遇到的阻力非常小,因而项目实施起来就很顺利,其结果也就比较理想。事实上,前述的 UMCU 在 2005 年就开始接触试用 DPS 除用于临床诊断之外的大部分功能,至 2015 年开始决定实施 CDP 改造升级时,他们在 DP 技术上已经探索了十年,而 SGH 也于 2009 年开始在病理实验室内部引进了 DPS 并用于除临床诊断之外的所有用途。所以,事实证明这两家实验室的 CDP 转换升级的过程也最为顺利。

(四) 项目团队特别是病理相关人员的验证、培训和学习决定 CDP 实施的成败

对于 DP 流程引入病理实验室,无论是单一功能(TP 中的会诊或者 IOC)还是全面的 CDP 应用,DPS 能够达到预期功能,以及病理医师能够正确解读 DS 图像是保证患者安全和临床诊疗管理的前提。所以,对 DPS 的规范化验证及对从事 DS 图像诊断的病理医师的正规合格培训是保证 CDP 顺利实施的关键。而且,关于用于临床目的的 DP 流程的规范化验证,许多国家的行业管理机构都出台了相关的指南和要求[19,92,93]。上述的几个实验室无一例外地在成功实施 CDP 转换升级的过程中,都花费了大量的时间和精力对 DPS 的性能进行了多场景的规范化验证以确保达到预期效果,对实验室内有资质利用 DS 图像签发病理报告的病理医师全部进行了两种模式(DS 图像与玻璃切片)的诊断一致性或非劣效性验证。特别是利兹 NHS 公立教学医院对从事 DS 图像诊断医师的验证,从验证前预培训、规范化试验性验证、现场实时验证一直到验证结束后的继续 1~3 个月的 DS 图像诊断学习阶段,最大限度地确保诊断医师能够正确解读 DS 图像,从而保证患者安全和临床决策的顺利实施。也正是因为如此,该病理实验室最后通过了 CDP 环境下的病理工作流程的 ISO 15189 认证,有限的文献显示,目前为止这是全球唯一通过 ISO 认证的数字病理实验室。实践中,我们的远程病理平台也遇到了相似的情况,在远程病理平台的线上诊断中,经常发现一些新加入的病理医师虽然也通过了平台的试验性验证,但对 DS 图像的解读还是会出现偏差、漏诊甚至是错误,分析其原因主要是对 DP 技术不习惯、不熟练,对 DS 图像一些需要注意的细节观察不当。因此,从 2018 年年底我们借鉴了 RCP 发布的《实施数字化病理的最佳实践建议》[19]的一些经验,加大了对新加入远程病理平台诊断的病理医师的培训力度,将原来的验证重点从 DPS 等硬件转移到对病理医师的验证学习和专业培训上来,取得了良好的效果。

综上所述,通过对大量数字化病理 PD 可行性证据的介绍和国外部分完成 CDP 转换升级实验室的成功经验的展示,以病理 PD 为核心应用的 CDP 完全能够在保证患者安全和诊断时效的情况下替代传统玻璃切片的光学显微镜诊断,从而实现病理诊断和工作方式的变革。除此之外,美国[94]、意大利[95]、瑞典[96]及加拿大[97]等国家部分医疗机构的病理实验室也都已经完成或正在进行病理实验室的CDP转换升级。

随着DP技术的不断发展及DP应用范围的逐渐扩大和深入,加之我们对DP应用的局限性和不足之处的认识也越来越深入,必将使病理医师在应用DP技术服务患者时在克服其中的缺陷与不足之后更加有能力和信心适应这种转变,而且必将使病理医师和患者双方从数字化病理的发展和应用中获得更多益处和便利。当然,作为一种新技术和新方法,在考虑实施CDP转换升级时,病理学业界及病理实验室内部应该始终将DPS产品的质量和DP工作流程的安全性、时效性放在第一位。

第三节·传统病理实验室的全数字化病理科转换升级

DP的早期临床目的主要集中于远程诊断,包括远程会诊、远程IOC[98,99]和远程病理PD。如同分子病理的快速发展推动和改善了许多癌症患者的诊疗和临床管理模式一样,CDP流程的实施意味着病理科/实验室百余年传统工作方式的巨大转变。其中,病理PD是实验室CDP流程中的核心应用环节,只有实验室原有的工作模式全部或主要实现了以DS图像为诊断载体的包括PD在内的主体应用,病理实验室才算完成了真正意义上CDP流程的转换和升级换代,同时也为基于DS图像的CPATH研究和CAPDS的应用提供了基础条件和方便。下面对CDP流程的转换和实施办法,结合自己的实践体会并借鉴部分成功实施CDP流程的实验室经验进行简要介绍,以供业内参考。

一、组建CDP项目实施团队,进行项目方案的论证和选择

前面已经多次强调,CDP是一个集成了工程、信息、病理技术和病理诊断的一个综合项目,从标本接收到病理结果的呈现,工作流程中涉及的各种任务和环节繁杂多样。因此,传统病理科/实验室主要由病理专业人员管理和运维的工作模式将很难适应CDP流程下的工作环境。前述已经成功实施CDP流程的病理实验室显示一个中大型实验室(PD诊断在30 000例以上)除病理医师和专职病理技术员(玻璃切片制作)外,负责工作流程协调、专职切片扫描(扫描技术员)、DS图像检查质控、任务和病例分配、DPS及IT维护等与DP相关的团队人员至少需要10人以上。当然,这取决于DP流程的优化程度、以DPS为中心的各种信息流的集成程度和工作人员之间的协调性等诸多因素[100]。作者单位的分布式远程病理诊断中心每天处理将近500例来自全国各地的病例,包括远程PD约占85%,远程会诊将近15%,远程IOC为3%~5%。但整个远程平台负责处理这些病例诸如患者信息核对和临床资料收集、DS图像检查质控、与临床沟通交流等一些并非与病理流程密切相关的事情、病例DS图像分配、诊断医师排班调度,各种工作记录和报表、解答临床和患者的诊断疑问及病理报告审核发布等这些事项的人员只有7个人,而且包括周六日轮流值班。再加上1名运营负责人和1名负责远程病理系统的工程技术人员,整个平台的日常工作人员就只有9个人。表明经过多年的不断磨合协调和流程优化,我们的远程病理诊断中心的系统运行已经处于比较令人满意的稳定状态。

(一) 争取医院决策层领导的理解和支持

我国的实际国情是绝大部分的医疗机构属于公立医院,主要的中大型病理科或学术病理实验室集中于三甲医院,这就决定了病理科/实验室实施 CDP 项目的决策权在医院,而院领导就是 CDP 项目的决策者。但是,绝大多数医院领导并不了解病理科/实验室的具体工作流程(病理专业出身的院长毕竟是极少数),对病理专业的进展、病理科/实验室的具体需求和发展方向也不是很清楚。所以,作为病理科/实验室的实际管理者或负责人就需要第一个了解 DP 的特点(特别是那些成功实施 CDP 实验室的经验),对病理科/实验室实施 CDP 转换升级的意义和重要性,以及对本院病理专业将来发展的积极影响等各方面好处必须全面清晰地向院领导汇报并争取得到决策层的支持,必要时可在数字经济和"智慧医院"的大背景下以纳入医院整体数字化建设的角度去争取支持。所以,这就要求病理科/实验室负责人先行对 DP 有一个学习和比较全面的了解过程。

(二) 组建 CDP 转换升级项目实施团队

当取得医院决策层的支持并就病理科/实验室实施 CDP 转换升级达成共识(纳入医院的建设项目)后,病理科/实验室的负责人这时就理所当然地成了 CDP 转换升级项目实施的实际总召集人,负责后续项目实施过程中的人员协调、会议召集工作。作为项目的召集人,第一件事就是与项目决策者(分管病理科/实验室的院领导)沟通协商建立一个病理科/实验室 CDP 转换项目的实施团队。值得注意的是,当你向项目决策的主管领导提供这份团队名单时,必须向领导说明关于病理科/实验室实施 CDP 转换升级的基本思路和大致的实施步骤,实施过程中需要这些人员共同参与的必要性和可能遇到的困难及解决的办法。这样才会让院领导觉得你的想法很符合医院和病理科/实验室的发展实际,并且你的想法是经过深思熟虑后的结果。

这个团队必须包括作为项目直接管理者的医务部门人员(能够代表医务部门意见的人)、病理科/实验室各专业组(诊断组、技术组、IHC 及特染室、分子室)的负责人、工程物理部门(设备科)及 IT 等各方面的人员,必要时还可能包括财务部门和监察人员。当然,在这个团队中,实际推进项目实施的人还是作为病理科/实验室负责人的项目总召集人,当项目开始实施前的论证、遇到问题需要多部门解决或者不同专业之间需要协调时,项目总召集人应该出面协调项目团队中的成员集体讨论协商,而作为项目决策者的院领导、医务部门的项目管理人员和监察部门只是在项目的关键点上给出原则意见或建议,团队中的其他人员才是项目实施过程中的具体执行者。所以,作为项目总召集人,在每次需要召集大家讨论协商时,一定要事先明确需要解决的主要问题并首先提出建设性意见,同时再倾听其他专业人员的想法和建议,经过院领导和医务部门的项目管理者等的指导,项目团队中的具体执行者才会有比较清晰明确的工作方向和目标,否则召集开会协商的效果和效率就会大打折扣。除作为项目决策者的医院领导和医务部门在实施期间的管理者、财务及监察人员外,与病理专业工作相关的科室或实验室负责人及上述提到的各专业组的人员后续都会成为 CDP 环境下病理工作流程的具体执行者,而工程物理和 IT 人员将作为转换升级后病理工作流程的保障者继续留在 CDP 团队中,负责 DPS、DS 图像存储及网络维护等工作。

(三) CDP 转换升级项目方案的论证

当 CDP 转换升级项目实施团队建成后,作为项目总召集人的病理科/实验室负责人就要与负责项目实施的决策者及相关的院领导和医务部门的项目直接管理者协商召开"病理/实验室 CDP 转换升级项目论证会"。由于项目实施团队包括各病理专业组的人员可能对 DP 及 DP 在病理科/实验室的应用不够了解或者说了解的程度不足以支撑 CDP 转换升级的实施需要。所以,在讨论具体 CDP 项目方案的优缺点及选型论证中必须要让所有参与的人员对 DP 有个相对全面的了解。CDP 方案的论证和选择是一个非常复杂并且难以取舍的过程。如果要使病理科/实验室 CDP 转换升级达到预期效果并在运行后其流程能够得到不断提升和优化,那么涉及病理科/实验室 CDP 转换升级的五大核心要素都要逐一进行深入论证,并最终将选定的五个核心要素集成一个高效稳定的 CDP 环境下的病理工作流程。这五个核心要素包括玻璃切片标准化(常规切片制作)、玻璃切片数字化(WSS)、DS 图像呈现(显示器和 DS 图像管理软件)、DS 图像存储方法和检索策略(DS 图像数据库),以及 DPS 与 HIS、EMR、LIS、PACS 等信息系统的有机集成(围绕 DPS 进行的 CDP 信息集成系统)。同时,在讨论论证这些问题的时候还要结合自己医院的特点和病理/实验室的具体需求,既要着眼于现实需要,又要预留出将来的发展空间,更不能贪大求全(数字产品的更新换代周期很快)。这个论证过程不是团队开几次会就能够解决的,会持续很长时间。根据作者的经验,在决策层意愿比较强、效率比较高的情况下,论证选型过程一般需要 1~3 个月。

1. 使实施团队成员全面了解 DP 知识和病理科 CDP 转换升级的重要意义

(1) 首先,作为项目实施总召集人的病理科/实验室负责人的首要任务是向整个实施团队介绍病理实验室实施 CDP 转换升级的概况,使团队成员了解:DP 的相关知识、概念和含义;DP 流程在病理实验室工作中的用途和优点;DP 在国内外发展应用的现状;国外病理实验室实施 CDP 转换升级的成功案例;实施 CDP 转换升级后能够给医院和病理科/实验室带来什么改变,这里要特别强调能够在病理医师不足或不增加额外人员的情况下可以明显缩短 TAT、提高工作效率,满足医院日益增长的病理检查数量的增加,解决多院区或医联体内的远程 PD 和 IOC,以及方便使用 CAPDS 进行智能辅助筛查(TCT)和诊断等。这样,整个实施团队对病理科/实验室 CDP 转换升级的意义和重要性就有了比较全面的了解和认识,使后续的讨论论证工作的进行就会变得相对容易。

(2) 其次,作为病理实验室的负责人,在完成上述介绍后,要向整个实施团队提出你自己关于病理科/实验室 CDP 转换升级的思路和想法,至少要提交两套不同的方案供整个团队讨论论证,方案不要过多涉及具体实施阶段的细节问题,可以简明但必须注重大家关注的重点内容:此次病理科/实验室 CDP 转换升级除完成病理 PD 外的其他重要用途如解决多院区的诊断问题,促进多学科讨论,研究生、规培生及科内教学,以及满足 CPATH 研究和 CAPDS 应用等;意向中的 WSS 的性能和速度能否满足病理科/实验室的需要;显示器和 DS 图像管理软件的功能配套要求;拟采用的 DS 图像存储方法和检索策略,以及存储系统的冗余和扩展性;CDP 信息集成工作由哪些部门实施及集成后的系统由谁维护;最后就是资金成本概算,需要注意的是,这里所说的资金成本包括 DPS 等硬件购买、DS 图像存储系统及项目周期内的运维服务费用的全部费用概算。因此,病理科/实验室的 CDP 转换升级项目的资金包括前期购置设备设施的直接费用和后续软件升级和存储系统扩容等运维服务的间接费用。这一点也表明病理实验室 CDP 转换升级是一个涉及多个部门和多个专业的综合项目,而绝不是简单的购买一套 DPS 摆在桌面上,一年也用不了几次,而没有发挥其应有的作用去提升病理科/实验室的工作流程和效率(事实上,笔者在国内好多大医院的病理实验室都见到过这种现象)。

2. DPS/WSS 性能和特点的比较选择

病理科/实验室 CDP 环境下的主要工作任务就是实现全部玻璃切片的数字化并使用 DS 图像签发病理报告,而实验室其他项目也基本上都是基于 DS 图像进行处理的。所以,选择一套功能完备、界面友好、图像格式兼容的 DPS/WSS 对后续 CDP 流程的正常平稳运行和效率优化提升是极其重要的事情。DPS/WSS 的选择主要取决于以下几个因素。

(1) DPS/WSS 的 DS 图像产出量。基本要求是能够在满足每日工作量的情况下略有剩余,因为要考虑到扫描失败率和 WSS 的每天有效工作时间。一般来说,年病例数在 30 000～50 000 例的中大型医院的标本量,按照活检标本占全部标本 53% 的综合三甲医院[100]的比例计算,一年的切片量应该在 40 万张以下。当然,不同类型的医院之间差别会很大,对于那些以肿瘤根治标本占多数的肿瘤专科医院切片量可能要多一些,而那些中医专科或妇产科医院的切片可能要少一些。所以,在选择 DPS/WSS 的 DS 图像产出量时,要结合各自医院的具体情况并留有未来几年标本数量增长的空间。建议这种中大型综合医院可以选择每天(按实际工作 12 小时计算)600～800 张产出量的 DPS/WSS 比较合适。同理,对于年标本量超过 50 000 例的大型病理科/实验室,选择 DS 图像日产出量为 1 000 张的高速高通量 DPS/WSS 为宜。一般来讲,在 CDP 工作流程中基本上都是备有 2 台 WSS。

(2) WSS 的扫描通量与扫描速度。在不考虑其他因素的情况下,WSS 的扫描速度取决于玻璃切片的有效扫描面积。目前,文献上所谓的"标准扫描面积"有两种说法,一种是有效扫描面积的大小为 15 mm×15 mm,另一种说法为 20 mm×15 mm。目前,国外主流品牌的 WSS 如 3DHISTECH P1000、徕卡生物的 Aperio GT 450 及飞利浦 IntelliSite 超快扫描仪及滨松 NanoZoomer S360 等在 40×(小于 0.25 μm/像素)时标准有效面积(15 mm×15 mm)的扫描时间都在 60 秒左右。而 GUH 的结果显示在 40×(0.25 μm/像素)下用飞利浦 IntelliSite 超快扫描仪对另一种所谓的标准扫描面积(20 mm×15 mm)的切片进行扫描,平均用时 114 秒[81]。以上几种常用主流 WSS 的通量为 300～1 000 张,并以出众的扫描稳定性和 DS 图像产出量成为病理科/实验室 CDP 转换升级的主要选择机型,从而也成为 CDP 转换升级的重要推动因素之一。至于国内的 WSS,多以满足远程会诊的小通量机型为主,无论是扫描速度还是图像产出量尚未有用于中大型以上病理科/实验室 CDP 环境下的大负荷高通量的实际用例。

(3) 玻璃切片装载及扫描方式。WSS 的玻璃切片装载方式对扫描过程和 DS 图像产出的效率影响很大。试想一下,以上述 300～1 000 张的扫描通量为例,如果是手工装载,尽管单张切片的扫描时间很短,但光是装载一次玻璃切片就需要 30～45 分钟甚至更长时间,如果每天按有效扫描时间 12～16 小时计算,需要扫描三个轮次,装载玻璃切片的时间就要占 20%～30%,即使扫描速度再快的 WSS 也难以发挥其真正的优势。所以,在选择 WSS 时,对于中大型以上的三甲医院的病理科/实验室来说,必须选择非手工装载方式。非手工装载方式有半自动装载和全自动装载两种方式,半自动装载即手工整架切片装载,无须单张切片摆放;全自动装载方式属于高速高通量大型扫描系统,其特点是扫描仪与自动染色装置集成为一体,玻璃切片染色封盖完成并经过一定时间干燥后自动载入扫描系统,无须人工值守。上述几款国外的主流机型只有 3DHISTECH P1000 属于全自动装载模式,其余均为半自动装载模式。

(4) 扫描失败率/重新扫描率和 WSS 工作时间效率。扫描失败率/重新扫描率指一个通量批次扫描过程中所出现的不合格 DS 图像的数量,而 WSS 工作时间效率是指除外因仪器故障或其他意外停机后持续稳定工作的有效时间。显而易见,扫描失败率高和(或)持续有效工作时间缩短都会影响 DS 图像的实际产出量。以上述几款国外的主流机型在成功实施 CDP 环境下的工作流程中的表现为参考,建议中大型以上的三甲医院的病理科/实验室的选择参数以玻璃切片重新扫描率不超过 2% 为宜,而且带有自动纠错忽略功能(自动检查扫描过程,遇有无法完成扫描或扫描质量缺陷明显的切片自动跳过,继续后续的扫描而不影响玻璃切片与 DS 图像的对应顺序);WSS 的稳定有效工作时间以不低于 97% 为宜。

(5) 玻璃切片染色种类和超宽玻璃切片的扫描规格。病理科/实验室玻璃切片用于临床目的的染色种类主要有 HE 染色、特殊染色、IHC、FISH 和冷冻切片。超宽的玻璃切片规格是指除常规载玻片以外的超宽载玻片,一般为常规载玻片宽度的 2 倍或 3 倍。因此,除首先考虑实验室 PD 的需要外,本单位 CDP 环境下其他用途的频率和需求都要预先考虑到。HE 染色、特殊染色、IHC 属于常规的明场扫描,所有 WSS 都具备的基本功能。FISH 属于暗场扫描,如果实验室平时 FISH 检测的病例较多,必须配备一台暗场扫描仪,6～12 张的扫描通量基本能够满足大多数中大型以上三甲医院的病理科/实验室的基本需求。需要特别说明的是,如果拟扫描的玻璃切片以冷冻切片为主(医联体或医院集团内的分院区的冷冻报告需要在院本部的中心病理科/实验室签署),因为冷冻切片属于缺乏干燥过程的即时扫描的湿切片,则要重点考虑 WSS 处理湿切片的能力如特殊的防粘防腐蚀等要求。

(6) WSS 必须具有 Z 堆栈立体扫描功能。稍早前的设备只具有局部或区域选择性 Z 轴扫描,即病理医师决定对需要 Z 堆栈扫描的区域进行选择性处理。近几年实时图像反射聚焦和倾斜照明等技术的发展使很多 WSS 具有全切片自动 Z 堆栈扫描功能,即通过扫描传感器的自动聚焦功能自动识别组织的厚度并进行一定范围内的 Z 堆栈扫描,无须病理医师去识别需要 Z 堆栈扫描的区域。无疑后者生成的 DS 图像具有更高的质量和可解读性。因此,建议在选择时,尽量选择带有全切片自动 Z 堆栈扫描功能的 WSS,这种功能更能够适应 CDP 环境下的工作便利性。

3. 显示器和 DS 图像查看管理软件

显示器和 DS 图像查看软件,与 WSS 组合在一起构成了完整的 DPS。上述国外常用的几款主流 WSS 都不是可以分离的单件产品。上市前相关国家的监管部门都是将 WSS、显示器和 DS 图像查看软件三者作为一套设备的整体进行审批,即 DPS 整体解决系统。例如,美国 FDA 批准用于病理常规诊断即 PD 的第一套 DPS 整体解决系统就是由荷兰飞利浦 IntelliSite 超快扫描仪加上配套的显示器和 DS 图像查看软件组成的,上市销售时基本上是相对固定的批准部件。所以,不同厂家不同品牌的 DPS 系统的具体配置都不尽相同,其中的 DS 图像查看软件是各厂家的专有产品,浏览方式及 DS 图像压缩和存储格式也各有其自己的特点,一旦作为 DPS 系统的组成部分被批准后,购买时基本不能更改。而显示器作为 DPS 工作站的 DS 图像呈现设备,在上市报批时,除了选定的品牌,其物理大小规格和图像分辨率同时申请了多种不同的规格作为将来 DPS 的不同配套组合进行销售。也就是说,用户可以按照自己的要求在监管部门批准的范围内选定不同规格的显示器。

在显示器的选择上,要特别注意保持像素路径一致,即屏幕分辨率不低于扫描物镜放大分辨率和相机传感器分辨率。普通诊断应用可为 2 K(分辨率为 1 920×1 080)以上,推荐 4 K(分辨率为 3 840×2 160 或 4 096×2 160),特殊用途或更高要求的病例观察和解读推荐 MG 显示器。关于显示器的大小尺寸,建议单人标准距离(眼睛到屏幕的垂直距离为 60 cm)观察时以 16∶9 或 16∶10 的 20~27 英寸的显示器,屏幕亮度不低于 100 cd/m²。另外,推荐双显示屏设置,即一台电脑同时配置两台显示器的"一拖二"模式,一台用于 DPS 工作站检索浏览 DS 图像,另一台用于显示 HIS 和 EMR 的患者临床相关信息和其他辅助检查资料。

4. DS 图像存储系统及检索策略

CDP 环境下的病理档案管理的核心问题是如何有效存储和方便快捷检索由玻璃切片产生的海量 DS 图像。根据成功实施 CDP 转换升级的病理科/实验室的经验,建议采用分层存储策略,可根据自己医院和病理科/实验室的特点选择两层架构或三层架构存储模式,对于病例量较多的中大型以上三甲医院的病理实验室,选择增加一个中间过渡层的三级架构可能更为合适,中间过渡层可以很好地在即时或短期病例与长期保存的病例之间在存储容量和检索调阅时间上进行功能平衡。关于存储系统的容量可视病理科/实验室和医院的具体条件而定,但长期归档存储的 DS 图像必须满足 15 年的政策性期限要求。按照国内病理资料的调阅使用情况,半年之内的病例检索调阅的频率是最高的,应该存储在第一层的在线存储层;两年之内的病例由于临床诊疗和学术培训的需要也可能经常进行调阅,可存储在近线或在线存储的第二层级即过渡存储层,如果有需要,调阅也相对方便快捷;超过两年的病例除科研之外的调阅频率会大幅下降,可以存储在第三层级即归档层。必须注意,DS 图像存储数据库要有足够的剩余和可扩展性,在 DPS 系统选择时可以提供具体参数以定制方式实施。理想状态下,DS 图像以 DICOM 格式存储并通过 PACS 系统管理存储数据是最佳选择。适合大批量玻璃切片处理且可供商用的高速高通量的主流 DPS 中,只有部分产品具备图像的 DICOM 存储格式,所以,在选择时要特别注意这一点。因为与其他 DPS 专有的 DS 图像存储格式相比,以 DICOM 格式存储并通过 PACS 系统管理的存储数据具有更高的可用性和更短的检索时间。

5. CDP 环境下的 DPS 与医院各种信息系统的有机集成

DPS 能否与医院的 HIS、EMR、LIS 及 PACS 等信息管理系统形成完整统一的工作流程,不仅关系到 DP 流程能否在病理科/实验室内部顺利实施,同时还会影响病理科/实验室与临床及患者之间的各种信息和结果的相互交流和使用,从而影响患者的临床诊疗和管理过程。因此,之所以说病理科/实验室 CDP 转换升级是一个综合项目,其中一个重要的原因就在于 DPS 与医院各种信息管理系统实现平稳有序的无缝融合。实践证明,做到这一点还是有一定难度的,并且需要一段时间的运行磨合和不断改进优化之后才能达到相对理想的状态。

在 CDP 环境下,DPS 与医院各种信息管理系统实现高度融合,主要的目的是保证病理科/实验室与医院管理(包括医务和后勤系统)、患者临床管理及实验室内部各种流程管理之间的协调一致,从而保证整体的医疗安全和医疗质量的持续提升。这些内容主要体现在以下几个方面。

(1) DPS 与 HIS 的融合,能够保证病理科/实验室与医院医务管理部门和后勤系统的信息畅通,便于对实验室工作流程的管理和质量管控,同时也能够使病理科/实验室及时得到后勤系统的各种保障支持。

(2) DPS 与 EMR 的融合,能够有效保证病理科/实验室与临床(包括医师和患者)之间的及时交流沟通,例如,病理科/实验室可以随时查阅与病理诊断相关的患者信息和辅助检查资料,同时临床医师可以随时查看患者病理检查的进度,尽早获得病理诊断结果等。

（3）DPS与LIS的融合,可以实现病理实验室内部工作全流程尤其是通过自动记录工作进程的时间节点和每道工序岗位人员的状况实现对病理工作流程的环节质量的管理,另外通过二维码或条形码从标本接收登记开始的"一码通"使患者的标本从大体、玻璃切片到DS图像具有唯一的身份识别码,既保证了环节质量,也提高了效率。其实,很多传统病理实验室尤其是信息化程度较高的中大型以上的三甲医院很早就实现了这种"一码通"管理。这里强调的是在CDP环境下的"一码通",一些单位在扫描玻璃切片时存在对DS图像单独编号的现象,这就造成了DS图像与原玻璃切片病理编号不一致的结果,容易导致错误和诊断医师困惑和不便。所以,在CDP环境下的"一码通"不仅要使原来的"一码通"增加覆盖功能把扫描过程和DS图像的编码纳入其中,理想的状态是病理标本在临床送检科室就在EMR系统进行登记编码,赋予患者标本的唯一身份识别码,当标本转送到病理科/实验室时只需在病理工作站的电脑上确认即可。

（4）DPS与PACS系统的融合。PACS系统广泛用于医院的影像系统如CT、MRI和普通放射线平片等,是为适应放射科影像诊断的高度可用性和最小停机时间而设计的,这需要医院的IT基础设施具有高度的即用性和足够的剩余。如果WSS生成的DS图像为DICOM格式,这些DS图像即可被复制链接到PACS系统的导入文件夹中。此时,导入服务装置读取DS图像上具有唯一性的身份识别二维码,然后,在LIS中检索出所有的DS图像信息并将这些图像导入相关病例。此时所有DS图像数据就通过LIS导入了PACS系统。

以上就CDP环境下的DPS与HIS、EMR、LIS及PACS等医院其他信息系统的有机集成进行了简要介绍。不难看出,关于DPS的集成主要涉及两个方面：一个是WSS扫描过程中的玻璃切片与DS图像的身份识别码的"一码通"问题,另一个是DPS中查看软件的图像管理系统与LIS和PACS系统之间的融合问题。总之,CDP环境下的各种信息系统的集成是一个非常复杂的过程,在CDP转换升级的项目选择论证过程中必须予以足够的重视。

6. 采购方式及后续系统升级及运维服务模式

经过上述的论证选择过程,一旦决定CDP转换升级的项目方案,接下来就是讨论制订具体的项目清单和项目采购方式。必须注意,不同的项目清单包含的内容和不同的采购方式直接决定了项目的成本概算数额。如果采用DPS（2套）、存储系统（购买或定制）及项目周期内的基础维护（系统运维、软件升级及存储系统扩容）打包议价（概念所谓的"议标"）,项目服务周期按5年计算,根据所选择的品牌、具体配置及运维内容的不同,5年的总成本概算为500万～1 000万人民币。

关于传统病理科/实验室实施CDP转换升级的投资回报是决策层考虑的主要问题之一,甚至最终可能成为项目实施的障碍。2019年美国的一家学术医疗中心纪念斯隆凯特林癌症中心（Memorial Sloan Kettering Cancer Center, MSKCC）对他们2014—2018年DP流程的成本效益进行了分析,结果显示综合比较成本（与传统病理流程比较）5年节省了130万美元,平均相当于每年节省了20%。主要的节省因素有工作人员结构调整、玻璃切片的物理存储与搬运及其他人工服务的减少等。与此同时,病理报告的TAT平均降低了1天,而对包括病理医师在内的124名病理相关人员的问卷调查显示,80%的人员认为DP流程改善了病理报告签发的体验[101]。表明 DP 流程的实施在成本控制和节约上潜力巨大,前述的 GUH 成功实施 CDP 流程后在诊断医师减少一人的情况下科室报告签发效率提高了 21% 左右就是很好的证明,既节省了人力成本,又增加了科室的直接经济效益。所以,无论是从控制成本的角度,还是提高效益的直接表现上看,传统病理科/实验室实施 CDP 转换升级的投资回报都是可观的。另外,DP 流程还有缩短 TAT,提高临床周转率和患者满意度等诸多优点。

在 DPS(2 套)、存储系统(购买或定制)及项目周期内的基础维护(系统运维、软件升级及存储系统扩容)打包议价(国内所谓的"议标")清单内,对于 DPS 的参数指标在前面已经进行了讨论,只要根据自己医院的特点进行选择即可,但对于缺乏客观标准的服务类内容要注意以下几点:一是 DPS 的查看软件和 DS 图像管理软件的界面要友好和便于应用,功能要齐全;二是 DPS 系统与医院的基础设施如网络、HIS、LIS 等各种信息系统的接口与标准要保证充分的兼容匹配;三是 DS 图像的存储系统的容量要高度冗余,检索方式要方便快捷,尽量与 PACS 系统融合;四是项目期内的运维服务条款及服务方式要全面、具体、明确,特别是软件升级和存储系统扩容等方面更加重要。

二、实验室 CDP 项目的实施和试运行

一旦病理科/实验室的 CDP 转换升级方案确定并完成采购程序后,下一步工作将转入 CDP 转换升级的具体实施阶段。此时,实施团队中作为项目决策者的院领导、医务部门的项目管理人员和监察部门的具体任务基本完成,在项目论证阶段充当总召集人的病理科/实验室负责人的职责将自动转变成实验室 CDP 转换升级项目具体实施工作的管理者和执行者,具体负责实验室 CDP 转换升级项目的全部工作。一般来说,实施过程包括但不限于以下这样几个过程。

(一)项目实施准备阶段

项目采购和服务协议成功签署后,一般有 60～90 天的交货期,这段交货等待期可以说对项目正式实施是一个非常宝贵的时间机会。负责项目实施的病理科/实验室负责人要充分利用这段时间进行项目实施前期的准备工作,准备工作做得越充分,届时的实施过程就会越顺利。这段时间的主要准备工作有。

1. 病理工作相关人员对 DP 知识的预学习

以往的大量实践和经验证明,先期对 DP 相关知识和基本用途的熟悉程度对后续项目顺利实施和病理工作相关人员处理 DP 流程涉及的过程具有明显的促进作用。所以,此时要与将来的项目供应服务商进行充分协商,争取创造先期的 DP 学习机会。参加学习的对象为病理科/实验室全体成员,学习方式包括 DP 相关基本知识的理论学习;DPS 的现场观察和操作实习;病理医师对 DS 图像特点的了解及阅读训练等。

2. 与病理科/实验室 CDP 项目转换升级相关的场地或物理空间的布局规划

玻璃切片扫描场所及物理空间的位置设置既要方便玻璃切片的直接处理,又要有足够大的空间,至少要满足 2 台明场和 1 台暗场 WSS 的放置,还要有相对宽松的操作空间;另外用于诊断的病理工作站要满足 2 台显示器的摆放和符合人机工程学的办公空间要求;DS 图像质控和病例任务的分配也需要专门的办公空间;保证 DS 图像存储设施安全(包括主客观因素)的位置选择等。另外,DPS 摆放位置与科室工作流程的走向或顺序要合理流动,尽量避免影响工作

效率的隔空设置和重复往返路径。

3. 工作人员的任务和分工的重新调整

CDP 环境下的病理工作流程与传统病理科/实验室的工作方式相比发生了很大的变化。WSS 的操作、玻璃切片的扫描、DS 图像的质控和病例分配等都与原来的方式不同,都需要有相对固定或专职人员操作;由于诊断方式由光镜观察玻璃切片改成电脑屏幕查看 DS 图像,病理医师的诊断权限也要根据对 DS 图像的适应程度进行相应调整;还有相关工程和 IT 等保障人员的参与等。

4. 常规玻璃切片制作的标准化

为了适应 CDP 环境下的病理工作流程,保证扫描速度和 DS 图像达到预期的效果,需要对常规玻璃切片制作进一步进行规范以满足 DP 方式的更高要求。取材要按 WSS 扫描的标准面积进行,即取材块的最大面积为 15 mm×15 mm,组织表贴要平整,染色的颜色分化对比要明显(这点相比光镜观察更重要)等,具体要求请参考前面 DP 流程描述的相关章节。这 60～90 天的交货等待期对常规玻璃切片制作进一步标准化是一个难得的有利时机。

5. 工程物理(设备科)、IT 和后勤人员的准备工作

工程物理(设备科)专业人员要协助病理实验室负责人对项目设施所需的场地和物理空间的布局给予建设性的建议和指导,如场地能否满足设备设施的需要,电源安装位置及所需负荷配置等;IT 人员要协助病理实验室负责人做好医院网络带宽配置、各种信息系统如 HIS、EMR、LIS 及 PACS 等接口适配性的准备工作,需要改造和升级的工作要在 DPS 到货前完成;后勤人员要协助病理实验室负责人做好各方面保障如房间改造、实验室台柜装修改造及其他办公物品的准备等等。建议这些准备工作要在与供应服务商充分沟通协商的基础上进行。

(二) CDP 转换升级项目的实施和试运行

当项目设备设施到货后,尽快与供应服务商协商推进 CDP 转换升级项目的正式实施。实际上,如果前面的准备阶段的工作基础做得比较扎实的话,项目实施起来会很顺利。

1. DPS 安装调试及性能参数校验

这一步属于 CDP 流程规范化验证的第一步,首先查验 WSS 出厂及批准文件,确保设备是有关监管部门批准的合格产品;然后由工程物理专业人员与供应服务商共同按说明书和项目协议内容完成 WSS、电脑及显示器的正确安装和连接;反映 DPS 性能指标的各种参数的测定和显示器屏幕参数的校准请按照前面规范化验证的相关要求进行。必须注意的是,这个过程的所有记录包括产品批准或注册证书、使用说明书或指南、各种参数测定及校准结果记录单,以及 DPS 验收合格文件等都必须签字确认并予以完整保存。这些原始材料的完整保存将构成未来病理科/实验室 DP 流程 QA 和 QC 的组成部分,对项目验收和后续认证具有重要意义。

2. WSS 扫描性能指标和 DS 图像显示效果及信息系统集成的规范化验证

主要内容包括最佳扫描参数、扫描速度及失败率初测、扫描仪连续工作性能测定、显示器(电脑、移动设备及显示屏)校准及各种软件的网络连接集成。这些都属于规范化验证的第一阶段,主要目的是验证 DPS 是否达到设备预期的功能或项目协议规定的标准,以及与医院信息系统的匹配与融合程度。具体做法与要求按规范化验证相关章节进行。要特别注意网络接口的标准如 HL7 等。

3. 参与 CDP 环境下病理工作人员的验证学习

所有将来在 CDP 转换升级后在病理科/实验室工作的人员包括工程物理专业及 IT 人员、文员、病理技术人员和病理医师都要进行必要的验证学习。当然,不同专业的人员学习的内容、时间和验证的目的、要求是不同的。工程物理专业及 IT 人员主要是针对 DPS 的结构、功能、特点及信息集成等进行短时间的了解和学习,其目的是在后续的 CDP 工作流程中保障设备设施的正常运转;文员主要是了解熟悉 CDP 环境下的工作流程,其目的是适应新的工作流程中各种文件、记录表单的处理要求;病理技术人员的验证学习重点是 CDP 环境下的规范化制片与玻璃切片扫描、DPS 系统的使用及 DS 图像的质量保证;病理医师的验证学习是此阶段的重中之重,主要内容是 CDP 环境下的规范化取材和 DS 图像的阅读训练,验证的目的是适应DS 图像的诊断模式,保证 DS 图像与玻璃切片光镜诊断的一致性,最后验证结果的呈现就是病理医师获得使用 DS 图像进行诊断并签发报告的能力。病理医师的验证学习包括验证前的 DS图像学习、按照标准进行规范化试验性验证和实际病例的现场验证学习(相当于试运行)等三个阶段。

4. CDP 环境下病理流程的试运行

当完成上述 DPS 安装校验和相关工作人员的验证学习后,即意味着 CDP 环境下病理流程试运行阶段的开始。这个过程的主要任务是:病理科/实验室的各专业和岗位的人员在新的DP 工作流程中熟悉 DPS 相关操作指南,以便各岗位工作人员在 CDP 环境下的各种操作按DPS 相关要求进行;不同专业和岗位的人员要在试运行环境中进行适应磨合以便尽快熟悉并习惯于新模式的要求;病理医师进一步掌握 DS 图像的特点,了解 DS 图像诊断中的陷阱,不断提高使用 DS 图像的能力和技巧;对在 DP 实施过程中发现的问题及缺陷进行改进,不断优化CDP 环境下的病理诊断流程;对 HIS、EMR、LIS 及 PACS 等医院信息系统与 DPS 的融合程度在实际应用环境中进行测试,对发现的问题和不足及时进行改进优化,信息交换和流向必须双向可用;病理科/实验室负责人要及时组织制订详细的各个环节的 SOP,包括规范化制片、玻璃切片扫描操作、DS 图像的 QA 和 QC、DS 图像阅片诊断和病理报告签发流程,以及病理—临床沟通办法等。对实施阶段中发现的各种影响 DP 流程顺畅运行的问题和影响病理质量的各种事件都要逐一记录、反馈、查找原因并进行改进。当然,CDP 环境下工作的所有相关人员都要积极参与,其中临床医师的反馈建议和供应服务商的参与有时可能对工作改进更为有利。总之,试运行阶段可能是各种问题和缺陷集中暴露的时期,也是一个不断调整优化的阶段。

三、实验室 CDP 项目试运行后的阶段性总结评估

根据一段时间试运行的具体情况,当 DPS 运行基本稳定、CDP 流程运行比较顺畅时(一般为 3～6 个月),病理科/实验室负责人要组织实施团队人员和实验室全体工作人员,其中包括决策层的医院领导和医务部门的管理者,临床医师代表和供应服务商召开一次 CDP 转换升级项目实施情况阶段性总结会议,对 CDP 环境下的病理工作流程进行总结评估。阶段性总结会议的议题主要有:

(一) CDP 转换升级项目实施的病理诊断情况

衡量 CDP 转换升级成功实施的指标有:DPS 运行的稳定性、玻璃切片重新扫描率(玻璃切片符合规范化要求)和有效工作时间是否达到协议或设备参数规定的标准;病理技术人员制作

玻璃切片的规范化程度是否能够保证重新扫描率达到协议规定的要求；由玻璃切片产生的相应 DS 图像质量是否能够满足医师的诊断需要；有多少病理医师通过规范化验证具备了 DS 图像阅片诊断能力；有多少诊断报告结果需要通过玻璃切片光镜观察重新确认等。

另外，还要总结 CDP 环境下的病理工作流程中存在的问题和需要改进的地方：哪些病例在 DS 图像解读签发诊断报告时比较困难，其中的难点和陷阱是什么；诊断报告的时效性 (TAT) 如何，临床是否满意；病理相关的工作人员对 CDP 环境下的工作流程的感受（满意度），包括玻璃切片的扫描和图像查看界面是否友好；各种操作的 SOP 指南是否健全和发挥了应有的作用；造成上述任何一项不利影响的原因是什么和后续的改进措施等。有理由相信，在 3~6 个月的试运行期间，这些问题都会或多或少地暴露出来，大部分可能已经得到了及时的改进优化。无论如何，对存在的问题和困难要及时提出来并争取得到与会者特别是决策层的医院领导和医务部门的管理者的支持，以利后续继续改进。

（二）DPS 与 HIS、EMR、LIS、PACS 等信息系统的集成融合情况

关于信息系统的总体集成融合情况，既需要工程物理（设备科）和 IT 专业人员作出详细说明与汇报，也要听取使用人员（病理科与相关临床科室）的感受与反馈。包括 DPS 与 LIS 系统的信息流向和交互调取感受；HIS 或 EMR 系统与 DPS 在临床与病理科/实验室之间的信息传递是否顺畅；既往病理资料特别是 DS 图像在存储系统中的检索及查看是否方便快捷等。这些问题会在临床医师、病理技术人员及病理医师的日常使用过程中随时遇到和发现。涉及的各种信息传递的不顺畅或阻滞常常会给使用者带来不良体验，时间长了会使临床和（或）病理医师对 DP 的应用失去信心，信息传递阻滞严重时还可能带来诸如报告延时甚至出现诊断问题。因此，工程物理（设备科）和 IT 专业人员要高度重视临床或病理专业人员提出的关于 DPS 故障与信息系统的问题并在最短时间内及时予以回应和解决。

（三）供应服务商提供的服务和改进措施

CDP 环境下的病理工作流程始终是一个动态改进和不断提升的过程，供应商提供的不仅是基本设备（如 DPS）和基础设施（如存储系统和检索策略），这些设备设施能够在信息系统的集成融合状态下才能正常运行，因此，供应商提供的服务是 CDP 环境下病理工作的全过程持续性服务。对上述阶段性总结评估过程中提出的各种需要改进优化的问题，其中很多都与供应商的持续服务有关，供应商的服务很重要。可以说，在项目周期内，供应商的服务人员已经成为病理科/实验室的一员并参与 CDP 环境下病理工作流程的全过程。所以，传统病理科/实验室的 CDP 转换升级项目是一个持续的过程，不仅仅购买设备那么简单，还有后续的持续服务和间接费用成本。但即使这样，就像前面论证的那样，CDP 环境下的病理工作模式的成本效益和投资回报也具有明显优势。

以往的实践表明，经过一段时间的试运行，CDP 转换升级都会取得良好效果并能够稳定运行。通过对这一阶段的工作评估认可后，意味着传统病理科/实验室的 CDP 转换升级项目已经完成。接下来就是继续做好 CDP 环境下的病理诊断的 QA 和 QC 工作，继续完善和改进新模式下的病理工作流程，为下一步的提质达标（譬如 CDP 环境下的 ISO 15189 认证）而继续努力。

综上所述，以实时图像自动聚焦、倾角传感测量和双 LED 照明等多种方法为代表的先进图像处理技术使高速高通量 WSS 的 DS 图像产出量足以满足中大型病理实验室基于 DS 图像的大宗病例处理的需要，大量的不同方法的实例验证和诊断时效（TAT）分析表明，DS图像用于常规病理诊断无论在准确率还是时效上与玻璃切片光镜诊断并无明显差别，而且DP还具有许多传统光学显微镜不具备的优点；而越来越多的传统病理科/实验室实施CDP转换升级的成功案例正在不断涌现。所有这些事实都表明，DP取代传统显微镜的步伐正在加快，DP时代正在向我们走来！

第三章
远程病理概要

高速高通量的 WSS 玻璃切片扫描能力的显著提高,使 DS 图像的产出量已经完全能够满足 CDP 环境下的 PD 对大批量 DS 图像的数量要求。而作为 DP 应用最早最成熟的 TP 领域,部分功能如远程会诊和 IOC 等正在逐渐融入中大型学术病理科/实验室的 CDP 流程中。但是,与 CDP 环境下的本地 PD 相比,TP 仍然具有其本身的特点:一是 TP 的应用范围远远超出了病理科/实验室本地诊断的时空外延,增加了病理诊断服务的可及性;二是时空范围的扩大改变了原有的病理工作流程,增加了病理检查和诊断的诸多不确定性(常规取材和切片制备,DS 图像传输等过程);三是签发病理报告的诊断医师与被服务的对象属于不同的机构,时空的阻隔增加了病理与临床沟通的难度;四是患者的参与度不够直接和方便,一些诊断相关的关键信息的获得比较困难。因此,虽然 TP 属于 CDP 环境下的应用之一,但这些特点决定了 TP 在临床应用、质量管理和医患沟通等诸多方面与 CDP 环境下的本地诊断的明显区别。

第一节 · TP 应用及发展历程回顾

迄今为止,TP 的发展大致经历了三个连续的发展阶段:第一阶段为 1950—1990 年代,是远程病理诊断图像模式的研发阶段,由 IT 工程师主导;第二阶段为 1991—2015 年代,这个阶段以远程会诊和 IOC 应用为主、一些 TP 应用的可行性及一致性验证文献逐渐出现;第三阶段自 2016 年以后,大量的关于 TP 临床应用的准确性和可靠性的实证研究陆续出现,其结果是欧盟、加拿大及美国已先后批准远程病理学全面应用于临床(包括初始诊断)[102],而国内也在经过试点后开始推广 TP 会诊的全面应用;同时,WSS 扫描速度的显著提高和 DS 图像产出量的大量增加使 DS 图像用于中大型病理科/实验室的大批量本地 PD 和远程 PD 成为现实,从而开启了 TP 逐渐融入病理科/实验室的 CDP 转换升级的全 DP 流程的新阶段。随着 CDP 转换升级的不断深入,传统的病理诊断方式正在进入全新的 DP 时代。

一、图像处理技术及远程病理系统研发阶段(1951—1990 年)

实际上,TP 的发展历经了几十年的历史,其间随着互联网和图像处理技术的快速发展而不断完善并逐渐成熟。回顾过去,TP 的萌芽和雏形——电视显微镜(television microscopy),可以追溯到 20 世纪 50 年代。世界上最早的电视显微镜(又称作视频显微镜,video microscopy)由美国大卫萨诺夫广播公司(David Sarnoff Radio Corporation of America,DSRCA)的工程师于1950 年左右在新泽西州普林斯顿市的实验室首先开发和测试[103],之后在 1960 年前后被广泛应用于实验室进行科学研究。1968 年,第一份血涂片和尿液标本的黑白实时电视图像从波士顿的洛根机场医务室传送到 4.3 km 以外的马萨诸塞总医院(Massachusetts General Hospital,MGH)进行结果解读。在当时的 MGH——洛根机场医务室的临床环境中,电视显微镜的应用被认为是 MGH 的"非常规事件"[104],标志着 TP 进入了系统研发和临床应用探索的新阶段。

在一项关于膀胱尿路上皮癌的分类分级的大型临床追踪试验中病理学家诊断的准确性和一致性出现了严重的偏差,导致这项试验停滞不前。为了试验能够顺利进行,美国国家癌症研究所(National Cancer Institute,NCI)在 1973 年组建了国家膀胱癌项目组(National Bladder Cancer Group,NBCG)并出资成立了中心病理实验室(Central Pathology Laboratory,CPL)。CPL 的主要任务是复查 NCI 所有的膀胱癌病例的临床资料、组织切片和细胞涂片的病理结果并向 NBCG 出具复查报告。1980 年代,为了更有效地开展工作,CPL 从马萨诸塞州伍斯特郡(Worchester,Massachusetts)搬迁到伊利诺伊州芝加哥的拉什长老会圣卢克医疗中心(Rush-Presbyterian St. Luke's Medical Center in Chicago,Illinois),并由 Ronald S.Weinstein 博士担任CPL 主任。这期间,CPL 的不同病理学家的诊断准确率和一致性有了明显提高,膀胱癌的分级分期的错误率为 4%～30%,已经远远高于预期[103]。

由于在 20 世纪 60 年代末在 MGH 做病理住院医师时接触过电视显微镜,加之 CPL 大量的膀胱癌病例需要同时阅片讨论以解决不同病理学家之间的重复性问题,Weinstein 博士萌发了研制机器人远程病理系统(telepathology system,TPS)的想法并付诸实施。这套系统具有实时动态图像处理和上下聚焦功能即动态机器人远程病理系统(dynamic robotic telepathology,dynamic RT),对解决当时的膀胱癌分级分期问题发挥了重要作用。随后 Weinstein 博士对这套系统进行改进、验证、申请专利并进行投资使之商业化,基于他的专利技术研发的许多 TPS至今已在很多地方(美国、中国)得到广泛应用。

与此同时,大约 1986 年前后,欧洲的病理学家们开发出了静态图像(static-image,SI)TPS,特点是图像具备存储-转发(store-and-forward)功能。其目的是满足疑难病例、亚专科(特别是皮肤、肾、神经等专科病理)及现场无病理医师的医疗机构的远程会诊需求。

1989 年,一款集成了实时动态和静态图像技术的复合型动态机器人/静态图像远程病理(hybrid dynamic robotic/static image telepathology)系统在挪威问世。随后,这种相似的复合型TPS 相继在其他国家被成功开发并逐步市场化。需要指出的是,直到这种复合型动态机器人/静态图像 TPS 的出现,才实现了真正意义上的可持续的远程病理服务[105]。

1991 年,随着图像扫描设备的改进及扫描图像质量的提高,在静态图像 TPS 的基础上WSI 技术。特点是图像内存相对较小、图像分辨率较高、显示全部切片内容,因此,又被称为VM 技术,相应的 TPS 被称为全切片成像模式 TPS,即 WSI 模式 TPS[106]。经过十几年的发展,WSI 模式 TPS 以其操作简单、存储转发方式、方便快捷及图像逼真等优点逐渐成为市场化和专业应用的主流模式,大有取代其他 TPS 模式的潜力。

二、远程病理会诊及 IOC 的临床应用阶段(1991—2015 年)

在各种远程病理系统研发不断取得显著进展的同时,Weinstein RS 博士于 1986 年在病理学界首次提出了"远程病理学(telepathology)"的概念[107],这些学术和工具上的突破使远程病理诊断在临床的应用探索越来越多,越来越广泛。远程会诊咨询和远程 IOC 是当时 TP 领域最早应用于临床病理诊断的项目,也是最成熟的项目。

(一) 远程病理会诊

截至 2011 年,全球 32 个国家 400 多个实验室发表了远程病理学研究文献,除细胞学外,主要的临床应用是疑难病例的远程会诊[108]。

从全球范围看,首先是美国的各大学术医疗中心病理实验室都先后开展了远程病理会诊服务如退伍军人事务部(Department of Veterans Affairs,VA)医院[109],加州大学洛杉矶分校(University of California at Los Angeles,UCLA)[110],UPMC[111],武装部队病理研究所(Armed Forces Institute of Pathology,AFIP)[112],克利夫兰诊所解剖病理学系[113]以及由位于马萨诸塞州的拉希诊所(Lahey Clinic)、塔夫茨医学中心(Tufts Medical Center)和马萨诸塞大学医学院共同开发的皮肤病理学会诊网站(www.DermatopathologyConsultations.com)等等,这些会诊中心可以随时为全球提供远程病理会诊并主导许多国际合作,不受地域和时空限制。

1990 年代,VA 医院病理科和 AFIP 超过数千例病例的大范围临床病理应用,展现出了 TP 的巨大应用价值。其中 VA 医院病理科利用阿波罗动态 TPS(Apollo dynamic telepathology system)为现场没有病理医师的其他医院提供解剖病理如术中冷冻诊断和临床病理服务,他们的报告显示动态远程诊断与传统光镜诊断之间具有很高的一致性并且缩短了远距离医疗机构的等待时间[114],到 2009 年,VA 医院的病理团队已经具有 11 000 例的远程病理诊断经验[109]。这一阶段的研究显示动态/机器人远程病理系统诊断的不一致性(0.12%~0.77%)远低于静态 TPS[109,115,116]。而 AFIP 在 1993 年发起了利用静态病理图像提供远程病理咨询会诊的服务,其目标是在全球范围内提供快速专家咨询会诊服务[117]。2001 年,美国国防部在陆军远程医疗计划中引入了动态 TPS,2005 年,这些系统被转换成 WSI 模式的 TPS。自那时起,有几家商业公司开始供应不同的数字成像产品,为用户提供越来越多的图像扫描平台和浏览器。几种商业软件解决方案(如 Corista、ePathAccess、Xifin 等)已经开始建立国际网络,向用户和咨询团体提供远程协作病理门户,这些网站为虚拟病理学家/顾问联盟提供支持基于 Web 的安全云服务访问[104]。

2011 年,世界上第一个用于临床病理诊断的分布式远程病理网络(decentralized telepathology network)系统——东魁北克远程病理网络(Eastern Quebec Telepathology Network)在加拿大魁北克省诞生[118],这个系统由魁北克卫生局和加拿大联邦远程医疗基金会健康信息中心出资建立。该系统网络由 24 家开展肿瘤手术的医院组成,其中 7 家没有病理实验室,4 家有病理实验室,但没有病理医师。开展的主要项目有远程 IOC、专家会诊、远程 PD 或紧急分析和巨检描述指导等。三年的运行实践表明,东魁北克远程病理网络可以平稳顺畅地在广阔地域内的 20 多个地点维持快速和高质量的病理服务。

在非洲,由北卡罗来纳大学(University of North Carolina,UNC)教堂山分校提供技术支持,马拉维卫生部协助的卡穆祖中央医院(Kamuzu Central Hospital,KCH)病理实验室于 2011

年成立,并于两年后启动了远程病理会诊项目[119]。对于疑难病例,先由当地病理学家阅片,按需要进行免疫组化检查并向临床医师报告初步诊断印象。然后扫描切片并把 DS 图像上传到北卡罗来纳大学病理科供美国病理专家观察解读。在每周一次的远程病理诊断讨论会上,当地的临床医师、病理学家和他们在美国的同行共同讨论这些病例。一般情况下每周讨论 10～15 个病例并给出相应诊断或建议。类似的远程病理会诊项目还见于乌干达和德国[120],以及肯尼亚和坦桑尼亚与 MGH 等[121]其他跨地区的国际合作。远程病理会诊不仅解决了非洲病理资源匮乏及病理服务需求不足的问题,还为本地的病理人才培养和诊断水平的提高带来了机会。

欧洲是全球最早将远程病理方法应用于临床病理诊断的地区,时间在 1990 年左右[105]。其特点是应用范围较广,技术比较成熟,TPS 的组织运行经验丰富,并参与了很多国际项目和地区合作[122]。

中国卫生部在 2010 年发布了《关于开展肿瘤病理远程会诊及质控网络体系建设试点工作的通知》(卫办医管发〔2010〕160 号),开启了我国在远程病理服务领域的探索。2011 年年底由卫生部医管司和病理质控评价中心组织实施的全国远程病理会诊试点工作启动,标志着远程病理会诊工作在国内已经正式进入实施阶段。首批 60 家试点县市级医院是在全国范围内由各省推荐,经过卫生部病理质控平台考试遴选产生的。以中西部地区的基层医院为主,地域跨度大,覆盖面广。数字图像采用 WSI 模式,确实为基层医院和患者解决了一定的实际困难,但由于当时的设备和网络条件所限,也出现了一些诸如断网、报告延迟、扫描速度慢及图像质量不高等常见问题。随着时间的推移和技术熟练程度的不断增加,这些缺点目前正在得到逐步克服。

综上所述,从全球范围看,截至 2011 年,作为远程病理会诊功能,远程病理诊断在大部分地区已经得到成熟应用和广泛普及。但国内这方面的工作起步较晚,以至于从整体的 DP 发展进程来看,与国外还存在着很大差距。作为 CDP 环境下的一项具体应用,TP 的会诊流程与CDP 整体的工作流程相比,在操作上有其自身的特点(**图 3.1**)[123]。

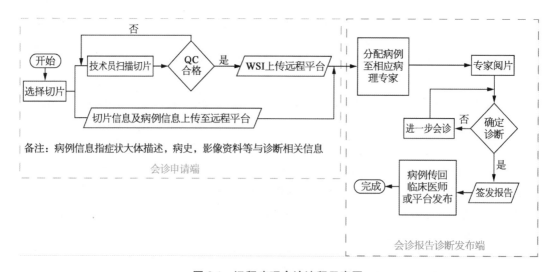

图 3.1   远程病理会诊流程示意图

(二) 术中远程 IOC

1989年,挪威首次将远程病理诊断方法成功应用于术中冷冻切片的初始诊断[124]。当时,在5家偏远地区医院使用远程电视显微镜提供远程IOC,准确率达100%。自此,世界各地开始了TP应用于包括远程IOC在内的临床病理PD的漫长探索。远程病理的图像质量、网络传输速度和诊断准确率一直是病理医师和临床医师所关注的重点问题,也是推广实施的主要障碍。目前,数字化技术的显著进步使DS图像质量和分辨率有了革命性的提高,画面质感完全能够满足远程IOC需要,**图3.2**是同一张冷冻切片的光镜图像与DS图像的对比,至少在视觉上DS图像并不比玻璃切片的光镜图像差。而且由于电脑屏幕和视野的开阔,在低倍FOV观察时DS图像较传统光镜具有明显的优势。随着基础设施的普遍改善和网络技术的提升,网络传输速度早已不是20多年前的概念,按照远程病理专线10 MB以上的带宽标准,传输一幅DS图像不会有任何的图像卡顿和延时感,满足远程IOC诊断早已不成问题。

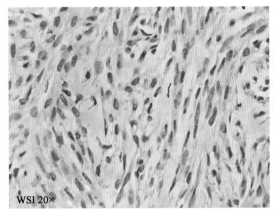
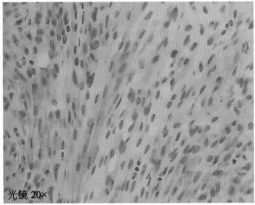

WSI 20× 光镜 20×

图3.2　同一张冰冻切片的WSI与光镜图像比较,视觉上没有区别

关于远程IOC的准确率,与其他新技术应用于临床一样,按照循证医学的原则,世界各地进行了大量的临床验证和总结。目前,临床验证显示远程IOC的准确率平均达到了96.7%(84.1%～100%),**表3.1**列举了远程IOC的临床验证和总结文献[125-139]。从**表3.1**中可以看出,除了2003年的一项验证显示准确率只有84.1%外,其他都在95%以上,特别是几项采用WSI模式的DS图像的准确率验证结果平均达到了98.8%,而最近的一项非劣效性验证则显示出DS图像在远程IOC中优于传统光镜的诊断结果[139]。因此,影响远程IOC准确率的因素可能更多地取决于个人的诊断经验,而与IOC所用的系统和方法关系不大。尽管2014年以后的文献占有很大比例,但其中报告的远程IOC的实施时间都是开始于多年以前病例的积累,而且显示出DS图像在远程IOC中的表现无论是在准确率还是在TAT上都优于其他动态远程系统。但是,一些动态远程病理系统特别是机器人动态TPS在少数单位的远程IOC中还在继续处于使用状态。

除上述临床验证外,远程IOC的临床应用范围不断扩大,从明确疾病的性质到确定肿瘤切缘的范围等,诊断经验积累不断丰富。**表3.2**展示了近年来远程IOC大多数临床应用情况的报告文献[118,124,131,140-154]。表中文献表明:远程IOC与传统光镜一样,逐渐成为解决术中快速病理评估的常用方法,特别是在人口居住分散及偏远地区的基层医院已经成为病理医师现场诊断的替代工具;同时,远程 IOC 涵盖了临床日常工作的所有常见类型的手术标本,显示出远程 IOC 的广泛适用性;而且,所有系统图像模式包括动态(机器人和非机器人)、静态(WSI)和动静态复合模式等都有所应用,虽然各种模式之间存在或多或少的差异,但远程 IOC 的总体效果没有明显区别。

表 3.1　远程病理学冰冻切片验证研究和总结报告

年份	文献作者	准确率(%)	延迟率(%)	时间(分/张)	图像模式
2000	Winokur[125]	97	3	NA	DM
2001	Demichelis[126]	95	11	6.2	RM
2002	Kaplan[127]	100	NA	2.8	RM
2003	Moser[128]	84.1	7.4	14.2	RM
2007	Frierson[129]	95	NA	NA	DM
2008	Tsuchihashi[130]	100	0	15	DS
2009	Evans[131]	98	7.7	15.7	DS
2011	Ramey[132]	97	NA	8.8	DS
2014	Ribback[133]	98.6	NA	10.6	DS
2014	Perron[134]	98.1	NA	20	DS
2016	Pradhan[135]	100	NA	NA	DS
2017	Chandraratnam[136]	95.2	NA	3.9	RM
2018	Chandraratnam[137]	99.6	NA	≤8.7	RM
2019	Huang YT[138]	98.9	4	1.5	RM
2020	Laurent-Bellue[139]	100	0	1.2	DS

注:DM(dynamic microscopy):实时动态显微镜;DS,数字切片;RM(robotic microscopy):机器人动态显微镜。

表 3.2　远程病理学初始冰冻诊断文献

年份	文献作者	准确率(%)	系统器官	结论
1991	Nordrum[124]	100	乳腺等十种组织/器官	TP 在小型医院可为替代品
1995	Oberholzer[140]	90.3	乳腺、甲状腺、卵巢、涎腺	TP 是一种有价值诊断工具
1999	Della Mea[141]	100	胃肠道、泌尿及其他	TP 是一种有用的诊断工具
2000	Dawson[142]	97	皮肤鳞癌及切缘评估	TP 适用于偏远地区医院
2003	Hutarew[143]	99.4	常规手术标本	TP 可为一种互补技术
2003	Terpe[144]	98	乳腺手术标本	TP 适于无病理医师医院

续 表

年份	文献作者	准确率(%)	系 统 器 官	结 论
2005	Sukal[145]	NA	皮肤肿瘤 Mohs 手术切缘	TP 可行,提高手术质量
2005	Hitchcock[146]	95.3	乳腺切除及穿刺活检	TP 与 CM 比,效果良好
2006	Hutarew[147]	97.9	神经系统病变	TP 符合远程医疗法规,本身对患者不构成风险
2007	Horbinski[148]	96.9	神经系统病变	TP 准确率和时间与 CM 相当
2009	Evans[131]	98	神经系统病变	TP 可靠,临床满意度更高
2012	Gifford[149]	98.4	乳腺癌前哨淋巴结	TP 方法精确,堪比 CM
2013	Suzuki[150]	100	乳腺癌切缘评估	TP 评估乳腺切缘非常有用
2014	Têtu[118]	98	乳腺、肺、卵巢、胸腹膜、头颈、胃等	TP 可在 20 个地点提供快速高质量病理服务
2015	Vitkovski[151]	98	肺肿瘤 IOCs	TP 是非常好的诊断工具
2018	Vosoughi[152]	97.4	头颈、淋巴结、神经	TP 可靠,易于使用
2018	Huang[153]	99.8	乳腺、甲状腺、妇科、消化道及软组织等	TP 可提高医疗质量,解决病理资源分布不均问题
2019	French[154]	96.7	胸外科标本	TP 适合胸外科 IOCs

远程 IOC 主要用于不同地点医疗机构之间或区域远程网络系统内不同医疗机构的快速术中诊断评估,主要是解决现场缺乏病理医师或偏远地区的术中病理需求问题。因此,其工作程序、方式和要求与室内传统光镜下的 IOC 有所不同,**图 3.3** 是两种模式工作流程的比较[155]。

必须指出,在实际工作中用 TP 方法实施远程 IOC 时还需注意以下问题。

(1)任务分配及患者临床资料准备。对于一对一或点对点的 TPS,过程相对简单,由申请 IOC 的医疗机构的相关人员直接与系统另一端的承担远程诊断的机构(多数为学术医疗中心)或病理医师联系处理即可。对于区域性或大型分布式远程病理中心来说,由于同时申请 IOC 的可能是不同地域的多家不同的单位,而负责远程诊断的病理医师也可能来自不同地点的不同机构,情况就变得非常复杂。通常需要由中心内具有病理知识(一般为病理技术人员或低年资病理医师)的专职人员(我们称为病例分配员)来进行协调申请端(临床医师)与诊断端(远程病理医师)的各种关系和需求,包括患者临床资料的汇集完善和上传、对申请端的取材和其他技术方面的监控、远程病理医师选择及任务确定、各种通信联系沟通等,总之,专职病例分配员在 IOC 的整个过程中都非常重要,其协调、中继及调度的职能不可或缺。

(2)取材及监控。取材正确是诊断正确的前提。由于远程 IOC 的特殊性,申请端取材的人员通常是熟练的病理技术人员、医师助理或低年资病理医师,如何保证取材准确恰当从而保证诊断质量是远程 IOC 顺利实施的关键。通常情况下由资深病理医师进行远程监控[79],我们

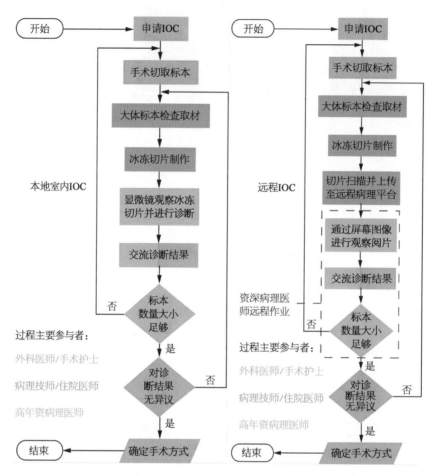

图 3.3 两种模式下的 IOC 流程,左侧为常规室内 IOC 流程,右侧为远程 DS 图像的 IOC 流程

目前采用的方式主要有两种,一种是远程实时动态观察并进行实时语音交流(**图 3.4**),另一种是微信拍照并辅以语言文字交流(**图 3.5**)。无论采取哪种方式,其目的就是保证取材正确,具体可根据当时的环境以方便快捷为原则进行选择。

(3)保证切片扫描仪或动态显微镜处于正常工作状态、数字图像上传及时和相关各方网络传输正常。这些因素经常是导致远程冷冻报告延迟或中断等意外事件高发的原因。为避免意外事件发生,平时要对冷冻切片机、扫描仪、电脑及网络等设备设施加强维护保养,及时发现并消除事故隐患。同时,在接到远程 IOC 预约申请时,即在冷冻切片前一天对相关设备设施及网络状况进行检查保证处于正常备用状态。另外,与相关 IT 技术部门联系,确定冷冻切片当天的 IT 技术值班人员,以备急需。对于大型区域性或分布式远程病理诊断中心,每天要完成的远程 IOC 可能有很多例,涉及不同的医疗单位,这时可由远程病理诊断中心的工作人员在收到冷冻预约申请后提醒申请端做好上述准备工作。如果远程病理诊断中心由第三方机构负责运营,则这些准备工作包括配备 IT 技术值班人员等可由第三方机构的运营平台统一管理安排。这样即可减少远程 IOC 过程中的意外事件发生,还可提高工作效率和顺畅度。

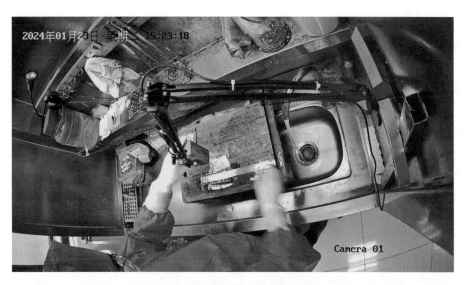

图 3.4　数字病理平台对远程系统内所有站点进行实时监控,主治医师在指导取材

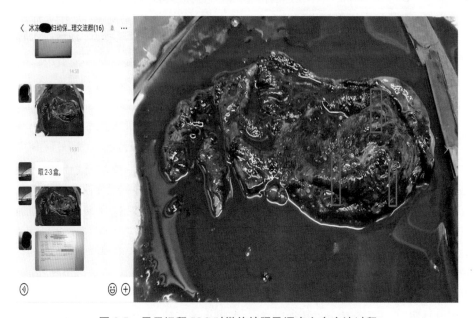

图 3.5　显示远程 IOC 时微信拍照及语言文字交流过程

（4）做好远程 IOC 各环节的质控工作,保证术中冷冻报告准确、及时发出。除遵守常规 HE 染色冷冻切片的制片和诊断规程外,要重点关注影响"远程诊断"的环节质量因素:负责切片扫描或动态显微镜的技术人员要对扫描仪或动态显微镜的性能及使用习惯充分了解并能够熟练操作;远程病理医师最好选择与所要处理冷冻切片组织类型相关的亚专科或有过远程阅片经验的病理学专家;严格执行远程 IOC 报告审核签发制度,我们的经验是"双人阅片双人签字三审复核制",即两个病理医师同时阅片同时签字,如无异议,形成报告则直接发布到申请端打印报告(可节省时间)。如果两名阅片医师出现分歧,则审核专家提前介入,三人共同讨论协商形成共识报告发出;最后需要注意的是报告发出后及时与临床做好沟通反馈工作,确保临床医师对远程 IOC 结果的充分理解和信心,以利于以后更好地开展工作。总之,作为临床病理工作中的一种新兴技术方法,必须确保远程 IOC 报告的时效性和准确性与传统光镜室内冷冻诊断基本一致,才能更好地推广实施以服务更多的患者。

三、远程病理 PD 验证及临床应用范围扩大到本地诊断,CDP 诞生(2016 年至今)

远程病理诊断中的 PD 是指仅通过观察由玻璃切片生成的 DS 图像文件(包括 HE、特殊染色或 IHC)而作出的最终病理诊断。远程常规病理的 PD 工作量虽然与中大型医院相比仍然属于分散的基层医疗机构的小负荷范围,但与远程 IOC 和远程会诊相比,病例数量显然有所增加。由于无法满足临床对诊断时效性的要求,实时动态远程系统在这种情况下的应用受到了一些的限制。因此,目前远程病理 PD 的图像模式基本上以 WSI 系统即 DS 图像为主,后续的讨论也主要围绕 WSI 模式的应用进行。

任何方法和技术在全面临床推广应用前都需要进行一系列的测试验证以取得可行性和有效性的确凿证据。作为一种颠覆常规病理诊断方式的新技术,基于 WSI 的 DPS 和基于 DS 图像的远程病理 PD 的技术验证工作在过去的十几年中持续开展,对设备的性能和可靠性,诊断的准确性以及 DP 的工作流程等进行了全面的测试和评价。尤其是 CAP 关于 WSI 用于临床目的的验证指南(自草案声明算起)发布以后,一些临床验证更加严谨规范,结论也更趋完整准确。事实上,关于 DS 图像用于常规病理的 PD 验证,一直是远程诊断与本地室内诊断并行的状态,特别是高速高通量 WSS 的出现,使大批量常规病理的 PD 成为可能和现实,各种关于 DS 图像 PD 的规范化验证方法如一致性验证、非劣效性验证以及本地诊断与远程诊断交叉性验证等不断涌现,验证试验的样本量从最低要求的 60 例到单个试验的最大样本量超过 3 000 例,验证的专业和病种几乎涵盖了常规病理和各亚专科的所有标本类型范围。截至目前,几乎所有的组织病理领域的证据均显示基于 WSI 模式的 DS 图像远程 PD 与本地室内的光镜诊断的效能相比并不差。大量的应用验证显示,在诊断效能上 DS 图像更有利于提高本地室内大批量病例的 PD,特别是国外数十家成功实施传统病理科/实验室的 CDP 转换升级后,包括远程 PD 在内的 TP 则逐渐融入 CDP 环境下的病理工作流程之中而成为 DP 应用的一个方面。所以,关于基于 DS 图像的 PD(包括远程)应用验证请参阅第二章第一节,在此不再赘述。

必须强调的是,远程病理学兴起的主要原因之一是现场病理学家的不可用性,其主要任务是致力于解决病理资源匮乏、病理医师短缺和居住分散的偏远地区的病理服务需求问题。最典型的情况是非洲,作为全球欠发达地区之一,基础设施落后,大部分地区病理资源极度匮乏,一份调查显示每个病理医师服务的居民人数平均在 50 万左右,一些国家居民与病理医师的比例甚至达到了 500 万∶1[156]。即使是在专业层面的临床治疗(如肿瘤医学)环境中,获得解剖病理学服务的机会也非常有限。正因为如此,包括常规病理 PD 在内的远程病理诊断在非洲得到了快速发展[157-159]。这些远程病理项目都是发达国家与非洲国家官方半官方合作的结果,不仅仅是提供远程病理诊断服务,还帮助受援国和地区建立病理学实验室、培训病理技术人员以提升当地的病理服务能力。

因此,尽管 TP 已经逐渐成为 CDP 环境下的病理工作的一部分,但是,其功能和任务与本地室内 PD 有着很大的区别。一所中大型病理科/实验室即使已经实现 CDP 的成功转换升级,其本身繁重的大负荷工作量也令其难以顾及病理资源匮乏、病理医师短缺和居住分散的偏远地区的病理服务需求问题。要解决这个问题,必须建立覆盖广大地域的专门的远程病理诊断网络并有专门负责这个庞大远程诊断网络运营的机构。加拿大东魁北克的远程病理诊断网络就是这方面成功的典型案例[118]。这个系统由魁北克卫生局和加拿大联邦远程医疗基金会健康信息中心出资建立。该系统网络由 24 家开展肿瘤手术的医院组成,其中 7 家没有病理实验室,4 家有病理实验室,但没有病理医师。开展的主要项目有术中冰冻诊断(intraoperative consultation,IOC)、专家会诊、初始诊断/紧急分析和巨检描述指导等。三年的运行实践表明,东魁北克远程病理网络可以平稳顺畅地在广阔地域内的 20 多个地点维持快速和高质量的病理服务。

云康集团广州达安临检中心的远程病理诊断系统于 2015 年开通,系统网络覆盖连接从乡镇医院到市级三甲医院的 200 余家国内不同地域不同级别的医院,最远的医院是位于西藏拉萨的阜康医院。TPS 采用 WSI 图像模式,网络设计采用多中心分布式布局,设有广州、上海及成都三个中心。中心平台拥有一支从骨干主治医师到全国知名专家教授组成的 300 余名的虚拟病理医师和专家团队,每年完成初始病理诊断(以年轻病理医师驻点和多点执业为基础的会诊咨询方式进行)100 000 余例,远程 IOC 5 000 余例,远程会诊 5 000 余例。极大地满足了偏远地区和基层医院对病理服务的需求,极大地缓解了中西部地区对于病理医师的渴求,有效解决了偏远山区交通条件差、患者出行不便的难题。同时,对提升基层医院的整体技术水平、服务能力及患者就医体验也起到了极大的推动作用。

第二节 · 远程病理系统及其组织结构

一、远程病理系统

通常,远程病理系统(telepathology system,TPS)由三个基本部分组成:需求端的图像处理系统,其功能是将玻璃切片转换成数字图像并上传;连接数字图像系统与远程计算机工作站的传输系统(传输路径);用于病理医师诊断的远程计算机工作站(诊断端)[105]。其基本要素包括了需求端的患者诊疗和临床管理,负责传输患者诊疗资料和病理报告的网络传输服务商和诊断端的病理医师。因此,TPS 更强调双向诊疗过程的闭环管理,侧重点在于患者诊疗,这是与 DPS 侧重图像处理技术和 DS 图像产出量的不同之处。主要设备除机器人/自动显微镜外与 DPS 相似,包括大体/取材工作站,显微照相机/摄像头,WSS 等,但是这些设备的位置分布与 DPS 不同,尤其是 WSS 布置在远离诊断端外围的不同地点而不是 DPS 的本地部署。基于网络的数据传输和工作站软件系统属于开放技术,工作路径和功能大同小异,区别不大。由于图像处理技术和方式的不同,目前的 TP 应用中存在着不同的 TPS。所以,目前 TPS 主要依据图像的获取方法、处理模式和呈现方式的差异进行分类。

(一)远程病理系统的发展演进

从前面 TP 应用和发展的过程中不难看出,图像处理技术和 TPS 的逐渐成熟也经历了一个艰难而曲折的漫长过程,具体发展过程不作赘述,作为学科的完整性,对不同时期各种 TPS 的出现节点总结于**表 3.3**,供大家参考。

表 3.3　远程病理系统的演进过程

更新时间	系 统 模 式
1952 年	电视显微镜(television microscopy)组装测试
1955 年	电视显微镜用于科研
1968 年	电视显微镜用于临床
1986 年	静态图像远程病理系统(static image telepathology)
1986 年	动态机器人远程病理系统(dynamic RT)
1989 年	静态机器人远程病理系统(static RT)
1989 年	复合型动态机器人/静态图像远程病理系统(hybrid dynamic RT/SI telepathology)
1991 年	自动全切片图像远程病理系统(automated WSI telepathology)
1994 年	人工控制全切片图像远程病理系统(operator directed WSI)
2011 年	双模动态机器人/全切片图像远程病理系统(dual dynamic RT/WSI telepathology)
2012 年	移动远程病理系统出现[5,36](mobile telepathology)
2014 年	动态机器人/全切片图像远程病理系统(dynamic robotic/WSI telepathology)

(二) 远程医疗与远程通信

远程医疗属于大卫生范围内的远程健康(telehealth)领域的一个分支,指通过电子通信远距离传递患者的各种临床信息和资料,从而达到患者诊断、治疗、护理和康复的医疗目的。主要传递技术包括互联网、视频会议、存储-转发模式的图像、流媒体、和无线传输等。远程医疗按应用领域、学科范围和功能的不同又可以细分很多分支,如远程病理学、远程放射学(teleradiology)、远程皮肤病学(teledermatology)、远程精神/心理学(telepsychiatry),甚至是远程外科学(telesurgery)等。目前,大多数远程医疗项目的组成都是以一个大型学术医疗机构为中心连接一些较小的基层或偏远地区的医疗单位,呈放射状网络分布,目的是改善不发达地区的医疗状况,解决医疗服务的可及性问题。对于病理服务而言,全球范围内存在的主要问题是病理医师严重不足和分布不均衡,为数不多的病理医师主要集中于欧美等发达国家,非洲和南美等地区能够得到病理服务的患者少之又少,这在我国每年援外医疗的病理专业需求中可见一斑。据报道[105],全球具有诊断资质的病理医师中接近一半在美国,服务不足 5% 的世界人口。在我国,由于经济发展水平的差异,中西部整体的医疗资源和技术匮乏,医疗服务能力较差。特别是病理设施落后,专业人员奇缺,很多医院和基层医疗机构根本就不存在病理科,据2021 年出版的《中国医学发展系列研究报告:病理学进展 2020》显示,我国目前取得医师资格的病理医师只有 17 533 人[159],总体上缺口达 6 万~8 万人。因此远程病理学方法是解决我国欠发达地区病理资源不足和全国病理人才短缺的有效途径。

远程通信是指信息经过远距离传输以达到应用目的的一种通信手段。远程病理学之所以在很多地区能够得以顺利应用并快速在全球范围内扩展,主要是得益于宽带网络和无线传输技术在全球的普及。TPS 可与互联网、局域网、数字病理服务网络、卫星通信及 WiFi 等通过有线或无线方法连接,完成病理 DS 图像、患者信息及一些必要的辅助检查资料的传输,从而实现远程诊断咨询。网络传输也存在一定的局限性,如网速有时达不到要求,患者隐私安全顾虑,欠发达地区网络带宽限制等可能给 TPS 的应用带来不便。无线远程通信和智能手机用于远程病理服务[129,160]最近被证实是一种有效的临床方法。远程视频会议和电脑桌面共享软件(如 Skype、Lync、Team Viewer 等,一种远距离实时在线通信工具)已经用在一些远程病理学解决方案中[161-163]。几款在线数字图像共享服务(如 SecondSlide)已经建立,利用主服务器(如 DropBox,PathXchange)登录云端储存数据库即可共享其中的 TP 信息。当然,这些路径在应用过程中也存在诸如数据安全,患者隐私等方面的隐患。

(三)远程病理系统分类

对于放射医学而言,来自不同制造商的主要类型的数字影像设备都必须满足一定的技术标准,因而设备参数基本相同。一名接受某一品牌数字影像设备培训的放射学家可以通过其他不同品牌的设备系统做出诊断。TPS 情况就不同了,至今没有相对统一明确的技术标准,导致市场上 TPS 类型众多,模式各异。尽管如此,但其基本原理不外乎静态、动态及 WSI(特殊的静态模式)三种图像处理模式或者是其中两种模式的复合形式。目前,国际上主要有三种 TPS 分类,分别是 2001 年发表在《人体病理学》(*Human Pathology*)的 Human Pathology 版本(**表 3.4**)[164],2012 年发表在《斯堪的纳维亚病理学、微生物学和免疫学学报》(*Acta Pathologica Microbiologica et Immunologica Scandinavica*,APMIS)的 APMIS 版本(**表 3.5**)[105]和 2014 年 Weinstein 博士提出的从业者(Practitioners)分类系统(**表 3.6**)[103]。

1. Human Pathology 远程病理系统分类(2001 年)

表 3.4 的分类是远程病理学中的第一个综合性系统分类,是在关于远程病理学三次小型座谈会中的第二次会议上提出的,之后在 *Human Pathology* 发表[164]。2001 Human Pathology TPS 分类参考并整理了当时的工程学、计算机科学、通信及病理学的文献。

为了更好地了解各种系统的特点和便于不同工程技术人员的交流,**表 3.4** 中对相应分类系统进行了型号标记。这些系统的开发和测试大多由德国人、法国人、日本人和美国人完成。不同国籍、不同领域(工程师、病理学家及公司管理人员)之间的人员由于语言及技术层面的问题常导致交流沟通障碍,而用这些字母缩写的符号标记来指代具体类型的 TPS,在当时的研发和市场环境中确实带来了交流和理解上的极大便利。

不难看出,**表 3.4** 的远程病理系统分类主要侧重研发设计的技术层面,主要供工程和 IT 技术人员使用。当时,公开报道的远程病理设备公司超过了 30 家,各种新的远程病理系统和设备不断涌现,数量纷繁,可谓红火至极,但世界范围内能够提供可持续远程病理服务的实验室不足 50 家,每年的远程会诊咨询病例也不过几十例而已[103]。在那个时代,工程师用于研发远程病理系统和设备的精力和时间远远超出了远程病理学家用于病理会诊服务的时间和精力!

当**表 3.4** 的 TPS 分类于 2001 年在 *Human Pathology* 发表时,人们认为在可预见的将来远程病理设备领域会继续发展,新的系统和模式会不断出现。但现在看来,除了商业化的高速高通量 WSI 和机器人强化型的 WSI 系统外,远程病理系统设备和模式的发展在 2001 年左右似乎达到了顶峰。WSI 系统之所以能够在众多类型的 TPS 模式中脱颖而出并不断改进完善,主要得益于扫描速率的显著提升、网络带宽的增加和图像压缩技术的改进。自从 Human

Pathology 远程病理系统分类发布后,相关的远程病理文献以每年 35～50 篇的速度在增长。据不完全统计,截至 2015 年年初,世界范围内公开发表的远程病理学文献超过了 1 400 篇,来自超过 30 个国家的 400 多个实验室,研究内容也从系统的设备研发转向了 TPS 的验证及临床应用[165]。所以,当 WSI 模式和远程病理设备技术逐渐成熟稳定之后,上述分类中的那些型号标记也逐渐废止,在后来的分类中也不再出现。

表 3.4　Human Pathology 远程病理系统分类(2001)

时间迭代	分类	型号	系统模式	C 技术特征
1952—1989 (第一代)	1A	DNR	动态非机器人	视频显微镜
	1B	DR	动态机器人	机器人显微镜
	2A	SFNR	存储转发非机器人	图像摄取板
	2B	SFR	存储转发机器人	高清电视(HDTV)
1989—2000 (第二代)	2C	SFSR	存储转发针式/机器人	电子针式缝接软件
	3A	HDSF - NR	复合动态/存储转发非机器人	
	3B	HDSF - R	复合动态/存储转发机器人	
	4A	VSA	虚拟切片/自动非机器人处理	
	4B	VSI	虚拟切片/交互处理	
2000—2001 (第三代)	5A	HVS	复合虚拟切片处理	自动与交互合成
	5B	RVS	快速虚拟切片处理	连续移动频闪照明
2001—现今 (第四代)	5C	UVS	超速虚拟切片处理	微阵列显微镜

注:上述表格中,动态指系统中的实时图像部分;存储转发式图像与静态图像是同义词;虚拟切片图像指 WSI。

关于**表 3.4** 中 TPS 分类中的名词,需要作一些讨论和澄清。"VS"一词已经过时,应该用 WSI 模式的 DS 取代。原因一是 WSI 与虚拟切片的内涵相同,而且现在已经被业内广泛接受;二是用"虚拟"指代数字化组织切片图像容易使一些人包括外科病理学家、保险代理人及管理人员等产生错觉;三是 2012 年 APMIS 分类中已经放弃使用"VS"一词[103]。另外,自"WSI"这一名称变得流行以来,一些人倡议或习惯于用 WSI 取代"远程病理学"的概念[105],这事实上已经给业内和医疗监管部门带来了很大困惑。关于 TP 的概念和内涵,ATA 在 2014 年 8 月发布的"ATA 远程病理学临床指南"中已经做出了清晰界定[4],即"远程病理学"包括图像处理模式、图像传输路径和临床实践活动等内容。不难理解,WSI 只是众多图像处理模式中的一种,不能以偏概全。

2. APMIS 远程病理系统分类(2012 年)

表 3.5 的 TPS 分类,作为一个小型远程病理学座谈会的部分成果于 2012 年发表于《斯堪的纳维亚病理学、微生物学和免疫学学报》(*Acta Pathologica Microbiologica et Immunologica Scandinavica*,APMIS),学术界称为"APMIS TPS 分类 2012"。该分类在 2001 年 Human

Pathology 分类的基础上进行了简化，删除了代际标示和型号字母缩写，并按每种系统模式开始应用的大概时间顺序重新调整。与 Human Pathology 分类（2001）相比，最大变化是按每种系统的图像模式特点如静态、动态实时及动静态混合等进行归类，突出了使用功能，侧重点从面向系统设计研发和工程技术人员转向临床应用和病理医师。正因为如此，世界上最大的、负责制订远程医疗临床标准和指南的国际性远程医疗/健康组织 ATA 于 2014 年将 APMIS TPS 分类（2012）稍作修改后作为国际远程病理学分类的临床指南予以正式发布[4]。

表 3.5　APMIS 远程医疗（病理）系统分类（2012）

远程病理系统	年　份
实时图像远程病理系统	
电视显微镜（television microscopy）	1952 年
研究应用	1955 年
临床应用	1968 年
动态机器人远程病理系统（dynamic RT）	1986 年
静态图像远程病理系统	
静态图像远程病理系统（static image telepathology）	1987 年
静态机器人远程病理系统（static RT）	1989 年
自动 WSI 远程病理系统（automated WSI telepathology）	1991 年
人工控制 WSI 远程病理系统（operator directed WSI）	1994 年
多模式数字图像远程病理系统	
复合型动态机器人/静态图像远程病理系统[a]（hybrid dynamicrt/SI telepathology）	1989 年
双模动态机器人/全切片图像远程病理系统[b]（dual dynamic RT/WSI telepathology）	2011 年

注：a. 又称为静态强化型动态机器人远程病理系统（static-image enhanced dynamic robotic telepathology）；b. 又称为动态机器人强化型全切片图像系统（dynamic robotic telepathology-enhanced whole-slide image or RT－WS）。

　　另外，**表 3.5** 分类中的复合型动态机器人/静态图像 TPS 由远程病理领域的先驱者挪威病理学家 Thor Eide 和 Ivar Nordrum 于 1989 年研制成功，也是世界上第一个能够提供可持续远程病理诊断服务的系统。他们的这套复合动态 TPS 在 1990 年代的世界远程病理学界炙手可热，成为当时的品牌引领者。即使到四分之一世纪之后的 2015 年左右，依然是承担众多外科病理实验室远程病理诊断服务的主要系统[166]。

　　3. Weinstein 从业者（Practitioners）应用分类系统（2014 年）

　　表 3.6 的从业者（指病理医师、病理技术人员及其他相关人员）应用分类系统[103]剔除了以往分类中过多无用类型和冗余信息，其目标是建立一个适合于从事实际工作的病理医师的 TPS 分类。分类中列出的六个 TPS 全部都是目前实际病理临床工作中在用的系统，即使像视频摄像机安装在传统光镜上的原始电视显微镜（视频显微镜），通过网络链接传输远距离图像的模式，目前在某些地区的临床病理服务中仍在经常使用[103]。现在，大多数动态机器人 TPS

都装有静态图像模式,在必要时可以截取 DS 图像中的热点区域(regions of interest,ROI)或展示具有诊断价值的区域。静态图像系统经常用来截取典型图像用在报告中、显示复杂困难病例图像细节以及保存有价值的图片等。另外,静态图像 TPS 仍然是一些地区最常用的远程病理诊断工具[119]。WSI 模式从分类上看属于静态图像系统范畴,因为 WSI 成像原理是众多静态图像无缝电子缝接在一起形成一个大的数字图像文件,同时具备存储-转发特点。**表 3.6** 分类列出了两款多模式 TPS,其中复合型动态机器人/静态图像系统成为过去 20 多年以来临床病理实验室应用的主流远程系统,在"APMIS 分类 2012"中已经介绍过了,而动态机器人远程病理系统(dynamic RT)/WSI 模式属于近几年开发的新产品,此种模式具有 Z 轴(Z-axis)聚焦功能,能够克服以往 WSI 系统 Z 轴上下聚焦范围狭窄的缺点,可能有助于解决穿刺细胞学的远程诊断难题!

表 3.6　从业者(Practitioners)应用远程病理系统分类(2014)

远程病理系统	年　份
实时图像远程病理系统(RT)	
电视显微镜(television microscopy)	1952 年
动态机器人远程病理系统(dynamic RT)	1986 年
静态图像远程病理系统(SI)	
静态图像远程病理系统(static image telepathology)	1987 年
WSI 远程病理系统(WSI telepathology)	1991 年
多模式数字图像远程病理系统	
复合型动态机器人/静态图像远程病理系统(hybrid dynamic RT/SI telepathology)	1989 年
动态机器人远程病理系统(dynamic RT)/WSI	2014 年

4. 智能移动设备与临床应用远程病理系统

最近,技术的进步使在不同医疗领域中广泛和迅速地通过临床摄影和智能手机共享数字图像成为现实,智能手机和平板电脑在临床的应用正在改变日常的医疗实践活动[167]。通过智能手机和平板电脑的数字化图像进行远程病理会诊也毫无例外地成为一种新型工具的选择[168],特别是在发展中国家和落后地区[169]。

美国国立卫生研究院李斯特-希尔国家生物医学通信中心的 Fontelo 团队[170]基于 iPhone5(iOS 系统)开发了一款智能手机图像应用软件。具体做法是在传统显微镜的目镜上装配一个 3D 打印的适配器用来固定手机进行显微图像拍照和(或)视频拍摄(**图 3.6**)并通过应用程序(application program,APP)上传发送图像文件。经过世界范围九位病理医师对图像质量进行评估后,一致认为智能手机图像文件可以满足诊断需要。接下来,他们又采用同样的方法使用 Samsung Galaxy S5 和 Google/LG Nexus 5 两款 Android OS 系统的智能手机对图像应用软件进行了验证并得出了与 iOS 系统手机相同的结果[171],而且由于 Android 系统手机在中低收入和发展中国家的普及率更高,因而也更适合这些地区的 TP 应用。在此之前,UPMC 的 Hartman DJ 团队[161]开发了一款 iPhone 应用程序,以方便使用智能手机进行病理学远程会诊和紧急情况下的快速诊断。这款手机应用 APP 的功能是发送由智能手机的相机镜头采集的显微镜下图像供远程会诊需要，并且给了它一个蕴含着将来病理医师工作方式转变的形象名称：口袋病理学家(pocket pathologist，图 3.7)。

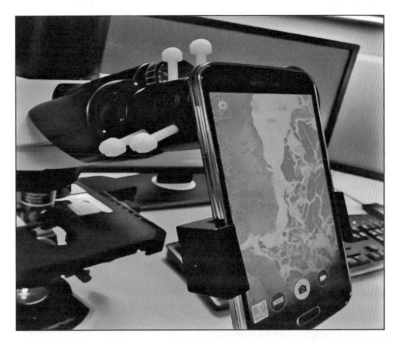

图 3.6　3D 打印的适配器用来固定手机可进行显微图像拍照和(或)视频拍摄

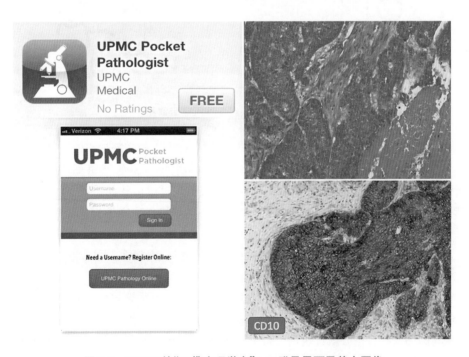

图 3.7　UPMC 的"口袋病理学家"App 登录界面及静态图像

  上述这些资料代表了近儿年不同地域、不同专业领域的科技人员（主要是病理学家和计算机工程师）在智能手机用作远程病理学图像获取和传输工具的不懈努力，虽然取得了很大进步，也解决了病理服务需求中的一些实际问题，特别是 UPMC 的"口袋病理学家"APP 的成功开发，深得世界各地病理学家的喜爱。但是，这些智能手机的图像处理方法依然是静态模式（照片和视频），其中绝大多数 APP 包括手机移动 WSI 都缺乏图像处理过程中的数字化逻辑运算，在实际应用中不可避免地存在着静态图像（照片和视频）的局限性。

  真正意义上的移动款 WSI 模式的 TPS 被命名为"可缩放全切片成像（scalable Whole Slide Imaging, sWSI）"系统（图 3.8），于 2017 年由 TerryDr 信息技术公司（TerryDr Info Technology）推出并应用于日常病理工作中[172]，主要应用于远程病理 PD、远程会诊和远程术中 IOC 等方面。这个系统功能强大，高倍扫描可以在 $40\times\sim100\times$ 自由选择，多重放大倍数任意调整如低倍全景浏览或对感兴趣的热点区域放大前移进行细节观察等，多重聚焦功能可以直观记录 DS 图像中细胞的三维立体信息。而且，与传统 WSI 的扫描仪相比，具有灵活、方便、价格低廉的优点。但最近据开发者介绍由于观念和费用原因，sWSI 系统目前的市场应用并不是很理想，不过，随着国内数字病理生态环境的不断完善，这种方便好用的便携式移动应用系统应该会得到业界的认可。

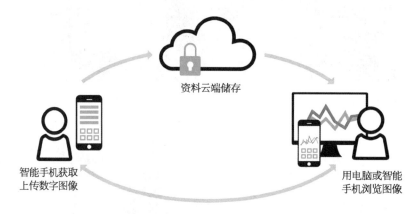

资料云端储存

智能手机获取
上传数字图像

用电脑或智能
手机浏览图像

图 3.8　sWSI 系统工作原理示意图

  同时，在国内由上海交通大学附属第一人民医院病理中心的病理学家们开发的 sWSI 系统也于 2017 年见于文献报道[173]。该系统是一种基于主流智能手机的 WSI 系统，并配以常规的光学显微镜使用（图 3.9）。在他们的 sWSI 设计中，数字化过程由智能手机上的轻量级客户端和功能强大的云服务器异步分割完成。这种超低成本的解决方案能够提供与独立数字化切片扫描仪相当的诊断性成像质量，同时支持不同放大率的物镜（甚至是油镜）和可持续的流量过载。经过 iPhone 6 智能手机在术中冷冻切片诊断中的验证，图像质量可靠，操作简单，几乎不需要对操作者进行任何专业训练，取得了预期效果。随后，在 2018 年，该团队用 Android 系统智能手机在 TCT 细胞学中测试了 sWSI 的性能，虽然 Android 系统的表现略逊于 iOS 系统，但两者之间差别不大，都能满足大多数类型标本的远程病理会诊需要[174]。

  云康集团达安临检中心远程病理诊断中心于 2018 年年底也开发出了自己的 sWSI 移动远程系统，经过全面验证显示该系统运行可靠，操作方便，目前已经进行线上常规应用（图 3.10）。

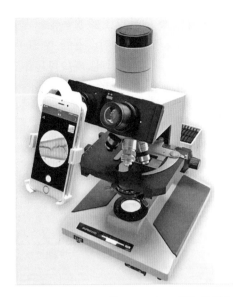 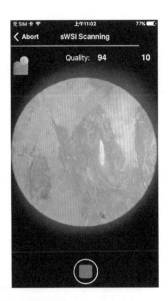

图 3.9　sWSI 手机使用与用户界面图像显示

综上所述,TP 自诞生到广泛应用于临床的半个多世纪的历程中,随着 IT 技术和图像处理技术的飞跃发展和巨大进步,TPS 随着图像模式的不断改进而趋于完善、成熟。每一次 IT 和图像技术的革命如模拟信号到数字信号、带宽受限到无线网络环境等对 TP 的发展都起到巨大的推动作用,几乎都会有 TPS 新模式的出现。TPS 分类也从开始注重工程技术和研发层面逐渐转移到为临床、为病理医师服务的主旨义务上来。正如远程病理学之父 Weinstein 博士指出的那样[103],"将来的 TPS 分类中将会包含移动远程病理学(mTelepathology)"。鉴于移动版的 sWSI TPS 功能稳定、灵活方便以及商业化的成熟应用,同时,移动设备(智能手机和平板电脑)的浏览方式和应用程序与电脑也不完全相同,可以视为新兴的基于移动设备平台的独立系统而加入新的 TPS 分类中。因此,于 2000 年 1 月出版的《远程病理学》中的记录一样[175],本文仍然建议在 Weinstein 从业者(Practitioners)应用分类系统(2014 年)的基础上增加 sWSI TPS 分类。修订后的新分类见(**表 3.7**),称为"面向临床应用的 TPS"分类。从临床应用角度出发,病理医师可能更多地关注这些系统模式的功能和可用性,而对于其诞生的年代则显得不那么重要。因此,为便于记忆和应用,本文分类不再列出其诞生

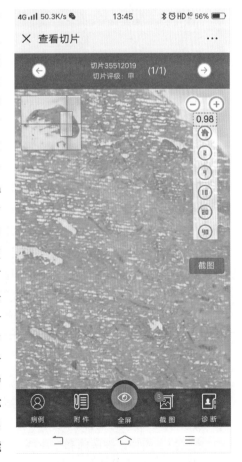

图 3.10　达安临检中心开发的
sWSI 移动远程系统

的具体时间。需要指出的是,目前业界内应用的主要 TPS 均是以图像数字化处理方式为基础进行分类,包括 WSI、动态机器人、双模动态机器人/WSI 和基于移动设备的 sWSI 系统,其他图像系统的应用虽然越来越少,但在少数特殊的环境中还有应用。因此,现阶段还不宜将视频显微镜,静态图像和复合型动态机器人/静态图像远程病理系统等排除在分类之外,随着时间的推移和技术的发展,这些系统将会逐渐淡出人们的视野。

表 3.7　面向临床应用的远程病理系统分类(2020)

图　像　系　统	英　　文
实时图像远程病理系统	
视频显微镜	video microscope
动态机器人远程病理系统	dynamic robot telepathology
静态图像远程病理系统	
静态图像远程病理系统	static image telepathology
WSI 远程病理系统	WSI telepathology
sWSI 移动远程病理系统	sWSI telepathology
混合图像模式远程病理系统	
复合型动态机器人/静态图像远程病理系统	hybrid dynamic RT/SI telepathology
动态机器人/WSI 远程病理系统	dynamic RT/WSI

二、TPS 组织结构

如上所述,TP 是一种应用远程通信技术远距离传输患者的大体和 DS 图像及临床信息供另一端的远程病理医师用来诊断、会诊及科教目的的病理学实践活动。TPS 的结构主要由三部分组成:诊断需求发起端或原始资料上传端、病理医师数据读取端或远程应答端及连接两地的远程通信链路。根据需求和功能不同,TPS 的组织结构形式和复杂程度也各不相同,呈现出多样化的发展趋势。在全球不同地域和机构的实践中,发现主要存在着单一地点项目、一对一或点对点 TPS、中心性或区域性 TPS 和多中心分布式 TPS 等组织形式[237]。随着 DS 图像的应用范围逐渐扩大到高通量大负荷的本地室内 PD,一些远程诊断任务已经或正在成为 CDP 环境下病理工作流程的一部分(**图 3.11**)。

(一) 单一地点项目

单一地点项目指 TPS 集中于同一地点向外发送 DS 图像及相关资料信息,不需要使用者提交申请,也不需要结果的即时反馈,结构简单,便于实施。主要供学术性医疗中心、医学院校内部使用,用于远程病理教学、QC 和 QA 等项目[176]。特别是近两年 COVID‐19 疫情的流行,促进和加快了病理住院医师和医学生的教育培训由常规病理实验室向 DP 流程和 DS 图像线上应用的转变,而这种线上教学其实就是通过学校或学术医疗中心的单一地点方式的 TPS 提供。随着 COVID‐19 大流行的蔓延,世界各地的解剖病理学住院医师培训项目越来越多地将数字技术作为工具纳入培训项目,以便在不影响学员安全的情况下保证住院医师培训课程的连续性,而且利用 TPS 基于 DS 图像的计算机线上考试也是评估学员进展的一种有效的可行方法,可以用来代替笔试。同时一些大学在 COVID‐19 疫情流行期间结合学校自身特点通过 TPS 推出了各自不同的 DS 图像线上教学项目。例如美国明尼苏达大学开展了一项本科生病理课程的自主学习项目。关于 TPS 用于 QC 和 QA 等项目,最近英国利兹大学相关机构开发了一种基于 web 网页远程应用的节点质量保证(Point-of-Use Quality Assurance,POUQA)工具,用来对 DS 图像的颜色进行校准,网站是开放性的,面向全球任何需要的使用者[176]。所以,这种单一地点项目的 TPS 组织形式可以集成于 CDP 环境下的病理工作流程之中。

(二)一对一/点对点远程病理网络系统

一对一/点对点远程病理网络系统,可以说是最典型的远程病理实践活动[177]。两个医疗机构之间互相连接形成点对点的远程网络系统,在两个单位之间进行远程病理的诊断、会诊、术中快速诊断以及科研教学等活动。同时,可以替代本地或来访的病理医师[178]并为对方提供诊断方面的质量保证。一对一远程病理系统的典型代表是浙江大学第二医院病理科与 UCLA 的病理与实验医学系之间的远程病理会诊系统[110]和广州的参考医学实验室金域医学诊断与 UPMC 的远程病理合作项目[111]。其目的是为国内患者提供国际病理专家会诊服务,经过多年的远程会诊管理、运营及操作流程的实践证明,这种跨国界、跨地域的 TPS 模式取得了预期效果。

随着医疗服务的范围和任务不断扩大,医疗机构的规模不断增大,运营组织形式也不断创新。以一家中大型医院或学术医疗中心为依托的医院分院区或者医疗集团(紧密型)不断涌现,一般情况下,以一家中大型医院或学术医疗中心托管两个或三个分院的形式最为多见。这种情况下的"一拖二"或"一拖三"的 TPS 组织形式由于数量规模小,远程任务相对较少,尚未达到区域性 TPS 的规模,管理相对容易,应视为"点对点"的 TPS,也适合于纳入 CDP 环境下的病理工作流程管理。

(三)区域性远程病理网络系统

区域性远程病理网络系统是以一个大型学术性医疗机构或教学医院病理科/实验室作为诊断与会诊中心,与一些较小的基层医院或偏远落后地区的医疗机构建立病理服务网。由会诊中心的病理专家为与之建立协作关系的单位提供病理相关服务,这种组织形式目前已经很

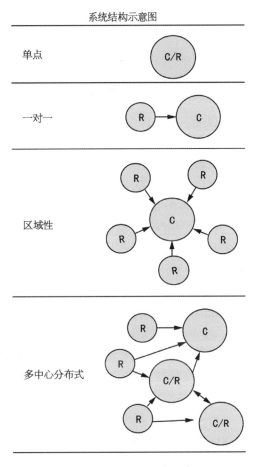

系统结构示意图

单点

一对一

区域性

多中心分布式

图 3.11　TPS 组织结构示意图

C(consulting site):咨询诊断端;R(referring site):站点申请端

成熟,国内外都很常见。国外的如美国的退伍军人综合服务网(US Veterans Integrated Service Network)[179],国内的远程病理会诊系统大多数也采用这种方式,如2011年开始的中国远程病理会诊试点就是以中国病理质控评价中心的远程会诊平台为中心连接所有试点医院,形成全国范围内的远程病理会诊网络系统,还有各省级病理质控中心组建的以省内病理专家为资源旨在解决省内各个市县及基层医院病理服务能力不足的省级远程病理会诊中心等。区域性远程病理网络系统由多家不同单位组成,人员权属复杂,管理及协调工作要求较高,需要强有力的组织者和一定的学术权威支撑。因此,国内除上述官方行业组织外,随着医改过程中医院组织关系的变化,在一些大型紧密型医院集团或紧密型医联体范围内的医院之间建立区域性远程病理会诊中心无论从管理上还是资源权属上都相对容易操作和处理。

(四) 多中心分布式远程病理网络系统

多中心分布式远程病理网络系统的特点是分散的网络系统连接多个地点,多个中心,交互式的专家会诊工作模式,而没有固定的单一点对点的会诊方式。这种远程病理组织形式不仅可以解决具体患者的诊断需要,更重要的是可以促进区域化病理服务体系的完善和区域病理整体水平的提高。

在国外,这种模式的典型代表是加拿大东魁北克地区远程病理网(Eastern Qu'ebec Telepathology Network in Canada),其目标是为东魁北克地区内的408 760 km²土地上的170万居民提供高水平同质化的诊断病理学服务[68],这个地区地处偏远,交通不便,人烟稀少(最低的人口密度只有0.4人/km²),病理医师严重不足。这个网络是世界上最早的分布式远程病理网络之一,其中不包括社区医院为其提供病理标本的单一响应站点。

在国内,云康集团达安临检中心的远程病理诊断平台于2015年开通,网络覆盖连接从乡镇医院到市级三甲医院200余家不同地域不同级别的医院。整个组织架构以广州、上海及成都为中心,分别与就近所属区域的市县和基层医院连通形成本区域的分散网络系统,同时广州、上海及成都三个中心之间也互相连接成网,实现网络系统内的资源、专家、信息的统一调配和实时共享,是一个名副其实的多中心分布式远程病理网络系统。五年多的实践表明,这种网络系统形式对于解决偏远地区和基层医院病理资源匮乏,实现病理服务的可及性具有安全、高效、快捷的巨大优势。但由于网络系统庞大,组织结构分散,单位众多,涉及专家资源调配、工作流程优化以及信息共享管理等方方面面,其中的管理、协调及组织能力要求极高。目前情况下,这种TPS由官方牵头组建的意愿及管理的精细程度难以达到要求,可能由独立医学检验机构以市场需求为导向提供第三方服务方式来组织实施更具有可行性。

发表于2015年的一篇界域综述(Scoping Review)文献[165]研究总结了当时见诸文献报道并付诸实施应用的各类远程病理系统组织架构共99家,其中,五种组织形式占比分别为单点项目21%(21家)、一对一远程会诊系统19%(19家),区域性会诊中心21%(21家)和多中心分布式远程诊断系统20%(20家),其他形式18%(18家)。

图3.11 不仅显示了各种TPS组织结构的情况,同时用示意图诠释了每种系统结构内部的组织关系。需要注意的是上述文献中尚有18%的TPS组织结构无法对应到具体的类别中,表明这种TPS组织结构的多样性,分类并不是一成不变的,各地在构建自己的远程病理诊断系统时要根据当时的具体情况如服务对象、预期目的及现实需要进行综合考虑布局,不必贪大求全,也不必拘泥于组织结构类型的优劣。其实,每种系统的组织结构都有其适用范

围和优势,也存在一定的挑战和局限性。每种 TPS 组织结构的特点及面临的挑战简要总结于**表 3.8**。

表 3.8 远程病理系统网络结构的特点与面临的挑战

TPS 组织结构	主 要 特 点	主 要 挑 战
单点项目	易于实施,适于教学	技术和设施层面
一对一系统	性价比高,结构简单适于国际合作	专家资源受限,国际项目存在合规性问题
区域性系统	覆盖面广,具有资源优势和规模效益	组织管理能力及学术权威
分布式系统	多中心交互和多样性,专家资源共享	工作流程优化,利益分配,组织管理难度较大

第三节 · 远程病理流程的质量管理特点

基于 WSI 图像模式的 DP 是由于 WSS 的技术改进和性能扩展提升的结果,因此,TPS 的玻璃切片扫描过程和 DS 图像的生成原理与 DP 本质上并没有区别。所以,基于 DS 图像的远程病理诊断在图像处理技术、规范化验证及信息系统等大部分的质量管理方面与 DP 的质量管理是一致的。但 TPS 由于其小通量、低负荷、病例分散、应用场景及病例数据(包括 DS 图像和患者相关临床资料等)传输等特点,在诊疗环节的 QC 中有其本身的侧重点。本节重点只介绍与 TPS 管理特别是区域性和多中心分布式 TPS 的组织形式中需要注意的 QC 环节,其他的质量管理请参考 DP 的质量管理章节。

一、基础设施设备要求

取材室除常规病理科的取材设施设备外,需安装大体摄像、实时音视频系统及电子画板。用来实时监控外围站点的病理标本的巨检取材,特别是远程 IOC 更加重要。

与 CDP 环境下大批量的 PD 诊断任务不同,对于分散在外围地区的各个基层医院和远程站点来说,即使包括远程 PD 在内,单个医院一般情况下每天的病例绝大多数不超过 50 例,而且有的基层医院每周只有 2～3 次取材。我们平台每家医院每天的病例数平均在 20～30 例,远程 IOC 每天 15～20 例分布在多家医院。因此,虽然平台每天需要处理的病例数平均为 400～500 例,但分散到每个基层医院之后都变成了小通量低负荷的任务,对于时效性和工作负荷的要求和压力实际上集中于远程病理中心平台。所以,关于 WSS 的部署,中低端的小通量设备完全可以满足需要。我们的做法是根据工作量的不同,在外围站点的基层医院部署了 5～36 张扫描通量的 WSS。所以,对于融入中大型医院病理科/实验室 CDP 环境的远程会诊和远程 IOC 由这些实验室根据自己的具体情况进行管理;而对于区域性会诊中心和大型分布式远程病理诊断(包括 PD)中心的 WSS 选择,建议扫描通量不超过 60 张为宜。WSS 扫描参数、性能指标和验证过程遵从 DP 流程质量管理办法。

对于外围基层医院站点的网络连接,不低于 6 MB 的远程病理专线即可满足传输数字图像及其他影像、文件的要求。当然,对于基础条件较好或者是部分中大型三甲医院来说,10 MB的远程病理专线可能是最佳选择。但对于区域性会诊中心和大型分布式远程病理诊断(包括PD)中心来说,由于众多外围分散的信息流的集中,要求不低于 100 MB 的远程病理网络专线或按 HL7(Health Level 7)标准接入医疗机构主干网。在保证数据安全和患者隐私的前提下,建议 TPS 与医院信息系统(HIS)、实验室信息系统(LIS)进行整合,实现数据共享。

二、TPS 运行管理

对于融入 CDP 流程的单点项目和一对一/点对点 TPS 结构相对简单,可由该实验室进行日常管理。而对于区域性和多中心分布式 TPS,日常运行的管理对保障远程病理诊断的时效性、稳定性和准确性至关重要。

(1)必须建立 TPS 运行的规范化 SOP 文件或指南,用以规范日常病理的工作流程,并确保远程病理系统内所有工作人员按照各自的岗位职责,遵照 SOP 流程规范操作。既要分工明确,又要有责任落实追踪措施。

(2)每天必须有 IT 工程师团队的专人值班,负责维护数字病理系统正常运行和故障处理,保证网络连接畅通平稳。

建立中心平台的日常运行管理团队,包括专职病例分配员、病理医师和专职 QM 专员。

(1)专职病例分配员(2~3 人):负责上传病例的分配,患者临床资料收集和整理,远程病理医师及专家排班,诊断相关的信息沟通反馈,协助远程病理医师与临床医师的联系沟通。

(2)熟悉远程和数字病理工作流程的专职资深病理医师(2~3 人):负责日常值班,协助远程病理医师和专家工作,审核并发布远程病理报告,常规和冷冻标本取材监控,解答临床医师咨询。更重要的是做好病理报告的主动审核把关工作,最大限度减少诊断差错。

(3)专职 QM 专员:负责整理、记录、分析日常工作数据,监测各种质量指标如报告及时性、诊断准确性、冰冻 TAT、扫描失败率、延迟诊断率(包括补充取材、深切重新制片及推迟到光镜诊断等)、意外事件及用户满意度等。

三、建立顺畅的沟通交流机制,确保医疗安全

区域性和大型分布式 TPS 涉及的人多面广,顺畅、有效的沟通协调机制是保证患者安全和系统平稳运行的前提。远程病理平台要充分发挥远程诊断医师与临床之间各种信息反馈和资料收集传递的中介作用。特别是远程 IOC 经常感到能够支持做出决策的临床资料不够充分。另外,远程病理服务的对象大多是基层医院,那里的临床医师普遍缺乏病理知识,对一些病理过程(如重新取材或蜡块深切、脂肪组织的冰冻切片等)不能很好理解,对诊断结果的认知(如活检标本的局限性、肿瘤的异质性等)存在偏差。针对这些情况,一方面,是在远程病理报告中对一些少见病变或涉及临床治疗预后的主要信息应该预先做出备注解释,实践证明基层医院的临床医师对此非常欢迎,这就需要远程主诊医师更加耐心细致地工作;另一方面,远程病理平台要有意识地加强对基层医院临床医师的病理知识科普培训工作,经过一段时间后,就会发现基层医院对病理基本知识的了解有明显提高,原来一些关于病理报告和诊断的常识性问题大多数得以解决。如果远程主诊医师相对固定于某个或几个医疗机构的诊断任务,则可充分利用现有通信技术如微信、QQ、手机等与服务的医疗机构的临床医师建立直接的联系沟通渠道,效果会更好。

四、加强基层医院医务工作者病理知识的培训普及

近三年来,我们在全国各地合作的医院(主要是基层医疗机构)进行了 60 余场巡回讲座,与基层临床医师面对面,向他们普及病理检查的基本知识,解答他们工作中的疑问,满足他们对病理相关的基本知识、新知识和新进展等各方面不同的要求,使他们对远程病理诊断的信心和信任程度不断提高,从而使远程病理诊断工作过程变得越来越顺畅。最后实现 TPS 中心与被服务的各基层医疗机构的良性互动,不断满足患者对病理检查的需求,解决基层医院和偏远地区的病理服务可及性问题。

第四节 · 基于互联网的大型分布式远程病理系统/平台构建

用于临床诊断目的的 TPS 主要包括基层站点医疗机构组织切片的数字化、数字图像传输路径及终端诊断的实现等几个部分。作为一个患者极其标本和临床医师与病理医师处于分离状态的诊断系统,其诊断功能的实现主要靠 TPS 的诊断平台。远程病理诊断平台是负责协调调度远程病理系统各组成要素的指挥中枢,是实现 TPS 功能的载体,日常的远程病理诊断活动均集中于诊断平台,因此,人们习惯于用远程病理诊断平台来指代整个 TPS。在几种 TPS 的组织结构中,各自功能特点和适用性存在着巨大差异,采用不同的图像模式构建的网络诊断平台,其技术要求、性能表现、适用范围及操作流程等也各不相同。从目前 DP 的发展趋势来看,单一站点的一对一/点对点的 TPS 组织结构基本上已经融入 CDP 工作流程中,在一对一/点对点的 TPS 组织结构中,还有少数动态显微镜的图像模式仍在使用。由于使用方便快捷、具有存储-转发功能及不受时空限制等优点,其他几种 TPS 组织结构都是基于 WSI 的 DS 图像模式进行工作,特别是在区域性远程病理会诊中心或大型分布式远程病理诊断中心,基于 WSI 的图像模式构建 TPS 应该是最佳选择。目前,国内的区域性远程病理会诊中心大多数是以省级(少数为市级)病理质控中心为依托组织本省或本市的病理专家组建的,目的是服务于本省或本市的基层医院会诊需求,属于官方的组织机构。对于大型分布式 TPS,其根本目的是解决基层医院病理基础较差、病理医师缺乏、病理服务能力不足的服务可及性问题。那么,面对国内众多的基层医院对病理服务的大量需求,近十几年来国家提升基层医院能力建设的实践表明,大医院的对口支援也好,各种形式的病理专科联盟也好,其实际发挥的作用与省市级的区域性远程病理会诊中心相似,难以从根本上解决基层医院病理学科薄弱或病理服务缺失的基本问题。正是在这种情况下,近几年国内几家第三方医疗检测机构如云康达安、金域医学以及迪安诊断等在满足基层医院病理服务需求方面发挥了很大的积极作用,是对基层医院病理服务能力提升的有益补充。实践证明,在满足基层医院所有的病理检查项目如 PD、IOC、疑难病例会诊、IHC 及分子检测等各种各样的需求中,由第三方医疗检测机构组织实施的大型分布式 TPS 具有独到优势:解决了资金投入、运营管理机制和服务可及性的相关问题。因此,本节重点介绍基于 WSI 图像模式的分布式 TPS 的诊断平台构建和运行管理方法,以便普及病理检查在基层医院或偏远地区的应用,使病理服务的可及性惠及更多的基层医院和更广泛的人群。

一、实施运行团队与 TPS 规划论证

以往经验表明,一个高效、精干和强有力的实施团队是成功构建远程病理平台(尤其是大型区域性或多中心分布式远程病理平台)和病理科数字化转换升级的有效组织保证[180]。这个实施团队的大多数成员将在远程病理平台正式运行后构成 TPS 中心/平台连接各分散医疗机构的虚拟病理科/实验室的主要组成人员。实施团队应该包括医疗机构的决策者、资深或有过远程诊断经验的病理医师、病理技术人员、系统管理员、IT 支持人员和工作流程及质量管理人员等(图 3.12)。在组织实施过程中做到科学决策,分工明确,分步实施。

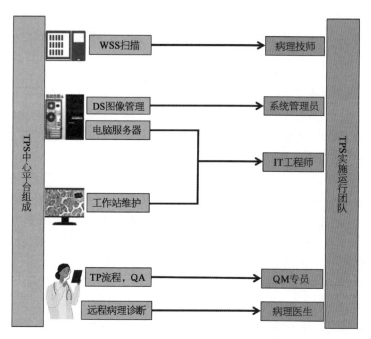

图 3.12　TPS 中心平台工作组成及对应的实施运行团队岗位
DS:数字切片;IT:信息技术;QA:质量保证;QM:质量管理;TP:远程病理;
WSS:全切片扫描仪

首先,决策者要考虑的问题主要有两个:TPS 中心/平台的资金预算和运行方式。资金预算包括两个部分:前期投入和后期运营费用。前期投入主要指设备设施的购置、安装费用,与所选择的设备规格、型号及性能相关,同时还要考虑整体 TPS 内其他网点的数量及设备费用分担问题。譬如一家大型学术医疗机构按国家医改政策要求牵头组建医疗集团或医联体(这种医疗集团或医联体大多属于非紧密型,资产权属分属于各自的医疗机构),在医疗集团或医联体成员内实施远程病理项目,那么,设备设施的归属及费用承担问题就必须在项目实施前予以明确;如果是以第三方检测机构或参考医学实验室作为独立医疗机构组织实施远程病理项目为 TPS 内的其他医疗单位提供第三方服务,则问题相对简单,全部资金投入和组织实施由第三方检测机构或参考实验室独自承担,按国家规定收取病理检查服务费即可。当然,作为大型开放式平台系统,可以允许以多种方式加入远程病理服务网络。后期运营费用主要由系统平台工作人员的劳务费用、网络传输费用和系统维护费用等组成。与设备设施投入不同,后期运营

费用是持续发生和存在的,决策者对这部分费用应给予足够的重视和考虑。否则,可能会出现前期设备投入很大、后期病理检查服务收费不足以支付运维费用而造成运营困难,从而导致设备闲置和浪费现象的发生。事实上,以往国内这种现象并不少见。

在决策者作出具体实施方案和计划后,实施团队要按各自的专业特点进行分工、派遣任务、明确责任和进度安排(**图3.13**)。首先,IT支持人员应按项目实施方案和计划表中的清单对相应的设备包括WSS、电脑、工作站、相应软件系统及网络系统在供应商配合下进行安装测试。需要特别注意的是,不同厂家的设备接口是否与工作站匹配,不同厂家的设备是否与HIS系统和LIS系统兼容;其次,需要任命一位项目实施的负责人(相当于远程网络系统超级用户),承担项目实施及后续运营过程中的全面管理责任。项目实施负责人应该熟悉所有实施团队成员(不包括IT人员)的一系列职责和能力要求,所以,这个角色由资深或有过远程诊断经验的病理医师或医学实验室专家担任比较合适,这位项目实施负责人将会是TPS建成后平台(虚拟病理科/实验室)负责人的优先人选;另外,具有一定工作经历的病理技术人员对扫描仪的使用、玻璃切片数字化和质量保证非常重要,而且需要具备一些其他管理能力,如按亚专科分配病例、专家调度及协调、系统小故障排除等;最后,系统管理员应做好数据管理的把关工作,按不同人员的职责设置不同的用户权限并进行实时维护,并随时对系统运行过程中的意外故障进行处理,根据需要提出工作流程优化方案。因此,系统管理员应该由对远程病理工作流程的每个阶段都有深入了解的人员担任。同时,质量管理专员或内审员应该熟悉LIS系统,掌握传统病理与远程/数字病理系统在工作流程上的区别,有针对性地对TPS实施运行过程中的环节质量进行监控并提出流程优化改进措施,以保证远程病理平台在最优的质量环境中平稳有序运行。

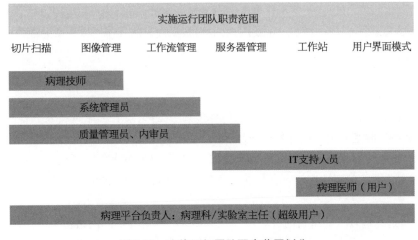

图3.13　实施运行团队职责范围划分

从早期实施者的经验和编者的实践看,远程病理平台的构建过程大致可以分为三个阶段,分别是实施前准备阶段、正式实施阶段及实施后系统评价优化阶段(**图3.14**)。一旦作出建立TPS并确定了系统平台的用途范围和功能定位后,即进入了远程病理网络和平台构建的实施前准备阶段,此阶段包括资金投入预算、设备设施的论证选型、TPS网络系统的规模确定(站点

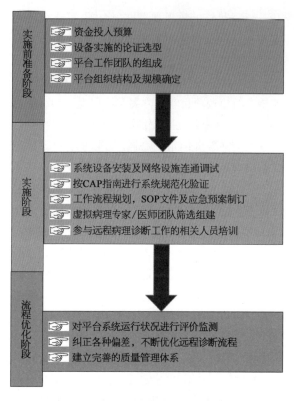

数量及地域范围)及平台工作团队的组成等。正式实施阶段的主要工作是设备设施安装调试、系统验证、工作流程规划，SOP文件及应急预案制订、虚拟病理医师/专家团队组建及相关人员培训等，这部分内容的具体操作可以参考前述数字病理流程QM和规范化验证相关章节。实施过程中要特别注意以下几点：一是偏远地区和基层医院的网络连通性和可用性必须得到保证；二是要参照现有法规和标准如ATA[4]、CAP[90]、RCP[19]及加拿大远程病理指南[65]等的相关要求并结合国内实际和筹建单位的具体情况做到规范有序实施；三是做好应对意外突发事件的应急预案，避免出现远程诊断过程特别是远程IOC等的突然中断对患者带来的诊疗影响。项目落地实施后的系统评价优化阶段是指TPS中心/平台正式运行后对系统运行的状况进行评价监测和阶段性总结，进一步修正系统运行过程中的各种偏差，不断优化远程病理

图3.14 远程病理平台实施阶段示意图

诊断流程，建立完善的质量管理体系。必须注意，构建TPS中心/平台的实施过程是一个随环境及时间不断变化的动态过程，一些工作可能会有交叉或重叠，而且与TPS的类型、组织结构及成员的数量有很大关系，实施过程中一定要因地制宜，根据当时的具体环境和情况进行适时调整。

二、网络环境与硬件配置

(一) 网络环境要求

在远程病理诊断系统中，网络传输路径是承担数字图像、患者临床资料及其他相关信息传递的载体，是不受时空限制完成远距离病理诊断的根本保障。因此，稳定顺畅的网络环境是顺利实现高效、快捷的远程病理诊断的前提。目前，虽然5G网络已经落地，但在医疗系统的普及应用并未像之前期待的那样广泛，所以，在此依然基于现行4G标准的网络进行讨论，具体要求如下。

（1）参与远程病理平台系统的各单位及相应地区必须有良好的网络覆盖。

（2）每个站点的网络带宽要求不低于6 MB或10 MB远程病理专线，超五类(CAT5e)或六类(CAT6)网线接入。

（3）承担病例分配及诊断的远程中心平台网络带宽要求按目前的100 MB专线，六类(CAT6)或超六类(CAT6a)网线接入；或按HL7(Herlth Level 7)标准接入医疗机构主干网。

（4）从集线器即通常所说的主干网交换机到室内计算机或服务器的配线距离不超过100 m(**图3.15**)。

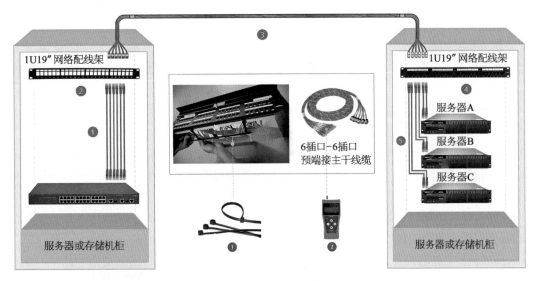

图3.15　网络布线示意图,图中❷为集线器预端至主机接口,应≤100 m

　　不同的网线种类和配线距离与传输速度及所传输的文件大小有直接关系。但就目前应用的双绞线而言,无论哪种类型,在保证最大网速不受损时的最佳传输距离为80~90 m,所以最大布线距离(主干网交换机到室内计算机或服务器)不应超过100 m。同时,在选择网线时,一定要选择正规厂家、质量可靠的网线,并在系统验证时予以关注。

　　关于TPS与外围站点医院的HIS、LIS等信息系统的集成与CDP环境下的DPS相同,可参考相关章节。

(二) 系统硬件配置

　　不同的远程图像模式系统,其硬件组成略有差异。基于WSI的TPS的主要硬件设备包括图像处理设备如WSS、存储服务器、工作站以及连接这些设备的基础通信设施。其中,只有数字化WSS属于完成DS图像处理的专用设备,同时也是完成远程病理诊断的关键设备。其他设备设施属于IT领域的常规应用项目,通常情况下都能满足需要。因此,在系统硬件配置中对数字化WSS的选择和配置要求进行重点讨论。

　　1. TPS图像模式选择

　　构建一个远程病理诊断平台或实施数字化病理转换升级项目的首要任务是根据项目的用途和规模选择合适的系统图像模式。如果是两个机构之间建立一对一的网络系统,完成的主要工作是小量的远程术中IOC或远程会诊病例,那么机器人动态远程系统是合适的选择。但由于机器人动态远程系统的实时动态模式不适合大批量病例处理,所以后续的大规模拓展应用会受到限制。如果购买成本可以承受,则可以考虑选择复合型机器人动态/WSI远程系统,既能满足实时互动讨论又能实现文件图像存储转发和大批量病例的处理。对于区域性或多中心分布式TPS,由于每天需要处理大量的病例或者处于高频使用状态,基于WSI的DS图像模式是目前状态下的不二选择(当然,如果不在乎成本,也可选择复合型机器人动态/WSI远程系统)。事实上,目前绝大多数远程或数字病理项目都是采用的WSI远程病理系统,以至于在人们的印象中,远程或数字病理就是WSI(其实,这只是一种习惯性的理解)。

对于 TPS 中心/平台的虚拟病理专家可以在智能手机或平板电脑上装载 sWSI 移动远程病理系统,以供远程病理会诊专家不受时空限制随时随地进行疑难病例或紧急情况下的会诊,既方便了专家的会诊工作,也满足了申请会诊单位对病理报告时效性的要求。但受手机或平板电脑的屏幕功能和效率限制,sWSI 移动远程病理系统不适用于病例相对较多的远程 PD 应用。

2. 数字化切片扫描仪的选择

自从 WSI 图像模式诞生以来,数字化 WSS 几经迭代升级,图像质量不断改善,扫描速度不断提升,目前最快的高速高通量 WSS 能够在 30~60 秒内完成一张标准切片(15 mm×15 mm 大小的图像范围)的扫描,大多数 WSS 单张切片的平均扫描时间已由过去的 10~20 分钟缩短至 1~2 分钟。

同时,针对不同种类如 IHC、FISH 等和不同尺寸大小如超大切片的特殊用途扫描仪陆续出现,使远程病理诊断和数字病理技术的实施开展变得越来越简便易行。

随着机械制造和图像处理技术的不断突破和成熟,数字化 WSS 新的制造商和品牌不断出现,市面上可供选择的产品越来越多。从产品功能方面看,国内外的主流数字化切片扫描仪不外乎以下几类。

(1) 基本型:以满足日常病理诊断基本需求为主的中低端 WSI 扫描仪,国外一些早期的经典产品以及国产的大多数 WSS(除个别品牌型号外)基本都是这种产品。

(2) 功能拓展型:这种 WSS 由于附加了特殊功能模块,从而适合特定环境下的(如荧光扫描、超大切片扫描、超高倍湿性介质扫描、全景及共聚焦功能等)功能需求,属于高端 DS 图像的 WSS。目前,国外主流的高速高通量 WSS 都属于此类。

(3) 动态机器人/WSI 复合型:同时具备 WSI 扫描和实时视频互动机器人模式的多功能复合型扫描仪,这种实时互动的机器人动态功能非常适合远程 IOC 的处理。由于制造技术比较复杂及使用维护成本较高,这种类型的 WSS 越来越少。

正是制造技术的不断成熟以及制造门槛的降低,市面上可供选择的数字化 WSS 种类、品牌也越来越多,质量上难免出现良莠不齐、鱼龙混杂的情况。因此,选择一款性价匹配、方便实用的数字化 WSS 对于顺利实施远程和数字病理诊断项目至关重要。

在选择数字化 WSS 时,一定要根据临床用途、使用环境、切片流量大小进行,做到扫描仪的功能、效率与临床用途和环境相匹配。通常情况下,需要考虑以下问题。

(1) 数字化 WSS 的具体应用项目是什么,是用于临床病理诊断如远程初始诊断、远程 IOC 等;还是用于远程教学和科研,抑或是两者兼而有之;是仅用于 HE 切片,还是同时扫描 IHC 或 FISH 图像等。这些不同的用途需要配置不同功能的数字化 WSS。对于区域性远程病理会诊中心或大型分布式 TPS,其主要目的是解决基层医院病理诊断的困难和病理资源的短缺问题,其应用的方向和重点应该着眼于满足基层或偏远地区的临床病理诊断的需求。

(2) 根据不同的切片类型选择不同的数字化 WSS,如湿切片(冷冻切片)或超大切片的扫描对于普通 WSS 来说可能充满挑战甚至不可能完成。事实上,无论是区域性远程病理会诊中心还是大型分布式 TPS,最常见的应用还是日常病理工作中的常规 HE 切片、特殊染色或 IHC 和远程 IOC 的冷冻切片的处理。因此,WSS 的选择还是应该集中于常规病理应用上。

(3) 每天需要完成扫描的切片量,例如,每天要完成 500 张大批量切片的扫描任务和每天只扫描不到 50 张的 HE 切片,或者 20 张的冷冻切片,两者对数字化 WSS 的容量、速度及持续工作能力的要求是不同的。对于分散的基层医院来说,工作量属于小通量低负荷范围,每天需要扫描处理的玻璃切片基本上不超过两位数,5~60 张扫描通量的 WSS 完全可以满足需要。

(4)由于基层医疗机构分散,单个医院工作量不大,除远程 IOC 外,常规病理对速度和时间的要求并没有中大型医院大批量众多报告的时效性压力。由于基层医院与诊断报告端存在时空上的距离,缺乏现场的沟通在一定程度上会带来交流的不便,这就要求 WSS 的功能在通量上可以不大,但功能要相对齐全。比如必须具备 40× 的扫描放大倍数、全切片自动 Z 轴聚焦功能等。

(5)选择与数字化 WSS 和系统相匹配的 DS 图像查看和管理软件。目前市面上的各种 WSS 之间,特别是国外的高端扫描仪基本上都带有自己专属的软件系统,大多数都是互不兼容的。因此,在选择数字化 WSS 时,务必考虑到软件的功能和匹配性,尤其是对于大型区域性或多中心分布式 TPS,涉及的机构单位众多,每个机构对数字化 WSS 的选择不可能相同,但必须注意一点,那就是至少在系统/平台内所有的软件必须是可兼容、能够互操作的 DS 图像管理系统。否则,整个 TPS 系统将无法正常、协调运行。

(6)大型分布式 TPS 的终端及基层医院的站点,必须能够与所在医疗机构/医院的 HIS 系统和 LIS 系统融合,这对 DS 图像的传输、患者相关资料的获取至关重要,从而保障远程病理诊断系统的平稳运行和远程诊断的准确性、可靠性,这点在远程 IOC 中显得更加突出。

(7)结合上述因素综合考虑数字化 WSS 的购买成本。对于大型区域性或多中心分布式 TPS 的中心平台在资金允许的情况下可根据需要考虑国外进口的高端扫描仪,以保证质量和效率,对于处于 TPS 中末端的分散的站点医疗机构或基层医院,切片流量不是很大,着眼于临床需要,考虑低成本、小容量(5~60 片)的国产中低端产品比较合适。

(8)在构建大型分布式 TPS 时,要根据众多基层医院的不同情况和需求,要充分考虑 DS 图像的存储问题。根据我们的经验,外围站点有几种合作形式:一是医院没有病理科,完全由 TPS 中心建立一个能够满足需要的小型病理科/实验室,设备人员全部由 TPS 中心提供;二是基层医院有病理科但没有病理医师,由 TPS 中心派出取材医师实施远程病理诊断;三是医院的病理科/实验室人员不足,力量薄弱,难以完成日常的病理诊断工作,由 TPS 中心派出包括诊断医师和技术人员的团队进行合作。针对这几种不同的情况制订符合各自医院特点的相应 DS 图像存储策略,具体办法请参阅第一章数字病理存储策略的相关内容。

3. 用于特殊场景的数字化 WSS

首先,对于区域性或大型分布式 TPS 中心来说,众多外围医院的病例特别是疑难会诊病例的积累是一个宝贵的资源。为 TPS 中心的病理医师提供了难得的科研和学术交流素材。临床和肿瘤研究中会用到全器官大切片,由于切片规格和尺寸相对较大如全甲状腺最大切面和全乳腺的切片等,常规 WSS 对这部分的切片数字化就显得无能为力了。这时可能就需要能够满足这种大切片扫描需要的 WSS。一些数字化扫描设备公司开发研制出了超大尺寸的特殊数字化 WSS[179],目前,可以扫描的最大玻璃切片为 8 英寸×6 英寸(大约相当于 20 cm×15 cm 大小)的超大玻璃切片。

其次,随着近几年分子检测的应用范围不断扩大,部分病例需要特殊的染色或处理方法,如免疫荧光(IF)、FISH 等,这就需要配备相应的暗场扫描仪,大多数工作场景下小通量的 2×3 张的规格即可需要。也可以考虑同时具有明暗场扫描功能的一体化 WSS。

最后,随着一些新技术和新指标在病理诊断中的价值不断显现,如循环肿瘤细胞(CTC)计数、淋巴结肿瘤微转移灶的识别、核分裂象计数及 Ki67 指数计算等,这些应用可能需要进一步的图像分析方法。所以,CAPDS 的附加功能在此时就显得非常重要。区域性或大型分布式 TPS 中心应该选择一些相对可靠并且比较实用的智能辅助决策工具来提高远程病理诊断的时效性和准确性。

三、远程虚拟病理科/实验室

(一) 虚拟病理科/实验室人员组成及职责

当 TPS 构建完成以后即进入日常运行阶段,这一阶段的工作包括网络系统内各外围医疗机构的日常病理诊断、医患沟通与交流、病理质量管理、网络系统内部各类工作人员组织协调,以及工作流程的不断改进和优化等。这些内容虽然与本地室内 CDP 流程相同,但由于时空的阻隔,具体的管理和处理过程要困难得多,有时效果可能也不够理想,特别是涉及医患沟通或临床病理沟通时情况更为复杂。事实上,在实现的功能属性上,TPS 相当于一个学术医疗机构的病理科/实验室,只是面对的临床医患双方远在异地,提供病理诊断的医师团队也不在平台本地,病理医师与临床医患的联系全部由平台服务人员调度协调。因此,一个区域性远程病理中心或多中心分布式 TPS 就构成了一个虚拟病理科/实验室(实践中的具体叫法可能不一样,如远程病理诊断中心、远程会诊平台等),虚拟病理科/实验室的业务运行载体就是构建的远程病理平台。因此,从便于管理和运行的角度出发,需要按照岗位明确、职责清晰和精简效能的原则,应该以 TPS 中心平台为载体构建以实施团队为基础的远程虚拟病理科/实验室。人员组成由原实施团队中除项目决策及咨询人员以外的所有专业技术人员按日常运行要求进行适当的增减及调整即可。包括这样几类岗位:远程虚拟病理科/实验室主任,专职报告审核发布人员,专职病例分配员,虚拟病理医师和专家团队,取材医师和病理技术人员,实验室质量管理专员,专职实验室运营人员,专职扫描设备维护人员,专职 IT 技术人员等。具体职责如下。

1. 远程虚拟病理科/实验室主任

任职条件应该是资深病理专家(有远程病理诊断经验者优先)。最好由实施阶段的原项目实施负责人担任,这样,实施阶段的经验可以帮助他尽快进入远程病理工作状态。其主要职责是负责远程虚拟病理科/实验室日常工作的全面运行管理工作,包括制订和优化远程病理工作流程,督促各类人员履职尽责,虚拟医师团队管理,组织科室人员培训,做好质量监控和疑难/特殊病例报告审核及其他相关事件的处理等。事实上,其职责相当于传统病理科/实验室的科主任,只是病理工作流程由本地室内管理变成远程异地的全链条管理。

2. 专职报告审核发布人员

可视远程虚拟病理科/实验室的规模的大小及日常工作流量的多少,酌情配备 2~3 名专职报告审核发布人员。必须是具有一定病理诊断经验的资深副高以上职称的人员担任,负责日常报告的审核和质控,联系沟通虚拟病理医师和专家团队,解读病理报告内容,回应临床及患者诉求,指导异地医疗机构的病理标本检查和取材等。因此,专职报告审核发布人员相当于传统病理科/实验室的高级职称医师,在远程诊断的报告质控和解读能力上要求比较高,因而在 TPS 内的位置非常重要。

3. 专职病例分配员

远程虚拟病理科/实验室作为连接虚拟病理医师和专家团队与异地医疗机构的桥梁和枢纽,对于维持日常远程病理诊断顺畅进行至关重要。而远程虚拟病理科/实验室的专职病例分配员则是这个枢纽中协调调度工作的执行者,其作用就更为直接和关键。因此,专职病例分配员既要有较强的沟通协调能力,也要熟悉远程病理的工作流程和特点,同时还要具备较好的临床病理基础知识。那么,专职病例分配员最好由具有一定工作经验的病理技师或病理医师担任,区域性或大型分布式 TPS 的远程虚拟病理科/实验室,配备 2~3 人为宜。其主要职责为:虚拟病理医师和专家团队排班调度,上传病例的分配与任务派遣,临床资料收集和信息反馈,病例的诊断情况和处理进度跟踪及需要协调处理的其他事情等。

4. 虚拟病理医师和专家团队

尽管虚拟病理医师和专家团队的人员实际身份属于各地不同的医疗机构,但是,为了确保诊断质量和医疗安全,对供职于远程虚拟病理科/实验室的这些医师也要进行有效的管理。譬如签订正式的劳务聘用合同并实行多点职业备案,定期检查执业及注册状况,持续的培训和学习以及合理的任务分配等。

5. 取材医师和病理技术人员

分散在外围站点不同医疗机构的取材医师和病理技术人员位于远程虚拟病理科/实验室的最前端,直接承担着病理标本的检查处理、切片制作及扫描上传、病理报告发放及日常的临床病理沟通等一众烦琐任务,他们工作质量的好坏决定了远程病理诊断的成败和合作医院的客户感受。因此,对这部分人员更要进行有效的管理、培训及指导,并保证他们必须按操作规范和质量标准进行工作。

6. 实验室质量管理专员

由熟悉远程病理工作的病理技师担任即可,也可由专职病例分配员兼任。主要任务是完成每日工作量统计,记录各种质量指标完成情况,及时反馈各种质量事件,定期完成一定数量的病例质控抽检评估,定期进行质量分析总结,提出持续质量改进意见和建议,及时向相关人员报告远程诊断中的意外事件和反馈潜在的风险隐患。

7. 专职实验室运营人员

负责处理远程虚拟病理科/实验室内的事务性工作,协调系统内各类岗位角色的关系,接受并处理外围站点医院的投诉和意见反馈,做好其他基础性保障工作如耗材供应、意外事件处理、收费计价等。由具有一定病理知识并熟悉远程病理诊断流程的文员担任比较合适。

8. 专职 IT 技术人员

要求由既精通 IT 技术,又熟悉远程病理工作流程的工程师每日值班,及时处理网络传输及扫描设备临时出现的各种问题,定期检查维护病理工作站及 DS 图像存储系统并按时对 DS 图像进行合理存储,确保远程病理诊断系统顺畅平稳有序运行。

9. 专职扫描设备维护人员

一般由扫描设备供应商以售后方式提供,适用于由紧密型大型医联体/医共体或第三方参考实验室组织和运营的远程虚拟病理科/实验室。因为只有这种情况(无成本利益冲突)才能实现集中于一个或几个扫描设备品牌的批量采购,从而获得供应商的专职售后服务。对于以大型学术医疗机构为中心组建的区域性远程虚拟病理科/实验室,由于系统内各基层医疗机构可以根据自己的情况选择扫描设备和供应商,无法形成集中优势而难以获得扫描设备供应商的专职售后服务。实践证明,专职扫描设备维护人员的存在,极大地方便了玻璃切片数字化过程中所遇到的各种问题和障碍的及时解决和处理。

(二) 虚拟病理科/实验室工作流程

虚拟病理科/实验室的工作流程与本地室内 CDP 环境下的病理诊断流程有着很大的不同。从工作方式来讲,一是两者提供服务的对象不同,CDP 的服务对象是本院患者,而远程诊断的服务目标是远距离以外的所谓"外院"患者,临床病理沟通的方式和效果完全不是一回事;二是 DS 图像存在远距离传输的问题,这与网络稳定性和外围站点医院的网络环境有很大关系;三是负责诊断的病理医师与需要得到病理结果支撑的临床医师分属于不同单位,分处于不同地点,两者之间的信任度对虚拟病理科/实验室的工作有很大影响。这些改变导致了原有思维模式和操作方式不再适用,临床医师和病理医师对这种转变需要一个适应过程。

TP 的主要作用是解决病理医师不足、病理资源缺乏,以及偏远地区病理服务的可及性问题;而大型学术医疗机构病理科/实验室实施 CDP 转换升级的潜在优势是病理资料的数字化存储、图像深度分析及应用(智能阅片)以及通过改变工作方式而解放病理医师,使病理医师的工作方式和地点更加灵活方便。这也是 CDP 环境下的病理流程与 TPS 的虚拟病理科/实验室在功能目标上的不同之处。因此,为保证虚拟病理科/实验室正常、平稳、有序运行,就需要对原有病理科/实验室的工作流程进行相应完善优化,涉及的主要内容如下。

1. 完善 TP 相关流程规范,制订 SOP 文件

根据远程虚拟病理科/实验室的工作特点,在传统病理诊断流程规范和 SOP 文件的基础上制订、完善和优化适合于远程病理诊断的各种规程文件。根据作者的实践体会,通常情况下以下文件是必不可少的,供远程虚拟病理科/实验室的工作人员参考执行。

(1) 基础制度类规范

• 外围站点的标本巨检取材规范:组织块应符合切片扫描要求。

• 外围站点的 HE 切片制作规范:切片应满足扫描要求。

• 外围站点的冷冻标本巨检取材规范:组织块应符合切片扫描要求。

• 外围站点的冷冻切片制作规范:切片应满足湿扫描要求。

• HE 切片质控检查表:重点检查载玻片、盖玻片规格,标签位置,组织片平整度,封片胶等影响扫描的因素。

• 冷冻切片时间节点记录表:依次记录标本接收、切片开始、扫描开始、扫描结束/上传、诊断开始及报告发出等各相关节点的时间。

(2) 切片数字化扫描类规范

• 数字化 WSS 维护保养记录:包括日常检查、保养、镜头清洁、维修等。

• 标准的玻璃切片扫描操作步骤:根据不同品牌扫描仪设置。

• DS 图像质控检查表:包括扫描用时、成功率、图像清晰度和完整性等。

以上"基础制度类规范"和"切片数字化扫描类规范"的内容要求遵从 CDP 流程的规范要求即可。

（3）质量保证类规范

- 巨检取材远程监控指导办法：包括责任者、标本种类、取材部位，监控途径及应用范围等。
- 诊断报告三级审核发布制度：远程 PD 常规报告经过初筛、主诊再经高级职称医师审核发布生效，远程冰冻报告直接由两名高年资主治医师以上职称的医师（理想搭配是主治医师＋副高以上医师）诊断，有疑问时经第三者（高级职称医师）审核发布。
- 远程疑难会诊报告二审签发制度：经过专家会诊的疑难病理报告必须由资深高级职称医师审核后发布生效。
- 病理诊断报告时限规定：包括远程 PD、远程 IOC 和会诊报告，都要做出相应的时限规定，通常都比传统病理诊断时间明显缩短。
- 远程病理报告变更规定：适用于所有报告类型，主要内容有报告的撤回、更改、补发及做出这些变更的权限等。

（4）服务保障类规范

- IT 技术及网络运行管理规定：适用于系统内的所有工作人员，同时还包括对 IT 工程师保障服务的要求。
- 扫描设备售后服务规定：主要是针对大型分布式 TPS 集中采购时应用一个或几个品牌的扫描设备，由专职扫描设备工程师提供保障服务。也可同时将此规定写入扫描设备购买合同中。
- 实验室运营支持服务规定：适用于专职实验室运营人员，确保在远程系统运行过程中的一些事务性工作得到及时处理。

2. 制订应急预案，确保远程病理诊断安全

远程病理诊断的特殊性在于运行过程中严重依赖网络传输系统，意外的网络不畅、中断及软件系统故障均能导致远程病理诊断中断甚至失败。因此，做好充分的应急预案准备，能够在出现意外突发事件时保持系统运行得到及时补救，最大限度减少医疗安全隐患。应急预案主要应包括以下内容。

（1）远程 PD 状态的应急预案：包括网络不畅、断网、扫描仪故障及软件系统异常等致使远程诊断受影响时的一些补救措施。

（2）远程 IOC 状态的应急预案：应急内容虽与上述预案相似，但更强调时间的紧迫性，此时患者处于手术中，因此，这种状态的应急措施要具体得力，才能将影响控制在临床医师和患者可接受的范围内。

（三）制订符合虚拟病理科/实验室特点的培训考核体系

1. 取材医师（助理医师/见习医师）和技术人员培训大纲

包括培训内容、要求、标准及医患沟通技巧等。主要课程为：① 数字病理环境下的病理标本规范化取材；② 满足数字化扫描要求的规范切片制作（HE 和冰冻）；③ 远程病理学基础知识；④ 玻璃切片数字化扫描的常见问题及处理；⑤ 远程病理报告初步解答及沟通技巧。

2. 主诊医师和病理专家培训手册

主要目的是解决主诊医师和病理专家对远程病理学的认识和线上阅片的接受程度问题，同时使他们逐渐习惯于电脑屏幕阅片。主要内容为：① 远程病理学发展及应用概况；② 远

程病理诊断的可行性证据介绍;③ DS 图像的质量评价和缺陷识别;④ 远程病理诊断流程及注意事项;⑤ HE 染色的 DS 图像阅片训练及潜在陷阱;⑥ 术中远程 IOC 的 DS 图像阅片训练,注意 TAT 评估;⑦ 特殊染色、IHC 及 FISH 的 DS 图像阅片训练,注意电脑屏幕亮度的影响。

3. 其他相关人员简易培训程序

其他相关人员主要指专职实验室运营人员、专职扫描设备维护人员和专职 IT 技术人员,而专职病例分配员和实验室质量管理专员由于大多出身于病理技师或医师,按上述相关培训大纲内容进行培训即可。主要内容:① 远程病理诊断流程及注意事项;② 服务保障类规范内容。

(四) 关于虚拟病理医师/专家团队管理

高素质的虚拟病理医师/专家团队是支撑虚拟病理科/实验室的核心资源和完成远程病理诊断的根本保证。虚拟病理医师/专家团队的有效医师数量、实际诊断水平及专家层次代表了大型区域性和多中心分布式 TPS 在行业内和临床医师心目中的地位和信誉度,因此,如何建立并管理好一支虚拟病理医师/专家团队是远程虚拟病理科/实验室的重中之重。

1. 虚拟病理医师/专家团队的组成

虚拟病理医师/专家团队的组成要根据远程虚拟病理科/实验室的特点和工作任务来确定。如果主要任务是疑难病例远程会诊,则虚拟病理医师/专家团队以不同亚专科的病理专家层次为主,按照地域分布和个人专科特长每个亚专科选择 2~3 人;如果是覆盖全部远程病理诊断范围(包括 PD、术中远程 IOC 及远程会诊)的综合性虚拟病理科/实验室,则至少需要四个层次的病理医师/专家,即负责站点医疗机构的大体标本检查及取材的初级病理医师或助理执业医师,负责远程 PD 和术中远程 IOC 诊断的骨干主诊病理医师,负责疑难病例会诊的病理专家和负责学术引领的学术病理专家。通常情况,远程 PD 和术中远程 IOC 的工作任务比较繁忙,骨干主诊病理医师的数量需求也最多;疑难病例会诊专家按会诊需求设置;2~3 名学术病理专家即可满足一个综合性虚拟病理科/实验室的专业知识更新和学术引领工作。

2. 虚拟病理医师准入与考核

(1) 虚拟病理医师准入条件

1) 骨干主诊病理医师:综合性二甲或专科性三级以上医院的高年资主治医师以上职称,目前仍在临床诊断一线工作,具有最近五年以上实际病理诊断经验。

2) 疑难病例会诊专家:三甲医院主任医师及综合性学术医疗机构病理科/中心的副主任医师以上职称,目前仍在临床诊断一线工作,具有最近五年以上实际病理诊断经验和亚专科优势。

3) 学术病理专家:病理基础功底深厚、专科特色突出、学术视野开阔、供职于国内国际大型学术医疗机构的教授级的行业内知名专家。

(2) 准入前简易培训:对有意向加入虚拟病理医师/专家团队的申请者进行必要的 TP 方面的简易培训对于后续的考核具有重要意义。其目的:一是使申请者了解 TPS 的工作流程和操作步骤,二是使申请者适应电脑图像的阅片诊断习惯。培训内容为主诊医师和病理专家培训手册中的部分内容。

1) 远程病理诊断流程及注意事项。

2）HE 切片、冷冻切片的 DS 图像：各 10 例（不同病种）。

3）IHC 的 DS 图像：包括不同表达模式（胞膜、胞质及胞核）的不同抗体的 DS 图像 15 张。

（3）准入考核：于 1 周后对参与并完成简易培训的申请者进行考核，考核结果录入质量管理档案，作为录用依据。考核内容包括：

1）HE 染色的 DS 图像 20 例，其中包含不同系统和复杂程度的病种和错误的 DS 图像 2 张。

2）冷冻切片的 DS 图像：10 例，必须是不同器官部位的病种。

3）IHC 的 DS 图像：15 张，需要包括胞质、胞膜及胞核等不同抗体、不同表达模式。

4）远程病理诊断流程熟练程度测评：考核方式为限时连续测试，记录阅片开始时间和结果提交时间，用于评估对远程线上阅片的适应度。

（4）虚拟病理医师/专家管理：以往的实践表明虚拟病理医师/专家的管理难度较大，也比较薄弱。经常出现诊断不及时、报告解读沟通意愿不足、会诊结果参差不齐的现象，有些医师以专家身份自居，缺乏必要的服务意识和责任意识。随着远程病理诊断和数字病理的快速发展和国家多点执业政策的深入落实，这种情况应该有所改变，虚拟病理医师/专家必须纳入多点执业/备案管理范畴。

1）所有虚拟病理医师/专家（无论哪个层次）都必须签订劳动合同，明确劳务报酬、工作任务、职责范围及所承担的相关义务。

2）除学术病理专家外，所有虚拟病理医师/专家都应在虚拟病理科/实验室属地进行多点执业注册/备案。

3）除学术病理专家外，对所有虚拟病理医师/专家都要进行工作排班，按班次进行任务派遣，做到分工明确、责任清晰。

4）对诊断时效和质量进行监督考核，根据考核结果对每个虚拟病理医师/专家的总体表现进行评价，以便做出下一步整改、聘用或奖励计划。

第四章
数字细胞概要

第一节 · 数字细胞学数字切片图像应用的局限性

数字细胞学(digital cytology)是指各种细胞材料制成的细胞学涂片或细胞蜡块切片经过数字化后形成相应的 DS 图像或实时动态图像用来完成相关的工作任务,如图像阅读、标注、远程会诊咨询或快速现场标本评估(rapid onsite specimen evaluation,ROSE)等。用于远程会诊咨询和 ROSE 的数字病理方法又称为远程细胞学(telecytology),如同 TP 一样,远程细胞学属于数字细胞学的一个应用方向。

自商业化的 WSI 解决方案推出以来,WSS 的技术指标不断完善,性能不断提高。20 多年的 DP 实践表明,在外科组织病理学领域,玻璃切片的数字化技术已经非常成熟。大量验证性研究已经证明基于 WSI 的 DS 图像对外科手术标本的病理诊断的效能并不亚于传统光镜(参考第二章第一节)。利用 DS 图像的病理 PD 已取得成功并催生了来自荷兰、西班牙、英国和新加坡等不同国家的数十家 CDP 的诞生[80,81,163],但这些 CDP 并不包含细胞学检查。与外科组织病理学相比,关于细胞病理学中应用基于 WSI 的 DS 图像的文献不多。大多数细胞学文献涉及的都是细胞学材料的远程会诊,而且多采用实时动态 TPS。少数文献报告了基于 WSI 的 DS 图像在宫颈液基细胞学中的验证研究,结论是 DS 图像与传统光镜诊断的一致性率相当,但该研究没有涉及 WSI 模式的诊断用时及基于 WSI 的 DS 图像是否适用于大批量的宫颈液基细胞筛查和诊断[182]。相反,之前的一项对比载玻片和 DS 的细胞图像诊断一致性的研究中,研究人员证明载玻片更准确、更快速[183]。因此,就目前的应用现状而言,数字细胞学的研究结果不一,存在着不同看法。但总体来看,就数字细胞学的大批量临床应用特别是在 PD 方面还存在着明显的差距和诸多障碍。除了数字化的技术限制(非妇科标本)、供应商之间图像文件格式的标准化,以及缺乏组织学特征的 TCT 的海量单个细胞的阅读限制,这些障碍还包括细胞学样本本身的特点、DS 图像的质量要求和临床工作流程的差异等。

一、高倍(40×)扫描要求和材料的多样性阻碍了细胞学载玻片的大批量扫描

细胞病理学的标本类型有许多种,包括宫颈的巴氏涂片、TCT、细针穿刺涂片和各种脱落

细胞的涂片等,有时是细胞沉积物的包埋蜡块。这些玻璃载玻片中的细胞通常由单个细胞和缺乏组织结构的细胞团块组成。这种多样性的制片方式对常规载玻片的大批量数字化带来了诸多不便和困难。另外,20×扫描的倍数产生的组织学 DS 图像对于大多数手术切除的病理标本基本能够满足诊断需要,而如果可靠地解释细胞的细微结构,细胞学载玻片可能需要更高的扫描分辨率(如 40×扫描)。在 40×的放大率下扫描载玻片需要更长的时间,并且产生更大的图像文件,这对大批量的细胞学常规应用和图像浏览、文件存储等都带来了巨大的不确定性。

二、数字细胞学的准确评估要求 DS 图像中所有的细胞都处于同一焦平面的可见状态

细胞学载玻片与组织切片的最大区别是细胞分散、存在细胞团块、厚薄不均匀、排列上缺乏特定的组织构型。这些因素决定了目前 WSI 单层扫描的细胞学 DS 图像的焦平面不会处于同一水平,从而导致堆叠的细胞团块模糊不清,难于对细胞的细微结构进行观察(**图 4.1**),特别是 FNA 和脱落细胞标本的涂片,这种情况就更为明显。宫颈液基涂片中的细胞排列相对均匀,绝大多数细胞都处于同一焦平面,给观察阅读带来了可能性,但是,偶尔也会出现成团的细胞团块,相应地增加了判读的难度。

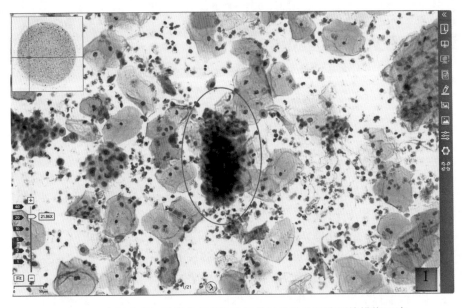

图 4.1　宫颈液基细胞学(LCT)数字切片示堆叠的细胞团块模糊不清

三、数字细胞学难以大批量应用的时效性因素

在组织学切片中,大多数适当靶向的活检或切除标本基本上都包含具有一定排列方式或组织结构的病变组织。我们在诊断时,基本上是对具有明显病变的组织结构进行"整块"观察,只在极少数情况下去重点观察单个细胞的结构。而在细胞学诊断中正好相反,即靠观察到的单个细胞或细胞团块来判断疾病的性质。但是,在电脑屏幕上从数万个缺乏任何排列特点的细胞群中去找出少数的几个异常细胞,从时效性的角度,对于大批量应用也不太现实。最典型例子就是宫颈鳞状上皮内病变,在组织学的 DS 图像与光镜的诊断中没有明显区别,特别是时

间上；但如果换成宫颈 TCT 的 DS 图像，从中找出极少数的异常细胞可能要花费大量时间。不过，从宫颈病变筛查的角度，基于 DS 图像的 CAPDS 可以把 70% 左右的大量阴性病例排除掉，其余的病例再由人工判读和诊断，从而为减少细胞病理医师繁重的工作量带来了一种新的诊断思路 (**图 4.2**)。

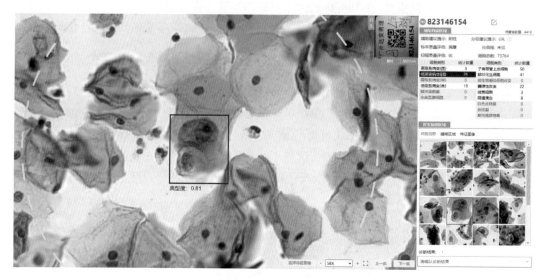

图 4.2　宫颈液基细胞学 AI 病理诊断辅助系统

第二节·数字细胞学 DS 图像的 Z 堆栈扫描

为了解决上述细胞学载玻片中细胞分布不均匀和细胞团块的清晰度问题，业内一直在努力，试图通过数字化过程中不同的焦平面分别聚焦扫描，然后将不同焦平面的 DS 图像叠加形成 Z 堆栈图像以显示细胞团块的立体结构。Z 堆栈扫描是一种高倍放大的 Z 轴图像叠加扫描技术，由于增加了 DS 图像的景深，可在一定范围内解决 DS 图像的上下聚焦问题，从而弥补组织厚度变化和细胞学涂片中的细胞团块所致的图像离焦模糊不清的缺陷。

一般来说，标准扫描模式下产生的 DS 图像的厚度大约 2 μm，那么，叠加扫描的次数及每层焦平面的距离就决定了最终 Z 堆栈叠加所产生的 DS 图像的总体厚度或者说景深。为了得到细胞团块的最佳立体显示效果，人们对叠加扫描的次数及每层焦平面的距离进行比较研究。Bongaerts 等[184]发现，在宫颈液基细胞学制片中，发现 Z 堆栈叠加 7 层扫描，每层之间的距离为 2 μm 比相同扫描层次之间相隔 1 μm 的距离更容易被观察者接受。另一项关于宫颈液基细胞学制片的扫描参数研究显示，其结果支持 3 个平面叠加扫描，每个平面之间的距离为 1 μm[185]。此前，Mori 等[186]在一项基于非妇科液基细胞学的综合研究中发现：每层厚度 1.5 μm，总共 10～15 层扫描所产生的 15～20 μm 厚度的 DS 图像适用于大多数细胞学切片。而且尿路上皮癌的乳头状细胞团块、乳腺或甲状腺抽吸细胞学标本及子宫颈涂片显示不同的最佳厚度。而一项在甲状腺细针穿刺活检 (fine needle aspiration，FNA) 细胞学涂片扫描的最佳参数研究中发现,总共 3 层扫描,每层间隔 1 μm 的 DS 图像具有最高观察者间(inter-observer)的可靠性[187]。

如前所述,与组织学切片所使用的单平面扫描相比,细胞学所必需的多层扫描会创建更大的数字文件。一张 TCT(约 314 mm²)扫描一个 Z 堆栈平面所生成的 DS 图像文件大约为 800 MB~1 GB。那么,要扫描 7 个 Z 堆栈平面,将得到一个 6~8 GB 的图像文件。这将会大大增加文件存储的成本和难度。此外,如果 DS 图像托管在需要在线检查的服务器上,则服务器和诊断端计算机之间的通信负荷也会相应增加,可能导致 DS 图像在查看时出现延迟或卡顿冻结。

为了达到既能显示细胞学中的细胞团块的立体结构,又能尽量减小 DS 图像的文件大小,人们想出了很多图像处理办法,即所谓的"深度"或"精准"聚焦。一种方法是将多层扫描中可见的微观细节与更小尺寸的数字文件结合起来形成所谓的"深度聚焦"的可能解决方案。在之前引用的研究中,Mori 等[186]阐述了他们的"焦点融合"方法即从每一层中提取"最受关注的区域"进行扫描,然后将扫描得到所有的"最受关注的区域"拼接融合构建一个新的单一平面 DS 图像,其中所有"最受关注的区域"都将处于焦点平面上。欧洲细胞学网站(www.eurocytology.eu)的 DS 图像数据库也使用了类似的技术。关于这种方法的应用软件的描述可以在 www.cytology.cloud 找到。而 Larhmann 等[188]使用了一种不同的方法来达到 Z 轴多层聚焦的相同目的。这个方法作者称之为"语义焦点分析法",在对细胞学制备的载玻片进行综合分析后,利用特定的软件识别细胞,并根据每个被检测目标的大小、清晰度和颜色等指标来应用过滤器释放非细胞材料。这个过程为 DS 图像中的细胞团块创建了一个三维的"主焦点平面"。根据这个"主焦点平面"映射图,扫描仪只选择聚焦细胞的图像,排除模糊的细胞和非细胞成分,从而避免产生大量不必要的数据。最后一种方法是在图像拼接压缩过程中想办法减小 DS 图像的大小[189]。即采用新的压缩方法,过滤掉在 Z 堆栈扫描平面之间复制的重复冗余信息,只保存它们之间的不同部分。如同普通视频压缩中所采用的类似原理和方法,即只保存关键帧和它们之间的差异,而不是形成视频的整个图像集合。基于图像的实时聚焦的多平面扫描(双 Led 照明或倾角传感器等)在细胞学制片扫描中可能发挥更大的作用。

总之,尽管人们在努力使细胞学制片的 DS 图像不断进行优化,但由于细胞学本身的特殊性,其 DS 图像无论是在景深和细胞团块的清晰度上,目前基于 WSI 的 DS 图像扫描方法仍难以完全满足细胞学标本的大批量临床诊断应用。对于非妇科细胞学的 DS 图像应用还仅限于小批量的远程会诊和实时动态的 ROSE,而妇科液基细胞制片虽然相对平整,DS 图像也可以在屏幕上阅读,但是由于细胞量巨大,又缺乏容易辨认的特征性组织学排列方式(或兴趣区),屏幕读片过程费时费力,这种漫长的时间耗费在实际诊断的时效性上难以令人接受。将来基于 CPATH 的 CAPDS 在妇科液基细胞学的筛查中可能发挥更大的作用。

第三节·数字细胞学的应用

如上所述,数字细胞学的应用领域最多见的是远程会诊和远程 ROSE,即远程细胞学(telecytology)。属于数字细胞学在 TP 领域的一个重要应用,主要是通过数字图像技术实现对细胞学标本的远程评估和诊断。理论上,同组织学的数字切片一样,远程细胞学可以进行远程PD,远程会诊,以及其他用途如科研教学和质量管理等。

但是,远程细胞学在临床PD中的应用进展却非常缓慢,究其原因主要有:细胞学涂片本身的材料和技术所限,如细胞分散,可供观察的材料有限,工作流量巨大等;含有干扰观察的成分如血细胞、黏液等杂质;涂片厚薄不一,含有许多三维立体的细胞团块,由于聚焦平面不同而无法形成清晰的DS图像。

虽然,Z堆栈加扫描技术有望解决基于WSI的DS图像的上下聚焦问题,但实际应用中受到很多限制,对解决细胞学涂片大批量的PD仍然存在困难。同时,由于Z堆栈扫描耗时过长,加之产生的DS图像文件太大,对DS图像存储也带来了不小的压力。

关于疑难病例会诊,使用远程病理学包括远程细胞学进行咨询和获得专家意见,在外科病理实践中是最成熟的领域,这一点在多项应用研究中已充分报道[190-192]。虽然基于WSI的DS图像用于大批量常规细胞学的PD目前还存在困难,但用于细胞学涂片的远程会诊仍被一些单位(尽管单位不多)采用[184,192]。浙江大学第二附属医院病理科与UCLA之间在2014—2017年期间进行了20例细胞学病例的DS图像远程会诊试验[184]。包括10例妇科液基细胞学和10例FNA病例,FNA标本主要为淋巴结、甲状腺及胰腺等,全部会诊病例(100%)都获得了有临床意义的诊断,预期效果良好。妇科液基细胞学病例大多数为良性病变,FNA标本的诊断包括:滤泡性肿瘤、可疑甲状腺乳头状癌、神经内分泌肿瘤(低度和高级别)、高度可疑腺癌、少见的高度非典型细胞/可疑恶性肿瘤及淋巴结转移癌或阴性所见等。所有上传的FNA标本的DS图像所含细胞数均可以满足诊断要求,会诊结果一般在24小时以内返回。但是,一些细胞聚集成团给观察胞核细节和诊断带来了一些困难。另外一项研究[219]显示,在30例细胞学标本(10例妇科液基及20例非妇科标本)中,基于WSI的DS与传统光镜的诊断一致性为90%~100%(四位观察者分别为90%、93%、100%及100%)。以上结果表明,细胞学标本的DS图像在少数用于远程会诊病例中的一致性和准确率可以达到预期结果,只是由于技术条件及本身材料的限制而难以大批量应用于临床初始病理诊断。

与组织学相比,细胞涂片更适合针对特定细胞或区域进行重点观察,加上技术要求低、操作简单及造价低廉等,静态图像在细胞学领域的远程诊断应用最为广泛和普遍,特别是中低收入国家和地区如非洲[192]等。一项来自希腊雅典大学医学院和希腊401陆军总医院的研究[193]对静态图像在远程细胞学诊断方面的表现进行了临床验证。该研究由5名注册细胞病理医师对270例甲状腺FNA标本进行阅片后,间隔6~12个月后再对这些病例的静态图像(每个病例选取10个代表性视野进行拍照)进行观察,然后对两次的观察结果进行对比以验证观察者内和观察者间的一致性和准确性。结果显示两次的诊断未见明显差异即诊断准确性为100%,观察者内和观察者间的一致性几乎完美,k值分别为0.967~1.00和0.869~0.939。表明只要选取的图像具有代表性并使用标准细胞学诊断方法,静态远程病理系统所做的诊断可以与常规显微镜的诊断一样可靠。另外一项有代表性的数字远程细胞学诊断研究[194]显示,使用静态图像在iPath网络会诊平台上,细胞病理专家对良恶性病变鉴别诊断的准确性可达90%,而且观察者间一致性很高(总体k值为0.791)。该研究比较了4名病理医师对167例连续细胞学标本进行静态图像诊断的结果。标本由渗出标本(胸腔积液、腹水)、尿液和膀胱冲洗液、支气管分泌物及各种器官的FNA,如唾液腺、甲状腺和淋巴结等组成,其中大部分为湿润固定和巴氏染色。这些结果与基于载玻片的传统光镜诊断(91例良性肿瘤或恶性肿瘤标本,76例非肿瘤性病变)进行了比较。在恶性病例的诊断中观察到最佳的观察者间一致性,k值为0.829。特异性和敏感性分别为83%～92%和85%～93%。4名病理学家的总体准确性为88%～90%。另一项基于iPath平台的研究[195]报告了肯尼亚内罗毕阿加汗大学(Aga Khan University,AKU)四个处于不同地点的附属医院之间使用远程细胞学会诊的情况。该研究由在这四个地点有不同经验的六名病理医师对静态图像进行评估,诊断符合率为71%～93%。诊断准确率为65%～88%。病例分布包括子宫颈涂片、不同器官的FNA、尿液和其他体液标本。这些研究结果支持使用远程细胞学在偏远地区和现场病理学家不足的情况下就疑难病例进行会诊咨询。以上案例为静态图像用于远程细胞学会诊的典型代表,其他类似研究还有很多,结果也基本相同(**表4.1**)[193-195,197-203]。图像较高,可以达到95%～99%[71,196],其原因可能是能够通过实时查看整张涂片来更好地选择有代表性的诊断区域和材料。

表4.1 远程细胞学诊断的主要研究文献

年份/文献	国家/地区	图像模式	OC(%)	IEO k值	IAO k值
2004,Yamashiro[197]	日本	静态	88.6	NA	0.538～0.933
2007,Ayatollahi[198]	伊朗	静态	84～86	0.71	NA
2010,Kldiashvili[199]	格鲁吉亚	静态	94	NA	0.955
2011,Georgoulakis[193]	希腊	静态	NA	0.869～0.939	0.967～1.00
2012,Heimann[200]	美国	静态	95	NA	NA
2012,Kumar[195]	肯尼亚	静态	71～93	NA	NA
2012,Tsilalis[201]	希腊	静态	NA	0.79～0.97	0.76～1.00
2014,Dalquen[194]	瑞士	静态	88～90	0.791	NA
2016,Durdu[202]	土耳其	静态	90.7	NA	NA
2018,Sahin[203]	土耳其	静态	84.3	NA	0.665～1.00

注:OC,总体一致率(overall concordance);IEO,观察者间(inter-observer);IAO,观察者内(intra-observer);k值,kappa相关性统计值(Kappa score);NA,不可用(not avialable)。

除远程会诊外,远程细胞学的另一个主要用途是对FAN标本的细胞充足性进行现场评估即ROSE,以确定穿刺组织的细胞量是否能够满足诊断需要。大量研究表明,ROSE的使用提高了细胞含量的充足性,减少了标本的淘汰率,从而降低了并发症的发生率,并为活检材料的最佳分类提供了机会[204-206]。细胞学已经从严格的形态学诊断发展到免疫组织化学的常规应用,而精准医学的发展又增加了对分子检测的个性化需求,如何能够保证穿刺标本的细胞含量满足这些检测需要,ROSE就显得更加重要。因此,在进行远程细胞学ROSE时需注意以下几点:一是根据不同的穿刺方式、不同的器官/部位区别对待,例如,在对CT引导下的FNA和支气管内镜超声检查(endobroncheal ultrasonography,EBUS)标本进行ROSE的过程中,远程细胞病理医师与现场的细胞技术人员及临床医师的充分交流讨论对于确保取材的准确性和充足性至关重要。二是选择合适的远程图像模式。由于 ROSE 过程中互动性要求较高,在远程图像模式的选择上以实时动态图像模式为首选。在充分考虑技术条件(包括网络带宽)、工作流量、人员情况及成本负担能力后,可在视频显微镜、机器人远程动态系统和复合型机器人/WSI远程系统中择优选择。必须指出,每种图像系统都有它们自己的局限性和不足,例如对系统稳定性的考验和高速互联网的需求等。这些挑战将在目前不断进行的临床研究中得到解决,相关技术指南也已处于酝酿阶段[207],相信随着技术的迅速发展,远程细胞学将成为越来越多的细胞病理医师的日常实用方法。三是对参与 ROSE 的病理医师、细胞技术人员、细胞病理学研究人员和临床医师进行数字及远程病理系统基本知识的培训,包括性能特点、操作流程及常见的软硬件问题的识别能力等。四是在远程细胞学 ROSE 过程中,作为处理、分类、分析和解释细胞学标本的专家,细胞病理学专业人员处于独特的地位,要承担起穿刺细胞学标本的看门人责任,确保这些标本被妥善处理和使用,以获得最大的临床价值[208]。在此,看门人是关键,但不是锁门,而是把握方向、专业培训、强化告知沟通并与临床医师分享信息,以利于实现我们所有相关医护人员的最终目标:为患者提供最好的诊疗服务。

关于细胞学标本,由于 DS 图像中的立体细胞团块的聚焦和杂质干扰等问题尚未得到完全解决(尽管人们在用各种方法去努力尝试,但效果仍未达到理想状态),非妇科液基细胞尚无法用于 CDP 环境下的大批量 PD。对于妇科 TCT,由于制片过程中对杂质的过滤作用和细胞团块的扁平化处理,从 DS 图像的阅读角度来说,应该不存在太大问题。一项基于 WSI 的 DS 图像的宫颈液基细胞制片的 PD 非劣效性验证研究显示,光镜的诊断一致性为 97.8%,DS 图像的诊断一致性为 95.3%,统计结果表明在宫颈液基细胞学中,DS 图像的诊断效能并不比光镜差[209]。但是,由于细胞数量巨大,又缺乏组织学的特征性排列方式(吸引注意力的兴趣区),相同放大倍数下 DS 图像的 FOV 又比光镜的视野小($40\times$ 的放大倍数,DS 图像的 FOV 只相当于光镜视野的 70% 左右),因此,人工观察妇科 TCT 的 DS 图像费时费力,不具有时效性优势。大量宫颈 TCT 的筛查和诊断出路应该是借助基于 CPATH 的 CAPDS 的帮助,把 70%～80% 的阴性病例筛除过滤掉,留下少量有意义的病例留待人工复查。这样既减轻了细胞病理医师的工作量,提高了筛查效率,同时又使 DP 技术得到了合理应用。

第五章
计算病理概要

第一节·计算病理学的概念及常用术语

AI是指计算机系统被编程为像人类一样进行思考并模仿人类的行为习惯,如学习和解决问题的能力等。目前,AI能够执行人类智能所完成的部分任务,如视觉感知、参与决策和有限沟通等功能。以AI为基础的CPATH作为一门新兴学科,最近在多方面病理实践中都显示出巨大的发展潜力,可以提高工作效率,减轻病理工作者的压力和部分决策困难,同时提高患者获得高质量的个性化医疗保健的针对性和可用性。随着DP基本知识和应用在病理实践中的不断普及和深入,数据处理和ML已经成为病理学科进步的标志。作为病理学领域新兴的亚专业,CPATH有望为基于DS图像、多组学数据和临床信息学提供更好的集成解决方案。而且,病理业界和病理医师也乐见其成。尽管如此,病理医师和相关人员对CPATH及AI的了解和认识并不全面,也不深入。因此,为便于读者特别是病理相关工作人员能够更好地理解CPATH,本节结合文献[1,210,211]对CPATH的概念和相关术语的含义做一简要介绍。

一、计算病理学

计算病理学(computational pathology,CPATH)是病理学的一个分支,指用大量的广泛数据组学的方法对患者标本和相关临床信息进行计算分析以便用于疾病发生发展、诊疗过程及预后转归的研究。在DP环境中,强调从基于WSI扫描的DS图像中结合相关元数据提取信息进行分析,通常使用ML等AI方法。其宗旨是提高病理诊断的准确性,优化患者诊疗过程,并通过全球合作促进医疗成本降低。同时,CPATH具有整合狭义DP、分子病理学和病理信息学等细分领域的巨大潜力,从而改变传统病理学的核心功能,实现对患者的精准诊疗目标。

二、人工智能

人工智能(artificial intelligence,AI)是计算机科学的一个分支,研究计算机对人类智能行为的模拟功能。即由计算机程序处理通常需要人工智能才能完成的任务,包括视觉感知、决策和沟通等。根据学习方式和智能程度,AI 目前可以分为两大类:弱 AI 和强 AI。弱 AI 又被称为人工狭义智能(artificial narrow intelligence,ANI),是指基于一个完善的统计模型对数据进行分类,该模型已经经过训练,可以执行特定的任务;而强 AI 也被称为人工通用智能(artificial general intelligence,AGI),能够通过创建一个系统从任何可用的规范化数据执行机器学习,并可以智能地独立运行。AI 技术有能力处理患者护理生命周期中创建的大量数据,以改善疾病的病理诊断、分类和预后判断。

三、机器学习

机器学习(machine learning,ML)是 AI 的一个分支,指计算机软件的统计算法通过接触有代表性的数据来学习执行任务,并建立自己的模式,从而对新数据进行解释和操作。从数据处理能力上看,ML 属于 AGI 范畴。在病理学领域,已经或正在开发和测试的各种基于 ML 的方法可以用来协助评价病理诊断中的基本形态模式,如肿瘤细胞、细胞核型、细胞分裂、腺体形态、导管结构及血管分布等。

四、深度学习

深度学习(deep learning,DL)是指不需要人类设定某些特征从而提取这些特征参数的计算技术。DL 是机器学习的一个子集,由算法组成,允许软件通过将多层人工神经网络暴露于大量数据中来训练自己执行任务。当数据被输入输入层后,即以分层的方式按顺序处理,每一层的复杂程度由浅入深不断增加,整个过程相当于人工神经网络松散地模仿大脑中的分层组织进行工作。在此过程中,软件算法对优化函数不断进行迭代训练,从而塑造出各层的最优处理函数以及它们之间的联络关系。所以,DL 方法与基于手工特征的方法相比,这些算法通常需要更大的标记数据集来开发。同时,DL 的一个缺点是学习到的特征可能不符合人类可以预期的特征参数,即它们通常是不可解释的,因为它们依赖于与其他不可解释的特性的复杂交互。因此,尽管 DL 算法可能更准确,但它在处理过程中实际是一个"黑匣子",这意味着 DL 算法的输出结果是否是预期目的的答案仍然是个未知数,而且随着模型每次迭代学习,每次运行算法都可能不同。

五、深度神经网络

深度神经网络(deep neural networks,DNN)是实现深度学习的一种复杂的多层网络结构,由位于输入端与输出端之间的多个隐藏层和大量的人工神经节点(人工神经元)组成,每一层包括一个或多个人工神经元并与前一层和下一层的人工神经元相互连接,其中人工神经元连接的权值不断进行调整,从而达到模型数据的最优化。所以,DNN 是一套模仿人类大脑设计并用来进行模式识别的算法,习惯上或文献中经常用 DNN 指代 DL。在过去的数十年中,随着计算能力的不断提高,DNN 的结构层次也越来越多,人工神经元的连接也越来越复杂,从而使人工神经网络作为 DL 的工具,其学习的能力和效率也有了非常显著的提升。

六、人工神经网络

人工神经网络(artificial neural networks,ANN)指由一组分层的基于深度神经网络的人工神经元(称作节点)相互连接而形成的复杂网络系统,用来处理和执行更高、更深层次和更加复杂的任务。ANN 由人工神经元(节点)组成三个功能层,即一个输入层、多个隐藏层和一个输出层。而且可以自行判断其所作出的解释或预测是否正确,类似于人类大脑的生物复杂神经网络。目前 ANN 可训练的参数量级已经在 100 000 个以上。在 ANN 中,人工神经元之间的连接状态通常使用一些统计方法进行评估。常用的统计方法有聚类算法(clustering algorithm)、K 最近邻算法(K-nearest neighbor,KNN)、支持向量机(support vector machine,SVM)、逻辑回归等。

七、K 最近邻算法

K 最近邻算法(KNN)是一种基于 K 个相邻数的数据分类和回归的统计方法,属于一种常用的监督学习方法,其基本工作原理为:对于待测试样本,基于某种距离度量找出训练集中与其最靠近的 K 个训练样本,然后基于这 K 个"邻居"的信息来进行预测,通常在分类任务中可以使用表决法,即选择这 K 个样本中出现最多的类别特征标记作为预测结果。也就是说,如果一个待测样本与特征空间中最邻近样本类别的 K 个最相似的特征中的大多数基本吻合,根据多数表决结果,则待测样本就属于该特征空间中最邻近样本的类别。不难理解,KNN 是通过测量不同特征值之间的聚散度和数量进行决策分类,而且只依据最邻近的一个或者几个样本特征的类别来决定待测样本所属的类别。

通俗来说,KNN 算法训练集中的数据和标签(特征邻居)都是已知正确分类的对象。

在这种情况下,将输入的测试数据的特征与训练集中对应的特征进行相互比较,找到训练集中与之最为相似的前 K 个数据,则该测试数据对应的类别就是 K 个数据中出现次数最多的那个分类。那么,这里的一个关键问题就是 K 值大小的确定。一般来讲需要根据具体的试验设计进行选择,能够满足训练需要即可。如果 K 值选择过小,容易发生数据过度拟合而受到噪声干扰,导致训练集上准确率很高而测试集上准确率低的非真实结果;如果选取较大的 K 值,就相当于用较宽泛邻域中的训练数据进行预测,这时与输入的待测样本较远的训练集数据的特征空间(邻居)也将会对预测起作用,使预测结果发生错误。一般情况,K 值不应该大于 20,而且取整数。

八、支持向量机

支持向量机(support vector machine,SVM)是一类按监督学习(supervised learning)方式对数据进行二元分类的广义线性分类器(generalized linear classifier),其决策边界是对学习样本求解的最大边距超平面(maximum-margin hyperplane)。SVM 使用铰链损失函数(hinge loss)计算经验风险(empirical risk)并在求解系统中加入了最优化项以优化结构风险(structural risk),是一个具有稀疏性和稳健性的分类器。SVM 可以通过核方法(kernel method)进行非线性分类,是常见的核学习(kernel learning)方法之一。SVM 可训练的参数量级通常为 10~100 个。

九、卷积神经网络

卷积神经网络(convolutional neural networks,CNN)是一种专门为机器视觉领域设计的深度神经网络,最常用于图像分析,如图像识别和分类。它使用核或滤波器对图像进行卷积,从而得到对微分图像有用的特征。CNN通过一组可学习的过滤器（卷积核）来建立一个池化层，在保留目标图像特征的同时可以有效地降低图像数据的维度。卷积核作为预处理程序使图像扁平化，去除或降低它的维度，然后机器视觉模型通过处理、分析部分或全部的数字图像，并将其分类到已知的类别中。

十、全卷积神经网络

全卷积神经网络（fully convolutional networks，FCN）缺乏全连接层，只有一个卷积层，而且可以进行像素级目标的捕捉、学习和预测。与CNN通过对输入信息降维后局部的聚集信息进行输出端的全景预测不同，FCN可用于学习来自图像中每个像素所包含的信息，因此，使在整个病理图像中发现或检出分散、少见的成分或特征成为潜在可能。

十一、递归神经网络

与局限于分析单个时间点数据的CNN和FCN不同，递归神经网络（recurrent neural networks，RNN）可以存储不同时间间隔或时间点的输入数据，以便对这些数据进行循环处理，并且可以从（通常是数百万）不连续的早期步骤反复学习。其中，长-短期记忆（Long short-term memory）网络是"循环关口（recurrent gates）"加强型RNN的一种表现形式。这种"循环关口"通常也被称为"忘记门（forget gates）"，忘记门的存在可使CNN通过回顾处理过程中衍生的错误对目标任务重新学习。

十二、生成对抗神经网络

生成对抗神经网络（generative adversarial networks，GAN）指的是同时运行的实现两个相互竞争的神经网络。其中，第一个网络是生成器，从输入到网络的训练样本中产生合成数据，而第二个网络则评估生成的数据与原始数据之间的一致性。其目的是降低第二个网络的分类误差程度，使生成的图像更接近于原始图像。这种GAN的方法在以DL为基础的数字病理方法中显示出越来越大的潜力，包括图像特征分割和不同染色色度变化的校正。

十三、计算机视觉

计算机视觉（computer vision，CV）是一种模仿生物视觉的计算机程序，具有快速准确地从数字图像中解析趋势和模式的功能。而机器视觉（machine vision，MV）模型在图像的识别分析中具有CV相似的速度和准确性，其应用的重点主要集中在自动检测和机器人引导过程等方面，从而提高了CV的处理效率。

十四、黑盒及玻璃盒（black box & glass box）

由于隐藏层中的人工神经元节点不是直接可视的，并且缺乏用于决策的图像特征的清晰描述。所以，ANN可以被视为一个黑盒。但可以采用一些方法将其转化为可预见的指标或参数（相当于一个透明的玻璃盒），以了解神经网络的输入层和输出层之间的关系。

十五、元数据

在 DP 中,元数据(meta-data)是指与个人、样本或组织切片相关的描述性数据。这些数据可能包括图像采集信息、患者人口统计数据、病理医师注释或分类及治疗结果数据等。通常,元数据是允许在数据库中进行搜索的条目。按照 DPA 的界定[1],高度复杂、大型、多时间点相关的数据,如纵向图像数据(如放射学)或基因组数据,通常不称为"元数据"。

十六、注释/标注

DP 中的注释或标注(annotation)通常指在数字图像中标记出需要的组织结构或目标的位置、轮廓以及可能相关联的标签和其他元数据等。注释/标注可以用电脑鼠标或绘图板手工绘制生成,也可以通过算法工具建立。

十七、图像分析

图像分析(image analysis)是一种以客观和可复制的方式从图像中提取有意义的典型可量化信息的方法。这个术语本身具有广泛的外延,适用于从任何图像中提取信息,无论是生物医学图像还是非生物医学图像。在病理学特别是 DP 领域,习惯上或默认为图像分析是指应用于组织学图像的分析。

十八、数据增强

数据增强(data augmentation)是 DL 中的一种常用方法,通过旋转、裁剪、缩放和基于图像直方图的修改等操作来增加训练数据。数据增强为图像分析提供了许多优势,如保持图像位置和旋转的恒定性,增加对 DS 图像染色变化的敏感性,并提高了分类器的通用性。

十九、地面真实

地面真实(ground truth)是描述事务本身真实情况的一个抽象概念。在 DP 中,根据任务的不同,地面真实可以是患者或切片级别的描述,也可以应用于图像中的目标或区域。在 ML 过程中,地面真实是分配给数据集的类别、数量或标签,在训练期间为算法提供指导。

二十、金标准

金标准(gold standard)是用来捕捉"地面真实"的实际标准。金标准可能并不总是完全正确的,但通常被认为是最大限度的近似。

二十一、监督学习

监督学习(supervised learning,SL)是指利用一组已知类别的样本数据调整分类器的参数,使其达到所要求性能的过程,也称为监督训练。其本质是从标记的训练数据来推断一个功能状态或分类的机器学习任务。

监督学习用于训练模型,以预测结果或对基于与数据点相关的标签(即地面真实值)数据集进行分类。根据人工注释区分肿瘤良恶性区域的分类器设计就属于监督机器学习的一个典型例子。

二十二、无监督学习

根据未知类别（没有被标记）的训练样本解决模式识别中的各种问题，称为无监督学习（unsupervised learning，UL）。

现实生活中的问题是，对于一些需要分类的事务缺乏足够的认知经验或先验知识时，将无法对这些事务或特征进行分类决策。如病理诊断中新发现或罕见疾病的分类诊断决策，此时需要从基于以往在疾病建立的认知中去寻找类似答案并建立该疾病的相关特征，传统的人工方法的积累、鉴别和分类标注，不仅费时费力，过程漫长，由于对此类疾病缺乏以往的认知经验而无法实现。另外，其他领域的一些数量庞大的分类任务靠人工处理不仅成本巨大，而且效率低下。

此时，如果计算机能够代替人工完成哪怕是部分工作，或至少提供一些辅助方法，也能缓解或减少人工作业的压力。因此，人们常常希望计算机能够在这些工作任务中发挥这样几种作用：从庞大的样本集群中筛选出一些具有代表性特征的样本加以标注并用于分类器的训练；或者计算机先将所有样本集群自动分为不同的类别，再由人工对这些类别进行标注分析；如果在无显著类别信息情况下，能够寻找出具有显著代表性的特征。

UL是在不需要"地面真实"的情况下识别数据集中的自然属性分类，常用的方法有聚类分析和模式匹配等。具有相似属性的图像识别或肿瘤亚型归类等都属于无监督机器学习的范畴。

二十三、半监督学习

半监督学习（semi-supervised learning，SSL）是模式识别和机器学习领域研究的重点问题，是SL与UL相结合的一种学习方法。SSL方法使用大量未标记数据的同时，辅以少量标记数据，来进行模式识别工作。SSL的优点是在最大限度降低人工需求（主要是数据标记工作）的同时，又能够取得比较高的准确性。因此，SSL方法正越来越受到相关领域专业人员的重视。

SSL的基本思路基于以下三个假设。

（1）平滑假设（smoothness assumption）：如果位于密集数据区域的两个距离很近的样本的类别标签相似时，则它们据有相同类别标签的概率非常大；相反，当两个样本被稀疏数据区域分开时，它们的类别标签相同的趋势则不会很大。

（2）聚类假设（cluster assumption）：如果反映样本特征的点在同一集簇中，它们很可能属于同一类。事实上，聚类假设属于平滑假设的一种特殊状态，在平滑假设中，样本特征不一定要形成明显的集簇。假如整个样本空间都是密集且均匀的，此时就不存在聚类中所谓集簇的概念，当样本空间中形成明显的集簇时，聚类假设才具有实际意义。

（3）流形假设（manifold assumption）：又叫流形学习（manifold learning），是机器学习和模式识别中的一种方法，在样本特征维数降低方面具有广泛的应用。它的主要思想是将高维度的数据映射到低维，使该低维度的数据能够反映原高维度数据的某些本质结构特征。流形学习的前提是某些高维度数据其实是以一种低维度的流形结构嵌入在高维度空间中。流形学习的目的是将其映射回低维度空间以揭示其本质。

按照统计学习理论方法的不同，SSL通常包括纯SSL、直推学习（transductive learning）和主动学习（active learning）[1]三种模式。SSL的学习器不依赖外界交互、自动地利用未标记样本数据来提升学习性能，当预设的训练数据中的未标记样本并非待测的数据特征样本时，则为纯 SSL;假定学习过程中所考虑的未标记样本恰好是待预测数据则为直推学习,其目的就是在这些未标记样本上获得最优泛化性能;主动学习是指未标记样本的数据特征通过人工专家等方法来进行查询与标注,从而使样本数据特征在获得新的标签信息之后的训练模型不断反复迭代升级,最终使得人类的经验知识越来越丰富,模型的泛化性能也越来越好。主动学习通常以问题为导向,通过以某种主动策略构建较小训练集来减少标记成本;并以某种方式对未标记样本的数据特征的重要性进行评估;本质上是一种交互式的半监督标记、训练、评估流程。因此,主动学习通过让病理学家积极参与、通过不断学习而进化的算法,为病理学中有限的数据注释问题提供了一个解决方案。

二十四、受试者操作曲线下面积

曲线下面积(area under receiver operating curve,AUC)是指受试者操作特征曲线(receiver operating characteristic curve,ROC)下的面积。ROC 是根据一系列不同的二分类方式(分界值或决定阈),以真阳性率(敏感性)为纵坐标,假阳性率(1-特异性)为横坐标绘制的曲线,数值为 0~1.0(**图 5.1**)。

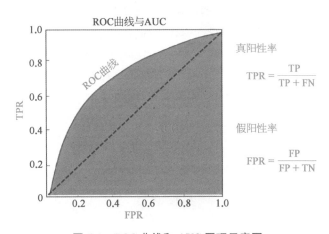

图 5.1　ROC 曲线和 AUC 原理示意图

FPR:假阳性率(false positive rate);FN:假阴性数(false negatives);
FP:假阳性数(false positives);TPR:真阳性率(true positive rate);
TN:真阴性数(true negatives);TP:真阳性数(true positives)

大多数情况下 ROC 曲线并不能清晰地说明哪个分类器的效果更好,而作为一个数值,对应 AUC 的更大分类器效果反而更好。因此,AUC 是衡量学习器性能优劣的一个指标,可通过对 ROC 曲线上各数值节点对应的各部分面积相加而求得。

简单地说,AUC 值越大的分类器,其结果的正确率越高。一般情况下,AUC 的预测值设定为 0.5~1.0。从 AUC 值的大小可以大致判断分类器(预测模型)优劣:

(1) AUC=1.0,是理想中完美的分类器。

(2) AUC=0.85~0.95,分类器的预测效果非常好。

(3) AUC=0.7~0.85,分类器的预测效果良好。

(4) AUC=0.5~0.7,分类器的预测效果较低。

（5）AUC＝0.5，跟随机猜测一样，分类器模型基本没有预测价值。

二十五、云计算

云计算（cloud computing）指使用互联网上的远程服务器网络而不是使用本地服务器或个人计算机来存储、管理和处理数据的方法。云计算属于分布式计算范畴，指的是通过网络"云"将巨大的数据计算处理程序分解成无数个小程序，然后，通过多部服务器组成的系统进行处理和分析这些小程序得到结果并返回给用户。云计算早期，分布式计算方式比较简单，主要是解决任务分发，并进行计算结果的合并。目前，云计算服务已经不仅仅是单一的分布式计算，而是分布式计算、效用计算、负载均衡、并行计算、网络存储、热备份冗杂和虚拟化等计算机技术演进的融合体。其本质是与信息技术、软件、互联网相关的一种远程虚拟网络空间服务的资源共享池，这种资源共享池即是人们常说的"云"。云计算的优点很多，包括网络技术虚拟化，具有良好的动态可扩展，可以按需部署，具有较高的灵活性和可靠性。

在 ML 中，RF 是一种包含多个决策树的分类器（**图 5.2**），并且其输出的类别是由优势决策树输出的类别的众多数据决定。其算法由决策树以并行集成方法构成，属于袋装（Bagging）类型范畴。RF 模型通过组合多个弱分类器使最终结果以多数表决或取均值方式生成，从而使整体模型的结果具有较高的精确度和泛化性能，同时也有很好的稳定性，可广泛应用在各种业务场景中。因此，RF 具有很多优点：适用于多特征的高维度密集型数据，无须降维做特征选择；在构建 RF 模型的过程中，也可同时帮助判断特征的重要程度；可以借助模型构建组合特征；并行集成，有效控制过拟合；工程实现简单，训练速度快；对于不平衡的分类数据集接受度良好，可以平衡误差；对于多种资料可以产生高准确度的分类器，并且可以估计遗失的资料，当部分的资料遗失时，仍可以维持准确度；基于决策树网络的自助采样法（bootstrap Sampling）是一种良好有效的数据分类的统计方法。

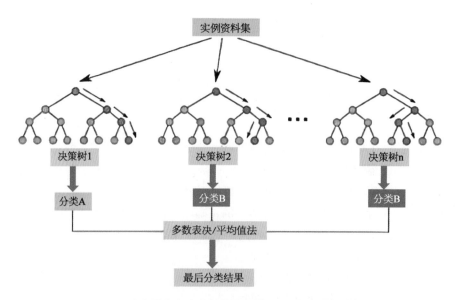

图 5.2　RF 分类器由多个并行的集成算法构成，其最后分类结果
由多数表决或取平均值形成。本示例为多数表决法

第二节·计算病理学的技术进步及深度学习算法训练的基本流程

一、计算病理学的技术进步

（一）基于 WSI 模式的 DS 图像奠定了 CPATH 的基础

正如第一章所介绍的那样，几十年来，组织病理相关的工作者和研究人员以及工程技术人员一直致力于玻璃切片的数字化，以使基于光学显微镜为观察和研究手段的传统病理学技术适应不断快速发展的信息工程技术。从原始的玻璃切片的显微图像拍照到模拟图像的局部组织区域的观察和截取，再到机器人动态显微镜的实时互动，应该说每一次进步都为组织病理学诊断和研究带来了更方便快捷的工作体验，但是，这些进步仍然难以适应快速发展的信息工程技术要求，也仍然难以实现病理学诊断和研究工作在计算机工作站上对整张组织切片的观察和分析。而直到 WSS 的研制成功和基于 WSI 的玻璃切片数字化模式的出现，才彻底改变了组织病理学领域的观察分析和工作方式。基于 WSI 的 DS 图像最基本的特点是在计算机屏幕上模拟光学显微镜对整张组织切片进行光学分辨率的随时放大和缩小，从而实现对整张组织切片不同倍数、不同区域的全面观察和分析。DS 图像的这种特点一是可以使病理医师在电脑屏幕上进行组织学观察和诊断，使常规病理诊断工作的方式发生了巨大变化；二是为实现传统的病理图像分析由人工、局部转向了计算机自动进行。因此，可以说基于 WSI 的 DS 图像的出现，奠定了 CPATH 的实现基础。

（二）ML 正在改变传统图像分析方法

"图像分析"通常是指以客观和可复制的方式从图像中获取有意义的信息的特定学科[212]。传统的图像分析的基本方法是通过人工手动提取一些图像中的目标信息，根据这些信息设定适当的参数并构建到算法中，通常只能在图像的局部区域进行测试。这些信息只能由受过训练的病理医师/病理学家或生物技术专家通过视觉获取，所以，这些专家必须经过病理学的专业知识培训并具有一定的读片经验。经过多次反复的图像观察和目标信息的取舍，对设定的参数不断进行调整优化，从而使分析过程可以实现不断的迭代。这种传统的图像分析方法主要聚焦于三类不同方向的测量，即图像目标的定位、分类和量化。当算法性能满足预先设定的分析标准时，在分析过程中参数质量检查表现不佳的数据将被调整。然而，人工手动提取的图像特征信息很容易受到病理医师/病理学家的经验、固有认知和视觉偏差的影响。

与上述人工手动调优参数的方法相比，ML 通常可以生成更稳健高效的算法，对每个数据集进行更少的迭代优化，从而促进了图像分析领域的重大进步。例如，监督 ML 算法，使用地面真实标签标记训练，在图像分割（检测特定对象如核分裂）和分类（如肿瘤良恶性）任务中特别有效。由于 DL 的算法和模式的不断拓展，ML 处理数据的能力在过去数十年中有了非常显著的提高，这些进步有助于计算机视觉功能自动发现相关的图像特征。在 DP 领域，ML 增强图像分析现在已被广泛应用于病理实践中，并在许多商业图像分析软件产品中实现，如 ER、Ki67 指数和核分裂象等一些计量指标的计算应用等。

二、深度学习算法训练的基本流程

DL 算法和所采用的策略种类众多，而且，随着时间的推移，还会有更多不同的算法和新型策略出现。虽然 CAPDS 的研发工作主要由数据科学家和算法工程师完成，但是，最终的应用领域却是病理科/实验室，而使用人员则是病理医师。因此，CAPDS 的可靠性和可用性评价及结果质控等必须由病理医师来完成。对 DL 算法训练流程的适度了解，有助于病理医师在使用 CAPDS 时对结果的可靠性和可信性进行有效的评价和取舍。DL 算法的基本流程大致可以分为病理标本的选择、玻璃切片数字化和图像标注、建立算法和图像分析、DL 模型训练、学习和验证以及算法优化五个步骤。

（一）用于训练的病例及其临床病理资料的选择

相关患者及其临床病理资料的选择是构建训练算法的第一步。训练集和验证集都必须包含所有与预期预测疾病相关的样本类型或亚型，例如，肿瘤组织病理学的结果中要包括分期、分级、组织学分类及伴发疾病（如结直肠癌旁是否同时伴有腺瘤）等，以尽量避免假阴性和假阳性等情况的出现。虽然患者和标本的筛选在很大程度上是一个由机器驱动的过程，但软件算法无法识别没有包含在训练集中的变量。标本和后续训练集所用切片的选择标准需要由经验丰富的病理医师和计算团队共同拟定。容易或可能造成混淆的因素必须被排除在训练集和验证集之外。例如，拟入组的肿瘤患者因为其他严重基础疾病导致的死亡，可能会影响 DL 算法对该肿瘤生存期的预测结果。另外，质量较差的玻璃切片如模糊不清、染色过深或过浅、气泡和组织折叠等均可能导致数字化扫描失败或产生质量有缺陷的 DS 图像，最终导致 DL 算法训练、验证和预测结果的失准。所以，在选择相关患者及其临床病理资料时，必须对每项应纳入的原始数据和相应的临床资料以及实验室结果进行全面的严格筛选。所选择的患者及其临床病理资料与预期目标的关联度越高，得到的 DL 算法模型的预测值就越准确，就越容易在真实的临床环境中通过验证。

（二）玻璃切片数字化

DL 训练算法的构建是基于 DS 图像进行的，包括组织学特征识别和目标区域标注。这是训练算法构建的必经之路。玻璃切片数字化的原理、DS 图像的生成过程及 DPS 的组成在第一章已经详细介绍。在适用的分辨率下，DS 图像的文件大小取决于玻璃切片上的扫描区域。一般来说，标准扫描区域的切片其 DS 图像都比较大，目前平均大小在 1 GB 左右。因此用于算法学习训练的电脑应该是一台容量大、速度快的数字病理计算工作站。而且，用于临床学习训练的算法所需的 DS 图像数量可能因组织类型和诊断而有所不同。除此之外，不同的 WSS 所生成的 DS 图像在算法训练中的表现也存在差异，文献[213]研究显示在徕卡 Aperio 和飞利浦智能病理解决方案（Philips IntelliSite Pathology Solution）两种 WSS 所生成的 DS 图像中，亮度、对比度和清晰度的差异对算法训练的预测性能有着很大的影响。所以，对于 DL 训练算法的构建来说，选择合适的 WSS 也是很重要的环节。关于 DS 图像的质量控制，一些高端 WSS 都具有自动纠错和质量不佳的 DS 图像自动略过的无人值守功能，使这些不合格的 DS 图像得以重新扫描，以改善用于图像分析算法的 DS 图像质量。另外，一些基于 DL 算法的 DS 图像自动识别系统也逐步应用到 WSS 中以监督识别扫描模糊不清的图像，使 DS 图像的质量保持稳定。例如，Senaras 等[214]提出的 DeepFocus 新型深度学习框架的自动识别 DS 图像中的模糊区域，

Janowczyk 等[215]开发了一款名为 HistoQC 的开源工具，可以评估每张 DS 图像的颜色直方图、亮度和对比度，并识别队列级别的异常值(例如，比队列中其他切片颜色更深或更浅)。

(三) 开发建立算法模型及图像标注分析

基于 WSI 的 DS 图像的组织学信息特征非常丰富，其中一些目标特征以前只能由受过训练的病理医师或生物技术专家通过视觉获取，这些专家必须具有丰富的专业知识和经验，而且需要经过图像标注和分析方法的培训。这种人工手动标注很容易受到以前固有认知和视觉偏差的影响。而现在，随着各种基于高容量深度神经网络模型的智能图像算法识别器的改进，病理医师可以从大量的对每个 DS 图像的像素级手工标注中解放出来，既可以提高图像标注效率，将更多精力放在其他临床工作上，同时又降低了固有经验和视觉偏差带来的影响。

利用 ML 数字图像分析工具，可以从 DS 图像中标注提取用于建立训练模型的常见测量类别有三种：分别是基于组织区域、细胞及组织中除细胞外的相关目标特征的测量。其中最常见的方法是将 DS 图像分割成具有相关特征的多个细小的组织碎片(patch)图像，用于训练诊断或预后任务的分类器模型。例如，利用 CNN 和 RNN 在 HE 染色的 DS 图像上进行的多实例的肿瘤分类训练；应用深度半监督架构和辅助分类器生成一个包括生成器网络和一个鉴别器网络的对抗神经网络自动分析 PD-L1 在晚期非小细胞肺癌穿刺活检免疫组化切片中的表达；弹性净线性回归模型和权重优势投票系统对多形性胶质母细胞瘤和低级别胶质瘤的鉴别等。另外，国内在利用 DL 学习算法构建训练模型用以建立对某些疾病的 CAPDS 方面的研究也如火如荼，特别是用于宫颈液基细胞筛查的 CAPDS 等辅助工具已经在不同程度地应用于临床筛查中，在显著减轻细胞病理医师劳动强度的同时，也提高了工作效率。

(四) DL 模型数据集的训练、学习和验证

当按照研究预期收集到的相应病例形成训练集后，基于上述图像分析的初步数据，在病理医师的参与下，数据科学家会按照临床预期开发出一种基于训练集、测试集和独立验证集的算法。这个过程包括定义预处理步骤、初步分析阶段和全面的 DS 图像数据分析如原始数据的采集、组织图像分割、特征识别、存储和处理，对数据进行统计分析等。然后应用训练集对所建立的算法按照预先选定的特征目标进行反复训练学习。在图像分析中，分析验证通常是通过与所谓的"地面真实"标准进行比较来实现的。目前，通常认为病理医师对图像进行视觉观察的结果代表了"地面真实"，例如，如果比较几张理想图像上 Ki67 阳性细胞的 CAPDS 工具计数的准确与否，必须以相同 DS 图像区域的规范化人工细胞计数作为参考标准。在这种情况下，确定"地面真实"有时会很困难，需要详尽规范并且是可重复的人工计数方法，并接受当前以病理诊断金标准作为参考方法所存在的不足，如参与的病理医师的经验和诊断能力等因素的影响。因为，观察者间的可变性和主观性意味着一个病理医师的观察和标注不一定百分之百是"地面真实"。所以，对拟临床应用的 DL 模型通常需要多个病理医师和多个实验室进行验证和测试。

(五) 算法优化及临床应用模型形成

在这个反复训练的过程中，不可避免地会出现与预期结果不一致或一定的偏差，有时训练集的结果表现很好，但测试集的结果却并不理想，这就需要对训练集和测试集的目标特征参数进行不断的调整、改进、优化以获得良好的训练学习工具和尽可能完备的训练学习方法。经过长时间反复的不断训练学习，最后必然产生一个最终的最大限度地接近"地面真实"的数据集，该数据集可证明用于监管批准和认证的应用程序的有效性，即形成临床应用的 CAPDS。

CAPDS 上市前的临床验证必须经过在大型患者非选择性和盲法数据集中进行的高水平试验。例如,在神经内分泌肿瘤中计数 Ki67 从而对肿瘤进行分级时,必须对一个病理科/实验室一段时间内所有的神经内分泌肿瘤在 CAPDS 与病理医师之间进行比较,才能真正了解验证所使用的 CAPDS 的性能表现。但是,对于许多 CAPDS 来说,在算法和模型训练中可能很难获得"地面真实"的数据,而且可能缺乏可比较的所谓"金标准"测试指标供临床病理医师使用。在这种情况下,对 CAPDS 的验证将主要是临床试验性验证,并依赖于在具有详细结果数据的大型患者队列中进行稳健和可重复的验证[216]。问题是临床验证所需的大型患者队列相对缺乏,主要原因是涉及患者资料的私密性及监管部门对医疗机构患者资料的管理限制等,而那些有机会接触这些数据的公司或人员往往不愿意分享。目前,国内 CPATH 所涉及的 DL 模型训练和研究的主要形式是一些 CPATH 开发公司与大型医疗机构以科研的名义进行合作,从而可以获得大量的患者队列及临床资料。

第三节 · 计算病理学的主要应用领域及进展

一、辅助病理诊断

目前,CAPDS 作为 CPATH 中主要的一种临床病理诊断决策辅助支持工具,已经广泛用于临床病理诊断的诸多领域,以帮助病理医师进行决策参考、减轻病理医师工作负荷,最终达到病理标本的精确诊断。

CAPDS 在肿瘤病理辅助诊断方面的应用已经非常广泛深入并且研究的热度正在不断加强。已有的算法可以识别含有肿瘤细胞的图像并能够对肿瘤的良恶性、分级等进行分类,而且在几乎所有系统器官的肿瘤中都有所涉及。一种 CNN 模型可以用来区分胃肿块病变的性质并识别不同病变的类型,包括胃腺癌、腺瘤和非肿瘤性病变,其鉴别胃腺癌的 AUC 最高为 0.97[217],表现接近完美;计算乳腺癌的核分裂象数和 Ki67 指数从而对肿瘤进行更精准的分级分型[218,219];提高乳腺癌 HER2 免疫组化评分的准确性和精确程度[219,220];应用标准量化的组织学评分标准,如 Gleason 评分对前列腺癌进行分级分组[221]等。目前,关于 CAPDS 的最大进展和突破是前列腺活检标本的辅助诊断工具"Paige Prostate",这是美国 FDA 于 2021 年 9 月 21 日批准的第一款用于临床病理的基于 AI 的辅助病理诊断软件。同时,FDA 在声明中特别强调这款软件是协助病理医师辅助检测可疑癌症的区域,是作为对前列腺活检标本的 DS 图像人工观察的补充。其目的是识别前列腺活检图像中最有可能存在癌症的区域,因此,如果该软件对可疑区域的最初预测中没有得出明确的结论或与预期结果相差明显时,病理医师必须通过进一步人工视觉观察 DS 图像而非单纯依赖辅助诊断工具[79]。所有这些肿瘤病理诊断中的 CAPDS 不仅减轻了病理医师的决策困难,同时也为这些肿瘤的临床管理和治疗策略的精准化提供了非常重要的支持。另外,利用 CAPDS 等辅助工具检测肿瘤细胞淋巴结转移也是 CPATH 领域应用研究的热点[223],研究结果显示使用 DL 算法提高了肿瘤细胞淋巴结转移的检测敏感性(特别是微转移),并且具有与病理医师视觉观察同等的特异性,而诊断所需的时间显著减少。

除肿瘤领域外 CAPDS 在非肿瘤领域的研究应用也越来越广泛。对于代谢性脂肪性肝病患者,AI辅助病理工具用于识别和量化肝脏的病理变化,包括小泡性和大泡性脂肪变性、汇管区及小叶炎症、肝细胞水肿及气球样变性及纤维化等,算法输出的评分结果与经验丰富的病理医师视觉诊断进行定量比较,取得了良好的一致性[224]。而 CPATH 的 DL 工具对肾脏疾病的辅助诊断就更加深入和系统。首先,CAPDS 工具的加持使肾脏病理诊断从单纯的形态学进展到综合病理诊断模式。CPATH 的 DL 工具可以促进疾病从形态学分类转向基于发病机制的综合检测评估。疾病形态学诊断面临的一个主要困境是,同一种疾病可以呈现不同的模式,而一种损伤模式可以由不同的疾病引起。以形态为基础的疾病定义或分类的目的是显示病变与一些临床表现的相关性。其次,CAPDS 工具可以促进肾脏疾病从描述性诊断向量化诊断转变。尽管一些肾脏疾病如狼疮性肾炎活动性或慢性指标及 IgA 肾病 MEST‐C(M:肾小球系膜增生;E:毛细血管内皮增生;S:阶段性肾小球硬化;T:肾小管萎缩/纤维化;C:新月体)评分已经在临床实践中广泛应用,但对于大多数肾脏疾病的诊断,还依然是描述性的报告模式。而与肾功能密切相关的其他参数,如部分间质面积、平均肾小球体积和肾小球皮质密度等无法用人眼视觉观察做到精确判断,但是,CAPDS 工具通过深度分析 DS 图像中的上述各种参数特征,可以快速准确地完成形态计量学测量[225-227]。

总之,CPATH 技术在临床病理诊断中发挥着越来越重要的辅助决策作用,而且这些诊断工具的开发呈现出越来越快的趋势。这些方法正在加速改变原有的病理工作流程,并为临床决策优化和患者个性化治疗方案的改进等提供支撑。

二、图像特征与患者预后的相关性预测

DS 图像中存在一些不能被人类视觉识别的微细客观特征,但这些特征却可以在 ML 算法中被识别,所以,ML 算法可以以超出 DS 图像中组织学特征信息的方式使用,从而扩大了基于 DL 的图像分析的应用范围。ML 算法可以用于提取 DS 图像中大量的特征。例如,ML 最常用的经典图像分析不仅可以用于识别组织图像中形成组织学中人眼视觉能够辨认的原始特征的客观目标如细胞核、肿瘤细胞、淋巴细胞、血管,甚至是细胞之间的间质等,当这些从 DS 图像中提取的组织学特征与患者的其他临床特征如对特定治疗的反应等相关联时,便能够开发出可以从图像的组织学特征预测这些反应的算法。例如,Beck 等检查了一个包括 6 642 个经过精心设计的代表乳腺癌上皮细胞和间质特征的大型定量特征集并将这些特征与患者预后进行相关性比较[228]。结果显示,他们发现了一些间质的形态特征可以成为乳腺癌独立的预后因素。多项前瞻性多中心研究进一步证实了其良好的预后性能[230-232]。另外,一个 DL 模型在预测肝细胞癌术后生存方面比使用临床和病理因素的综合评分具有更高的准确性。而且,在使用不同染色和扫描方法验证外部数据集的性能后,该模型具有良好的推广应用价值[233]。因此,除协助病理医师进行辅助诊断决策外,CPATH 辅助工具对肿瘤预后综合判断的重要性正在逐渐被病理医师、临床医师和患者等许多方面的人们所认识并接受,希望在肿瘤患者的治疗选择和临床管理中尽早发挥其超越人类视觉范围的作用。

三、发现与临床相关的新特征

如前所述,ML 具有在 DS 图像上识别超出人类视觉能力所及的新的组织学或亚组织学特征的能力。这些新的图像特征因为以前没有被发现或超出了人类的视觉感知能力而没有被病

理医师用于病理诊断的实践。例如,DL 算法能够评估乳腺导管原位癌邻近的间质改变与其级别高低相关的形态学信息[234-236]。当然,可能有一些病理医师已经意识到间质的形态变化与肿瘤之间的微妙关系,但就目前的病理学实践来看,病理医师也可能无法直接使用这些特征进行诊断或提供预后信息。事实上,DS 图像中的这些"隐藏"特征对 DL 算法的开发和训练具有很大的潜能,从而能够利用这些"隐藏"特征产生目前尚未使用的预后信息。在消化病学和肝病学领域,已经开发了许多用于预测基因突变和预后的工具。令人兴奋的是,胃肠病学中出现的一部分遗传缺陷与 DS 图像上检测到的一些形态学特征有关[237,238]。在筛选的基因缺陷中,微卫星不稳定性和错配修复缺陷与接受免疫治疗的胃癌和结直肠癌患者的生存期相关。因此,有研究者设计了一种 AI 辅助工具,直接从 DS 图像中的病理组织学特征预测微卫星不稳定性和错配修复缺陷,最终依据这些预测结果对患者进行了辅助免疫治疗并取得相当好的效果[239,240]。人们发现基于 DL 的 CAPDS 辅助工具在 DS 图像上可预测 CTNNB1、FMN2、TP53、ZFX4 等基因改变,显示 AUC 为 0.71～0.89。因此,在整合临床数据、生物学数据、遗传学数据和病理学数据后,新的综合预测模型也可能是一种有前景的方法[238]。首个多组学模型结合了癌症基因组图谱(The Cancer Genome Atlas,TCGA)的 RNA 测序、miRNA 测序和甲基化数据,然后利用基于 DL 算法的 AI 辅助技术对肝细胞肝癌患者的生存期进行预测和鉴别[241]。其他一些尝试已经开发出可以在 DS 图像上直接预测肝细胞肝癌基因突变的 DL 模型。利用人工智能辅助工具,一些方法可以预测基因表达和 RNA 序列,这可能为临床转化带来巨大的潜力和发展机会[242]。

总之,一旦这些"隐藏"特征被识别并开发设计出一种更简便易行的用于图像分析的 CAPDS,将会使病理医师的临床实践更加精准高效,也更容易被临床医师接受,从而使更多肿瘤患者受益。理想的 CAPDS 应该将这种 DL 算法软件融入用户友好的界面系统中,帮助病理医师做出最符合患者实际的病理组学诊断,从而为患者提供最佳的治疗决策和临床管理方案。

四、CPATH 在细胞学中的应用

(一) CPATH 在宫颈细胞学中的应用

随着时间的推移,DL 算法的不断改进和计算能力的不断提高,一些研究已经陆续优化改进不同 DL 算法在宫颈细胞学中的应用[243-249],预期的最终目标是用 CAPDS 取代细胞学初筛工作中的人工复查。Zhang 等[250]应用 CNN 在 DS 图像上对宫颈细胞学改变的良恶性特征进行了研究。结果显示通过 2 个公开的标注数据集的学习训练,在宫颈细胞学良恶性病变分类中的准确性大约为 98%。在研究过程中他们的模型没有使用人工标记的特征或细胞核和细胞质之间的分割。Martin 等[251]应用 CNN 将在宫颈液基细胞学 DS 图像上分为五个类别,分别是:没有上皮内病变、意义不明的非典型鳞状细胞病变、低级别鳞状上皮内病变、非典型鳞状细胞不能排除任何级别鳞状上皮内病变和高级别鳞状上皮内病变。结果显示准确率分别为 56%、36%、72%、17% 和 86%,总体平均准确率为 60%。这意味着 CNN 能够学习细胞学特征。新近文献报道[252],由南方医科大学南方医院病理科牵头的多个单位开发出了一套宫颈液基细胞学人工智能辅助诊断方案(artificial intelligence assistive diagnostic solution,AIATBS),该方案基于临床 TBS 标准改善了宫颈液基薄层细胞涂片的筛查诊断策略。AIATBS 是一款混合人工智能辅助诊断模型,集成了 YOLOv3 用于目标检测,Xception 和 patch 模型用于目标分类,

U-net 用于细胞核分割,并将 XGBoost 和逻辑决策树与这些模型结合,对学习过程中给出的参数进行优化,从而开发出了一个完整的宫颈液基细胞学涂片 TBS 诊断系统,该系统还包括一个质量控制解决方案。AIATBS 经过 81 000 个回顾性样本训练后,对优化后的系统进行了大样本量的系统性验证。与资深细胞病理医师相比,超过 34 000 例多中心前瞻性样本的验证,结果显示具有比原来更好的敏感性,同时保持了高度的特异性,每张 DS 图像的平均完成时间小于 180 秒。AIATBS 可以适用于不同标准、染色方法和扫描仪的样品制备。

(二) CPATH 在尿液细胞学中的应用

有趣的是,2000 年的一项研究[253]将用于检测宫颈细胞学的 PAPNET 系统对尿液细胞标本进行了检测,该研究通过把收集的尿液标本中的细胞分成良性、低级别膀胱癌和高级别膀胱癌三个等级进行分类诊断并将检测结果与相应的组织学形态进行对照。通过 ROC 分析,该研究发现 PAPNET 诊断的尿液细胞学 AUC(0.71)高于基于光学显微镜的诊断性能(0.58)。

巴黎泌尿细胞学报告系统的定量标准(GSL–501100009229)规定:如果非典型尿路上皮细胞的数量在 5~10 个细胞以下且核质比为 0.5~0.7,可怀疑为高级别尿路上皮癌[254]。虽然数字图像分析支持非典型尿路上皮细胞的核质比的临界值为 0.5,但人类很难直观地再现这种定量标准来进行精确的分类[255,256]。目前,多个不同的研究小组已经应用 DNN 模型,并基于细胞核的形态测量特征,以区分良性和恶性尿路上皮细胞。较早的一项研究[257]报道了使用基于特征的神经网络在尿液细胞学标本中检测尿路上皮癌的敏感性为 94.5%,特异性为 100%。该研究结果之所以表现良好,主要原因可能与使用了包括组织学检查、微生物报告、临床过程、细胞学检查、超声、肾盂造影和膀胱镜等全面的临床资料作为实验的综合参考标准。最近的另一份研究显示[258],作者采用基于 VGG–19 的形态学算法和语义分割网络的一种结合测量方法,在尿液细胞学液基薄层制片的 DS 图像上按照巴黎泌尿细胞学报告系统对尿液细胞进行病理分类检查。该 CAPDS 对细胞和细胞簇进行分段,以网格格式显示,并基于 DL 对细胞的核质比和/或异型性进行评分以达到对尿路病变的分类诊断。结果显示其检测的敏感性为 77%,假阳性率为 30%,AUC 为 0.8。

(三) CPATH 在甲状腺 FNA 细胞学中的应用

2006 年,Cochand-Priollet 等报道[259],他们利用 AI 技术从甲状腺 FNA 标本中提取了 25 个细胞核特征,发现基于细胞核形状、染色质质地和染色质分布等的 4 个特征在鉴别甲状腺良恶性病变时具有重要意义。在恶性病变中检测出的病例主要为乳头状癌,以及少数的嗜酸性细胞癌、髓样癌和滤泡癌。实验显示模型在测试集中的成功率高达 75.25%。一项试验性研究[260]使用 ImageJ 开发了一种图像算法,用以分析彩色照片,结果显示细胞的多种形态特征如面积、周长和细胞核的大小等方面在良恶性病变中存在着显著差异。但是,在研究过程中也发现,在 FNA 直接涂片上,甲状腺乳头状癌细胞核的平均大小与良性细胞核的大小有时难以区分。可能的原因是立体的细胞团块影响 DL 对细胞核的识别,表明玻璃涂片制备、染色方法及图像扫描技术对细胞学中 ML 的影响。在另一项相关的研究中[261],Legesse 等使用了 romanowsky 染色(一种改良的瑞氏染色)的玻璃涂片干性方法生成的 DS 图像进行分析,显示核面积和延伸率也可预测最终诊断结果,包括具有乳头状癌核特征的非浸润性滤泡性甲状腺肿瘤(NIFTP)。Varlatzidou 等[262]在甲状腺病变中进行了类似的研究,他们使用提取的特征创建了一个敏感性为 91.5%、特异性为 92.43% 的神经网络模型。该模型主要用于分析滤泡和嗜酸性细胞的细胞核特点,并且排除了间质细胞、组织细胞和淋巴细胞的干扰。结果显示恶性组以乳头状癌为主,髓样癌和间变性癌次之。该模型被设计成两部分功能,第一部分识别单个细胞核的良性或恶性,第二部分根据检测到的良性或恶性细胞的数量定性整张 DS 图像病变的良性或恶性。Ippolito 等[263]将神经网络模型应用于甲状腺细胞学不确定的 FNA 病例的预测研究,并以切除标本的相应组织学诊断为参考标准。该模型不像以前的方法那样使用数字提取的特征,而是根据一位细胞学病理医师的建议,纳入了胶体、慢性炎症和细胞核非典型性等分类特征。同时,实验过程尽量结合临床特征,如最大结节直径和是否存在结节性甲状腺肿等。最后发现影响模型整体性能的因素有核内假包涵体、假乳头状结构,以及"是否是单层细胞"。预测结果的中等图像特征包括微滤泡图案、核重叠和核沟等。该神经网络模型的预测敏感性为 0.86,特异性为 0.59,而人工细胞学观察的敏感性为 0.29,特异性为 0.82。在一项包含甲状腺乳头状癌和其他甲状腺病变在内使用细胞学涂片的显微照片的相关研究中[264],Sanyal 等开发的人工神经网络显示了良好的敏感性(90.48%),中等的特异性(83.33%)和很好的阴性预测值(96.49),诊断准确率达到了 85.06%。不足之处是一些良性病例中模糊的乳头状结构被模型错误地识别为乳头状癌。最近,Maleki 等[265]基于甲状腺 FNA 的显微镜下描述开发了一种基于文本的模型,这些 FNA 病变在切除后被诊断为经典甲状腺乳头状癌或 NIFTP。结果发现该模型在 81.1% 的病例中成功地将经典型甲状腺乳头状癌与 NIFTP 区分开来。众所周知,对于甲状腺乳头状癌的变型,在细胞学上区分滤泡亚型乳头状癌与 NIFTP 比区分 NIFTP 和经典甲状腺乳头状癌要困难得多。

(四) CPATH 在肺和胸腔积液细胞学中的应用

Teramoto 等[266]使用 DNN 将肺癌的液基细胞学标本分为腺癌、鳞状细胞癌和小细胞癌,准确率为 71.1%,而且在区分非小细胞肺癌和小细胞癌的准确率达到了 85.6%。但是,该研究的不足之处是样本范围仅限于区分肺癌的亚型,并没有试图区分良性和恶性病例。对非小细胞肺癌来说,由于靶向治疗的进展,后续进行分子检测的项目较多,细胞病理医师经常被要求在进行分子检测之前确定 FNA 材料是否充足。不出意外,由细胞病理医师使用 CAPDS 软件对数字化细胞块切片材料中的细胞数量进行定量分析已被证明比人工视觉评估更可靠[267]。

截至目前,关于使用 CPATH 辅助工具分析痰样本的研究只见于少数文献报道。几个独立的研究小组已经发表了他们使用 CPATH 的图像处理方法从明视野显微镜痰图像中检测到结核分枝杆菌的文献[268,269]。这些方法有时虽然管用,但对 DS 图像的扫描质量要求较高,当许多重叠或变形的杆菌受到染色或杂质的干扰时很难被识别出来,在算法学习中这些特征都被归类为非杆菌[268]。最近,基于 DS 图像的 DL 算法也被应用于 Cell - CT 仪器(VisionGate,Phoenix,arizona)中以获得痰中检测到的异常上皮细胞的三维图像。这项新兴技术的目的不仅仅是利用计算机进行处理三维细胞特征,还能自动提供细胞分类,其功能表现类似于宫颈的自动巴氏筛查系统所完成的工作任务[270]。最近,国内学者在一篇文献中报道了 DL 算法对支气管肺泡灌洗液进行细胞辅助分类和诊断的研究[271]。该研究显示支气管肺泡灌洗液的液基涂片的视觉图像通过自动生物显微镜平台获得,基于 CNN 的三步算法自动解释支气管肺泡灌洗液图像中的细胞学特征。DL 模型成功地检测出了支气管肺泡灌洗液标本中的大多数细胞,其中检测的敏感性和准确性都达到了较高水平,大多数细胞类型的 F1 评分都超过 0.9。而且在两次临床测试中,该 DL 算法的表现均优于有经验的细胞病理医师。

利用 CPATH 中 ML 方法来分析胸腔积液涂片 DS 图像并进行预测诊断的研究不多。Tosun 等[272]在 34 例胸腔积液标本中基于 DS 图像建立了一个主要分析细胞核染色质分布特征的模型，用以区分恶性间皮瘤和良性间皮瘤细胞。研究者提取了诸如面积、凸度、圆度、周长、偏心距、等效直径等形态特征、细胞核纹理特征（如 Haralick 和 Gabor 特征）和基于小波的特征。结果显示，以同时或随后进行的所有病例的胸膜活检的病理诊断为参考标准比较，检测的敏感性为 100%，特异性也为 100%。基于这些研究结果，该研究的作者认为仅靠间皮细胞的核结构特征就可能包含足够的信息来区分恶性间皮瘤和良性间皮增生。

（五）CPATH 在乳腺细胞学中的应用

乳腺细胞学标本的核形态测量学研究表明，根据细胞核的某些特征如细胞核大小、形状、质地和密度等，可以区分乳腺良恶性病变[273]。当 Dey 等[274]将 ANN 应用于乳腺病灶 FNA 涂片的 DS 图像分析时，将测试结果与切除标本的组织学结果对照时，发现所建立的模型算法能够鉴别出所有的良性病变、小叶癌和大多数浸润性导管癌。同样，Subbaiah 等[275]也开发了一种神经网络模型用来从纤维腺瘤中区分乳腺腺癌。ANN 模型在 FNA 涂片的 DS 图像上基于几种特征的核形态计量学进行定量分析，并结合细胞病理医师对其他特征的评分作出综合预测。最终结果显示测试集的敏感性为 100%，特异性为 100%。该模型的不足之处是，需要细胞病理医师人工审查和对特定的特征如细胞数量、分离、双极细胞等进行评分，这本身可能要比传统的人工审查花费更长的时间。Filipczuk 等[276]开发了几种不同的基于 FNA 标本 DS 图像的 CPATH 辅助诊断模型用来区分乳腺良恶性病变，据该报告发布的结果显示，在患者水平测试的敏感性高达 88%，特异性高达 100%。

值得注意的是，随着乳腺病变粗针活检技术和术中快速冷冻诊断的广泛普及和应用，乳腺病变的 FNA 技术应用越来越少，相应地 FNA 的标本也越来越稀少。所以，最近几年 CPATH 在乳腺病变中的应用和研究已普遍转向基于组织学图像的分析，针对 FNA 的乳腺标本的 CPATH 的研究已经很少见到。

（六）CPATH 在胰胆管细胞学中的应用

Momeni-Boroujeni 等[277]基于细胞核形态测量特征开发了一种用于胰腺 FNA 标本的神经网络模型，该模型可区分良性和恶性细胞簇，准确率为 83.9%。另外，该研究还用处于良恶性细胞之间的"非典型"病例测试了这款模型。通常情况下，在胰腺 FNA 标本中被诊断为"非典型细胞"的病例临床上一般不会对胰腺进行手术切除，所以，研究人员在对这类 FNA 标本进行预后结果评估时，以患者的 FNA 标本被诊断为"非典型细胞"的时间为起点的生存时间作为评估肿瘤预后的参考标准。结果显示，与那些被模型诊断为恶性的病例相比（中位死亡时间：67 天），被该模型诊断为"非典型细胞"（恶性潜能未定）或被 Kaplan-Meier 分析诊断为胰腺癌的病例死亡时间明显更长（中位死亡时间：1 174 天）。Hashimoto 等[278]在没有手工特征提取的情况下对细胞病理图像使用了深度学习技术进行分析预测。他们将 DNN 应用于胰腺 FNA 标本的辅助诊断预测。按照实验设置的"提示或可疑恶性肿瘤"和"提示良性肿瘤"两分法类别，该 DNN 模型预测的报告敏感性为 80%，特异性为 80%。而且可以期望通过增加训练集的样本数量来提高分类器的学习训练性能。在另一项研究中，Collins 和 Weimholt 对诊断不确定（不典型到可疑）的胆管刷检细胞标本进行了 DS 图像的定量分析[279]。实验发现，可疑病例的细胞比非典型病例的细胞核更大，多形性也更明显。但是，要在图像算法中利用这些客观特征来帮助支持胆管癌的诊断，还需要进一步的工作。

综上所述，CPATH 的辅助诊断功能和研究训练已经广泛应用于几乎所有的细胞学领域，各种 CAPDS 工具软件在一些领域已经进入临床应用如宫颈液基细胞学的筛查工作，其他领域大多处于模型研发、训练和优化阶段，并显示出良好的应用前景。从上述内容不难看出，基于液基薄层制片的宫颈和尿液等"单层细胞"的 DS 图像的结果更具有优越性。虽然现在的 WSS 较以往具有更强的 Z 轴立体扫描功能，但还是或多或少地影响模型算法对相关的成团细胞特征的识别，因此，对于 FNA 标本，建议制成液基薄层涂片（尽量使抽吸过程中的细胞团块"单层化"）以利于 DL 算法在学习训练中对相关细胞特征的识别和记忆[210]。

第四节 · 计算病理学团队及病理医师的作用

一、计算病理学团队的人员构成及其作用

作为病理学发展的新兴领域和 DP 的重要组成部分，CPATH 在病理学研究中正在不断深入，一些新算法或混合算法的 DL 模型也不断涌现，而且实现了部分 CAPDS 工具的临床辅助应用。CPATH 是融合了病理专业知识、数据科学和计算机科学的综合学科体系，CAPDS 工具的开发应用需要具有不同领域和专业背景的专家组成一个团队参与到项目中。这些人员包括病理医师及技术人员、数据科学家、生物信息学家，负责算法设计和架构搭建以及物理环境建设和硬件维护的工程技术人员。其中，病理医师在项目开发团队中的主要作用有：提出需要解决的病理问题、提供算法测试结果的反馈和优化意见以及对 CAPDS 工具临床应用效果的评估等，从而对 CPATH 及其下游行业的发展方向等具有重要的引领作用。因此，病理医师在 CPATH 中的新角色不仅需要扎实的临床病理知识和经验，还需要了解统计分析和数据挖掘的基本知识，以弥合临床病理学和 AI 之间的差距。也就是将来的临床病理医师应该成为具有病理诊断经验的"数据信息专家"，其职责将不再是从图像和组织学中提取信息，而是在患者的临床环境中管理 AI 工具提取的病理图像特征和诊断信息[280]。而且当发现新的生物标志物或新的疾病类型时，病理医师可以及时向数据科学家和算法工程师反馈意见和建议，对现有的 CAPDS 算法进行优化，或者基于新的发现创建一个新的 CAPDS 算法，以协助病理医师做出更准确的决策并为临床医师提供更好的指导[281]。同时，一个具有病理诊断经验的"数据信息专家"可以了解数据分析过程中可能发生的潜在问题并用计算思维清楚地解决临床问题。另外，病理技术人员在 CPATH 中的作用往往被忽视，事实上，适合 DL 学习训练和特征分析的高质量 DS 图像不仅取决于 WSS 的性能，一张高质量的玻璃切片从规范化取材、制片、染色和熟练的数字化技巧等都离不开病理技术人员的良好技能和认真负责的态度。不同专业背景的团队成员之间充分的沟通和良好的合作对开发设计一款高效、稳定、简便实用的算法辅助诊断工具具有非常重要的意义。所以，只有一个精诚团结和高效配合并愿意为此付出艰苦努力的团队，才能实现 CPATH 整合器官、组织学、细胞和细胞器水平的形态学与组学数据的分子细节功能，从而为临床病理诊断决策提供功能完善的 CAPDS。

二、以计算病理学为中心的下一代病理诊断模式

近年来,在信息技术领域取得了三个重要的进步:将大量数据从本地网络存储转移到云存储的潜在应用;网络速度从 WIFI-6 发展到 5G 时代;高性能中央处理器(CPU)和图形处理器(GPU)的性能的显著提升[210]。这些技术的进步不仅影响了人们的日常生活,而且对医学,尤其是 DP 和 CPATH 产生了巨大的影响。随着网络和信息技术的迅猛发展,这些技术的进步使得医疗数据和计算资源得以集中融合,有利于更大的样本数据量来优化算法。DL 算法有可能促进发现更复杂或微妙的联系,并帮助病理医师做出最佳的临床决策,以满足每个患者的需求。

因此,尽管大多数病理领域的 AI 研究仍集中在 DP 中关于肿瘤的诊断和分级,但 CPATH 的临床研究和应用并不局限于形态学模式的检测。它还可以综合人口统计信息、DP、组学和实验室结果对复杂病例进行分析和判断[222]。因此,AI 技术有可能对临床工作流程的几乎所有方面产生积极影响,从精准诊断到预后,以及个性化治疗等。将多个来源的临床数据整合到 DL 学习模型中,可以对某些疾病进行诊断决策和结果预判,使医师、患者和实验室人员能够做出可能的最佳医疗决策[282]。例如,DNN 已被应用于乳腺肿瘤图像生物标志物的自动评估,如 HER2、ER 和 Ki67 等[283]。Hamidinekoo 等[284]创建了一种新的基于 CNN 的乳腺 X 线摄影-组织学-表型等相互连接的模型,以连接和绘制乳腺 X 线影像异常与其组织病理学之间的特征和表型关系。Mobadersany 等[229]开发了一种基因组生存期 CNN 测试模型,用于整合来自组织学图像和基因组数据的信息来预测事件结果的发生时间,并证明其预测准确性超过了目前预测胶质瘤患者总生存期的临床模式。EHR 系统能够收集记录许多医疗数据,如年龄、种族、性别、社会背景和临床病史等,而这些数据作为特定疾病的独立因素可以应用于适当的 DL 算法并使建立的模型更加全面可靠[212]。这些整合的数据可以使病理医师获得更多的疾病相关的临床资料,并在疾病的不同阶段和(或)患者的不同状态下的不同治疗的算法之间进行切换。随着移动设备与健康相关的应用程序和智能个人追踪仪器的普及,使得个人获取持续的实时健康信息,如体温、心率、呼吸频率、心电图、体重指数、血糖、血氧含量等指标变得更加方便,并记录到个人健康数据中。这些数据可以被整合到 EHR 和 LIS 中[285],然后这些临床资料与患者的组织学图像通过 LIS 一起输入到 CAPDS 进行辅助决策,病理医师根据不断纳入的各种信息对 CAPDS 的决策建议不断进行修正,使 CAPDS 不断优化,最后形成一整套的综合了患者各种数据的决策意见或建议供临床使用。因此,这种数据驱动的新型医疗系统需要 CPATH 作为现代医学的基础,整合数据、算法和分析,以提供高质量和高效的医疗决策意见和建议。计算病理学和大数据挖掘的融合为循证医学和个性化医疗的实践提供了一种革命性的方式,这可能就是病理医师面临的下一代病理诊断模式,即以 CPATH 为中心融合了组织学特征和各种元数据的病理组学。

第五节·计算病理学临床应用面临的瓶颈和挑战

尽管 CPATH 的前景非常广阔,但目前真正在临床实践中使用的大多数 CAPDS 算法都局限于浅 ANN 范畴,如早期用于宫颈细胞学筛查、免疫组化染色和核分裂象等传统的图像分析。

虽然近五六年来应用 DL 算法的研究不断深入,少数即将投入临床应用的 CAPDS 也不乏多种统计算法的融合,但是深度机器学习辅助工具在临床实践中的广泛应用还面临着诸多瓶颈和限制。这些瓶颈和限制不外乎硬件和基础设施、数据资源限制、模型算法的标准化和质控以及职业伦理的规范和约束等,相信随着时间的推移和技术发展的不断深入,在可预见的未来,这些瓶颈和限制都将逐渐得到克服和解决。

一、数据资源及其可用性限制

CPATH 所面临的数据资源限制体现在两个方面。一方面,用于 DL 训练的临床数据来源和获取比较困难。在信息化与 AI 融合的进程中,各种数据就变成了宝贵的资源。而各种 DL 算法的开发又非常依赖数据,而且需要的数据量也很大。尤其是在 CPATH 领域,与传统的图像分析手动选择"重要的目标特征"相比,ML 可以自动识别这些特征。对于监督学习而言,除了原始图像集之外,数据集中必须包含一些地面真实数据的元素,以提供适当的可供参考的诊断环境。然后,训练算法才能在提供的地面真实数据的指导下预测或描述图像。这些地面真实可能来自患者结果数据,例如,从病理报告中的组织学类型和分级信息、LIS 中提取的实验室检查结果,一些病例的特定检查记录(分子检测数据)等,也可以是病理医师审核病例时专门为支持算法训练而手动提供的一些素材。然而,获取这些适合于算法开发的临床地面真实数据通常是非常困难的,因为每个医疗机构对这些临床数据都视为一种宝贵的资源和财富,特别是使用多个机构的大量临床地面真实数据构建临床验证集时,涉及不同的权属和未来的利益归属问题,所需的临床数据来源就变成了一个非常复杂的问题。另一方面,即使能够获得一定的临床数据,这些数据的可用性也存在很大问题。因为这些数据之间存在着非常大的差异,除去患者临床资料(病史、实验室结果等)的可靠性之外,能够收集到的病理样本就存在诸多可变性:① 数据集样本和算法无法适合所有的训练流程;② 由于 HE 切片质量标准和规范的不一致而使得 DS 图像质量可能影响 DL 学习训练的结果,特别是来自多个医疗机构的切片更难以做到质量上的同质化;③ 图像预处理和人工控制不仅耗时且具有一定的挑战性。在将数据合并到算法之前,可能需要人工手动或自动对入组数据进行筛选和 DS 图像标注。即使是训练有素的病理专家在进行图像标注时,有时也难以保证为 DL 建立一个充分准确的数据集,导致这种情况的原因多种多样:缺乏经验、时间有限、长时间工作的乏味及厌倦感,有时可能还与费用有关等。

对于病理样本的变异性要给予充分的重视并通过一定的方法加以改进。第一,通过使用流线型的工作流程和具有直观用户界面的单一通用标注工具,可以明显简化创建和共享手动区域标注的任务。第二,由于避免了在多个系统[286]上安装特定的软件,基于 web 的工具可能是不同研究组之间共享标注结果的理想工具。第三,通过对拟入组的病理标本采取统一规范的组织处理和染色程序,应用手动或自动的图像质量控制过程,使用更大更有代表性的训练集,以及对每个实验室的算法进行校准,可以在一定程度上缓解入组资料的变异性。第四,也可以应用图像预处理策略,如颜色归一化[287]减少 DS 图像染色色度差别的影响。第五,可以考虑增加预期的地面真实数据收集量来监视和优化学习训练性能。

二、硬件及基础设施的限制

CPATH 的辅助应用工具开发、训练和验证需要大量的数据集，而这个过程必须依赖可靠的硬件和软件以及安全的网络环境支持。而且，深度机器学习解决方案，特别是在应用病理图像分析时，严重依赖高性能图形处理器（graphics processing unit，GPU），即计算机显卡上用于快速处理图形和图像的芯片[288]。一个强大的 GPU 可以提升病理 DS 图像分析的质量和性能，从而与 CPU 一起提升计算能力和减少 DS 图像分析时间。尽管 5G 网络在国内落地应用已经两年，但在实际生活和工作环境中人们并未感受到预想中的网速提升，无论是局域网还是广域网的数据带宽都将成为数据传输和图像处理的障碍和瓶颈，从而限制了包括 DS 图像在内的数据的上传和下载速度。只有当网络中的所有这些相关影响因素都得到解决并形成一个高效稳健强大的系统，CPATH 才能顺利向前推进，为病理医师提供疑难复杂病例的辅助决策工具或者完成更深入复杂的研究任务。另外，虽然近几年 WSS 的扫描速度和图像缝合压缩技术有明显的改善，基于 WSI 模式的 DS 图像的大小有所降低，但每个病例的 DS 图像的平均大小也在 1 GB 左右，面对大量的图像数据，既需要具有包括强大处理能力的 GPU 和计算能力的 CPU 的高性能计算机，同时又要解决庞大数据的安全存储问题，这些都是制约 CPATH 发展的不利因素。

三、数据存储与网络安全的担忧

CPATH 作为 DP 领域的重要应用方向，业内对网络和数据安全的担心一直存在。目前，DP 领域的实践显示，国外数十家成功实施全数字化转换的病理科/实验室全部采用本地服务器分层存储策略，一些国家行业协会的指南也明确建议使用本地服务器分层存储策略（如 RCP）。实际上，对于大数据的存储和使用，云存储更具有优势，但业内主要担忧包括 DS 图像在内的大量医疗数据存储在云系统的安全性，如数据泄露、恶意盗取及容灾的能力等。如果采用云存储，将 CPATH 数据（即 DS 图像）从患者身份数据中如个人健康识别码、医疗记录号码和出生日期等分离出来单独存储，可以能够最大限度地减少数据泄露的风险。为了降低云存储数据安全的风险，一些云服务提供商现在提出了健康保险可移植性和问责一致性法案（Health Insurance Portability and Accountability Act，HIPAA）的解决方案。此外，FDA 于 2016 年还为上市后医疗设备网络安全管理制订了指导方针[1]。欧盟通用数据保护条例（General Data Protection Regulation，GDPR）[289] 对处理个人数据的人员也提出了类似的安全要求。相信随着各种网络和云计算服务的监管法规的不断完善，随着时间的推移，业内能够尽早地享用云存储带来的方便。

四、CAPDS 工具与病理工作流程的兼容性

病理领域 AI 技术转化的一个关键因素是将 CAPDS 工具融合在日常诊断工作流程中，以确保病理医师可以轻松地使用 CPATH 辅助工具进行诊断工作。随着美国首个 FDA 对临床病理医师使用 CPATH 辅助诊断工具"Paige Prostate"软件进行前列腺癌诊断的市场授权[79]，加之 WSS、图像管理系统和全数字化病理诊断工作流程的日益普及和改进，必定为构建基于 AI 的 CAPDS 的推广应用提供理想的平台和巨大的发展空间。在这个过程中，CPATH 应该完

全无缝地集成到诊断工作流程中,病理医师既可以手动查看 DS 图像并进行传统的人工诊断评估,也可以访问从 CPATH 辅助诊断工具生成的新的可视化和定量数据。CPATH 不应该只是诊断流程中一个需要加载新软件或文档之间转换器的额外步骤,而应该是自然集成到工作流中的程序,例如,在后台操作的不可见的但能够生成目前人工诊断无法达到的有价值的组织图像分析见解。

在设计 DL 算法时,算法的执行性能对于使用者来说必须避免诊断过程变慢,否则将失去其存在的价值。这需要找到从玻璃切片数字化到 DS 图像观察再到 CPATH 辅助工具的顺畅融合的最佳办法。理想的方法是在扫描时即对 DS 图像进行完整的分析,并在复查时将所有相关的图像分析数据提供给病理医师。这需要 CPATH 工具具有在玻璃切片扫描的同时对所创建的像素级别的 DS 图像进行分析的巨大算法处理能力。如果以这种方式将智能辅助诊断工具融合到病理工作流程中,必将进一步提高病理工作效率,加快报告周转时间,减轻病理医师的工作负荷并提高诊断的准确性。然而,就目前而言,要达到这个目标,还需要漫长而艰苦的努力。

五、算法过程的标准化、可靠性及 QC

关于 DL 算法过程的标准化,存在以下几个需要注意的问题。首先,用于生成算法的数据由不同的开发人员或公司用不同的模型进行分析。这就需要 DL 训练方法和系统 QC 的标准化,以减少不同仪器产生的系统误差和随机误差,因为大数据中的单个噪声就会导致分类错误和改变对 DS 图像的预测结果,最终可能导致大量假阳性或阴性。其次,积累的数据越多,算法越准确,特别是针对少见疾病和特定病种的少数人群样本,要保证足够的训练和测试数据集的样本或特征含量。最后,由于不同的数据资源在实际应用中可能会导致分类精度的差异,因此需要采用标准的数据格式和数据分析的规范化方法,将来自不同资源的连续数据集合并成一种算法。最近,DICOM 标准提供了一种对基于 WSI 的 DS 图像的解决办法,即通过一种方法将多帧图像和不同分辨率的多个图像合并为一张平铺的大图像来进行处理(http://dicom.nema.org/Dicom/DICOMWSI/)。

目前,多种因素导致对 DL 算法很难建立严格的 QC 步骤。首先,关于图像分割问题。训练任何机器学习算法的一般原则是将带标注的数据分成"训练"和"测试"数据集,并确保这些数据集在评估性能时是独立的。算法应该在训练集上训练,然后应用到测试集上,最后将结果与测试集相关的"地面真实"进行比较。然而,细分步骤的 QC 可能会受到"病理诊断金标准悖论"的影响。也就是病理医师对组织病理学的评估被认为是诊断结果的金标准,但事实上算法数据可能比人类评估更具有可重复性。通过将算法数据与患者的实际结果进行比较,然后来验证病理医师的人工评估/评分结果,看看算法数据是否能达到或超过病理医师的诊断结果,这可能会在一定程度上克服这一问题。

其次,使用 DL 的一个主要问题是,很难理解用于做决定的一些特征和神经通路的工作过程,即 DL 预测结果的可解释性。特别是,当 DL 不经过图像分割步骤对特征图像进行直接自动从图像中提取用于与临床最终结果相关的特征给出相应预测时,对这个过程的解释特别具有挑战性,有时很难理解机器算法为什么会得出这样的结论。因此,ANN 特别是 DNN 经常被人们称为"黑盒"。于是,对于性能或表现不佳的算法就难以纠正。由于算法过程缺乏透明度、可解释性和可证明性,人们(至少是病理医师)难免怀疑机器算法生成的预测结果的可靠性。为此,有人努力将 DL 算法转换为一个透明可见的"玻璃盒子",明确输入特征及其与测量输出的关系,使其更容易被人类使用各种技术进行解释[290,291]。通过向病理医师提供有关该算法在特定实例中使用的组织病理学特征的信息,可以培养对该算法的信任,并可以实现病理医师和机器算法两者之间的协同,其较高的可靠性可能超过 CPATH 辅助工具或病理医师单独的预测和评估[292]。

最后,基于 WSI 的 DS 图像在 DP 中的成功应用,取决于生成 DS 图像的玻璃切片的质量和扫描过程。切片质量包括从取材直到染色封片等制片环节的每一步。组织贴片折叠,染色变化和封片过程中的气泡,扫描时的亮度、对比度、颜色均一化、边界强度设置等,都会由于 DS 图像的质量问题导致原始数据不可靠和预测结果的准确性[293,294]。

六、CPATH 临床应用的伦理障碍

在大数据和信息化时代,个人健康数据积累在以惊人的指数级增长,这为新的医疗技术和治疗方法的研发带来了极大的方便。也正是因为如此,研究人员对这些健康数据的需求也越来越大,而且可以使用不同来源的大量数据进行组合或是交叉研究。这可以使得不同地域和不同机构的研究人员方便快捷地建立起前所未有的各种新的复杂联系。在 CPATH 领域,这些关系既包括技术层面,也涉及利益因素。因此,是否公开用于创建算法的医疗和健康数据就成了一个复杂的伦理问题。如果公开 DL 算法开发所使用的数据,增加算法透明度,可以促进预测结果的可解释性、公开性,并增加对预测结论的接受度和信任度。但是,如果不公开 DL 算法使用的数据并允许公司创建专用的私有模型,那么,这些不能在公共领域或患者真实世界环境中得到验证的辅助诊断工具是否可以直接应用于临床实践无论是对患者的伦理责任还是官方的监管责任,都具有相当的挑战性。另外,暴露患者的私人数据(如带有可识别的独特基因突变的数字图像)可能会带来侵犯患者隐私的伦理问题。同时,用于 CPATH 辅助诊断工具的患者数据可能会在不同的商业化开发公司之间带来利益上的纠葛,从而可能引发有关这些医疗和健康数据所有权和知识产权的伦理和法律问题。

在基于 AI 和 ML 的计算驱动决策过程的新时代,CPATH 已经涉及从临床病史、组学数据、生活环境到个人习惯的海量信息的交互融合。一个 DL 辅助诊断工具的算法研究和模型建立的团队包括病理医师、病理技术人员、数据科学家、生物信息学家和 IT 工程人员等众多领域的专家,所有这些都可能会带来数据泄密、遗失甚至是恶性事件的风险和道德问题。在医疗机构、实验室和数据库之间持续进行大规模、敏感的健康数据传输,虽然可以实现更高要求的精准医疗,但同时也增加了安全风险和漏洞。

因此,从政策层面需要在医疗 AI 领域制订完善的医疗机构和个人健康数据使用的管理规范。这个管理规范既要严格保护患者隐私和个人数据安全,又能保证 CPATH 研究和 DL 训练所需要的数据能够顺利、安全和规范使用。2018 年 5 月,欧盟 GDPR 对在科学研究中使用欧盟公民数据的机构添加了一些新的责任约束[295]。GDPR 认为健康数据是个人医疗和健康记录中非常敏感的一类特殊数据,如果第三方机构或其他研究人员出于治疗和研究目的获取和使用这些数据,将受到 GDPR 其中的特殊条款的约束。这一规定既强调了用适当的方法来规范CPATH 相关的安全和伦理问题,又为研究和创新提供了有力保障。

第六章
数字毒理病理概要

数字毒理病理学(digital toxicologic pathology)是 DP 的基础上衍生发展出来的细分领域，其主要是运用全切片图像(WSI)、组织图像分析及人工智能(AI)等现代化的病理学技术，从分子、细胞、组织、器官以及机体对药物反应等形态学改变来阐述和研究毒物的作用及其毒性效应[296-300]。DP 的崛起不仅仅在临床诊断病理学(CDP)、远程病理(TP)等领域在产生深远的影响，同时也在潜移默化地改变着毒理学研究的方式。WSI 作为 DP 的核心组成部分，将组织样本数字化并转换为数字图像，为后续的组织图像分析及 AI 等技术的实现提供了可能，也有效的介入到毒理病理学的研究工作中，为其提供了巨大的优势，例如：提高效率、改善准确性和一致性、增强数据存储和检索、改善协作，以及能够在短时间内分析大数据等，从而为医学和科学领域带来更多的机遇[301,302]。

与此同时，DP 在毒理病理学的运用过程中也存在着一些挑战和限制。例如，DP 需要专业的设备和软件、需要技术专业知识、数字组织图像分析的鉴定与验证等[303,304]。因此，在数字病理的应用过程中，需要谨慎处理这些挑战和限制，以确保 DP 的应用能够真正地为毒理学研究提供价值。

本章将阐述 DP 在毒理病理学研究中的概述，并讨论了数字病理运用其中的优点和挑战。同时，还介绍了数字病理在毒理学研究中的各种应用，如组织病理学分析、免疫组织化学分析和原位杂交分析，这些应用可以帮助提高毒理学研究的效率和精度。此外，本章节还探讨了数字病理在未来的发展方向，包括新成像技术的开发、人工智能和机器学习的整合，以及数字病理在临床设置中的实践应用。

第一节 · 数字病理在毒理病理学中的优点

一、提高效率

据了解一项标准的啮齿类新药研究项目，每 80～100 只实验动物会产生 60 个相关的实验组织，随之会产生上百至上千张组织切片[305]。面对庞大的组织切片，毒理病理学家需要耗费大量的人力、物力进行光学显微镜下的质量控制、组织学评估、切片调阅、同行评议及切片会诊等操作。而 DP 采用 WSI 等技术可以有效地介入其中,将传统的玻璃组织切片转化为数字图像,并存储于计算机系统中,会从各方面极大地提高毒理病理学的常规工作效率[305],如:① 通过计算机系统,可见简易高效的调阅数字切片;② 与传统切片比较,溯源性更强,能轻松快速的检索目标病例;③ 可突破时间与空间限制,及时高效地完成全球范围内同行评议或切片会诊等操作;④ AI 协助完成质量控制、形态学评估、异常形态学定位等内容。

二、改善准确性和重复性

在传统的毒理病理学研究中,毒理病理学家通过光学显微镜在镜下观察组织或免疫组化等切片,根据对形态或病变的认识以及自身工作所积累的经验,对组织切片做出客观的描述、评价与诊断。该方式依然是毒理病理学的金标准,但是由于传统的毒理病理学样本分析过程存在大量的人工干预因素及主观因素影响,因此其结果的准确性与重复性难以得到有效保证。与此同时,其判读结果也是以半定量的形式展现,难以满足现有毒理实验对人工判读精度的要求[306]。然而 DP 技术的崛起为该矛盾的解决提供了可能,且近年来也陆续看到了相关技术的应用与尝试,例如,Eleonora Carboni 等利用深度神经元网络进行卵巢卵泡的差异性计数[307]、Valeria Bertani 等利用深度学习模型定量评价化合物诱导大鼠甲状腺滤泡细胞肥大[308]、Fangyao Hu 等利用深度学习的模型进行卵巢毒性的评估[309]。从上述的文献报告,可以发现 DP 的应用从以下几个方面有效地改善了毒理病理学的准确性和重复性,如:① AI 在毒理病理学中的运用,可以实现数据图像的高通量分析,其作用不但分担病理毒理学家重复、单调的机械性阅片工作,同时也降低了人为因素对结果准确性与重复性的影响;② 通过数据库建立、预处理、模型选择和训练、后续处理和评估的步骤构建深度学习模型,其数据图像分析的结果具有高度重复性,并且能提供定量或半定量的判读意见;③ 利用 DP 的 WSI 技术可以实现跨时间、跨地域的远程信息交流与切片会诊,提高研究人员之间的协作能力,从而改善实验研究结果的准确性;④ DP 可以帮助研究人员系统性的分析实验结果与数据,更好掌握研究的全局视角,避免研究中可能遗漏的重要信息,提高实验研究的准确性。

三、增强数据存储和检索功能

在毒理病理学的日常工作中,传统组织切片的储存与管理是一项浩瀚且庞大的工作内容,技术人员需要对每一张病理组织切片进行标记、记录、分类和存档等步骤,以确保病理组织切片的完整性和溯源性[310]。但由于其工作内容庞大,操作流程烦琐,常常不可避免地发生人为的失误,从而导致数据丢失、混淆或错误的发生,同时也就难以将原始的数据共享到其他的研究人员之间。其次,对于研究人员查找并检索相关的组织切片而言,传统物理的存储与管理的方式也存在着过程繁琐、耗时、混淆切片等弊端。因此,需要一种更高效、更可靠、更方便的方法来管理和存储这些组织切片。而 DP 的 WSI 技术为此提供了可能,WSI 技术通过扫描病理组织切片并将其转化为数字图像的方式来实现,数字化的病理图像可以在计算机上进行存储、分类和检索,不仅极大地简化了组织切片的存储与管理流程,同时也方便研究人员能够简易、高效的检索目标切片,使得研究人员能够将更多的时间集中在价值创造的更有价值的实验研究活动中,而不是浪费在管理事项上(如组织切片整理、标记、记录、分类和存档等)[311]。

四、提高协作能力

传统的毒理病理学受限于物理切片的客观因素,病理学家必须在现场通过光学显微镜进行组织学的判读工作。与此同时,在需要与其他病理学家进行沟通与讨论的过程中,也同样受限于时间与地缘因素的约束,导致病理学家之间的协作能力存在流程繁琐、周期漫长、效率低下等弊端。而以 WSI 为技术基础的 DP 则打破了原有的工作逻辑,通过将物理切片扫描转化为数字切片,在计算机系统上可以实现远程阅片或在线上与其他病理学家共享数字切片,该革新的工作方式挣脱了传统毒理病理学由于时间和地缘因素的阻碍,从而使得研究人员之间能够更方便的交流和讨论,提高人员间的协作能力[237,315]。其次,同行评议也是毒理病理学研究中不可或缺的部分,近年来的研究显示,使用 WSI 应用于非临床毒理病理研究进行同行评议的例子呈上升趋势,其现象说明 WSI 应用于同行评议,可有效地提高其协作能力。但是,到目前为止,关于线上数字组织病理学评估和数字同行评审依然缺乏规范化的操作流程或专家共识。

五、人工智能的运用

DP 以 WSI 作为技术基础,将物理切片通过扫描转化为数字切片,因此毒理病理学的工作流程得以数字化,使得人工智能、机器学习、人工神经网络以及深度学习等技术也可以应用于其中,为数字毒理病理学的革新带来前所未有的机遇。目前,人工智能在数字毒理病理学中的运用主要体现在以下几个领域[301]:① 异常检测。常规的毒理学研究会产生海量的组织与相应的组织切片,而其中的绝大部分为正常的形态或常见的继发性病理改变。为此,毒理病理学家需为此耗费大量的时间与精力去做重复而枯燥的阅片工作,从中寻找出有价值的毒理病理改变。而应用 AI 在其工作流程中,则可以协助病理学家快速的定位目标器官和目标毒物的目标剂量。例如,AI 可以快速且准确的检测出视网膜层次的形态学变化[313]。② 决策辅助。AI 可以协助病理毒理学家完成日常诊断工作中具有明确细则的事项,如诊断标准、诊断阈值及评分标准方面。如精原细胞的分期[314]、IHC 结果的定量判读[315]等。③ 简化诊断积分;毒理病理学家进行疗效模型评估是往往需要进行复杂的评分系统,其中涵盖若干个定量或半定量的评分,而 AI 则可以通过机器学习的方式,掌握复杂评分系统的操作逻辑,从而准确、高效地完成评分工作。例如:利用 AI 识别和定量肠炎小鼠模型中的关键显微病变特征[316]。④ 自动计数。AI 可以协助毒理病理学家完成日常工作的关于计数相关的内容,如计算核分裂数、凋亡小体、血管密度、炎细胞(特定的炎细胞类型)数量等。⑤ 目标测量与量化。随着毒理学研究的发展,针对目标的病变区域进行测量与定量分析的需求也越来越多,但是完全由病理学家通过人工判读的方式完成,存在难度大、耗时长、重复性差等弊端。AI 则可以通过深度学习的方式掌握,并快速、高效地完成上述任务。如定量乳腺上皮增生[314]、定量评估肝细胞肥大[308]等。

第二节 · 数字病理在毒理病理学中的挑战和限制

一、需要专业设备和软件

与传统的毒理病理学相比较,数字毒理病理学需要在常规的工作设备基础上,增添专业的设备和软件才能保证和满足其功能的实现。例如：① 全切片扫描仪（whole slide scanners，WSS）：WSS包含了显微镜、图像聚焦和捕获传感器、电动或机器人马达及切片装载设备等众多不同的部件的集成。WSS根据切片染色种类的不同，扫描仪可以在明场、暗场（荧光）和明场暗场之间进行扫描，相应地得到常规苏木精-伊红染色（HE）、免疫组化（IHC）染色、荧光及多光谱的WSI。② 图像处理软件：主要应用于WSI获取和查看、文件格式、压缩方式及图像分析等。③ 数字图像浏览：由满足DS图像要求的显示器、电脑和相关管理软件组成。④ 数字图像分析软件：主要是利用先进的算法和机器学习来识别病理数字切片中正常的形态和异常的病理性改变，从而协助毒物病理学家完成烦琐的筛查或评分系统的工作内容。⑤ 数据存储设备：数字病理学的应用会产生大量的数字图像及文件，目前常规使用的方式，如DS图像不完全存储（存储部分病例的DS图像）、DS图像不完全存储（小体量的各医疗机构采用硬盘存储）、分层存储管理模式、云存储等。⑥ 数据管理软件：海量的数字图像及文件，通过合理的存储及管理，以数据管理软件为媒介，可以做到高效、便捷、准确地调阅病史资料，也能做到长期、稳定、全面地保存原始数据。

二、需要技术专业知识

数字病理学技术在毒理学中的应用需要涉及不同领域的专业技术知识。这些知识涵盖了数字图像处理、计算机技术、病理学、统计学以及人工智能和机器学习等。以下是一些数字病理学技术所需的常见专业技术知识，如：① 数字图像处理：数字病理学技术是基于数字图像所进行的常规处理与分析，因此需要了解数字图像处理的基本概念和技术，如数字图像的获取、预处理、增强、分割和特征提取等。此外，数字病理学技术还需要了解图像分析方法、计算机视觉技术和模式识别方法等。② 计算机技术：数字病理学技术是使用计算机系统进行数据存储、管理和分析，因此需熟悉并掌握，如操作系统、数据库、程序设计和算法等计算机技术的基本概念和技术。与此同时，数字病理学技术还需要了解云计算、分布式计算和高性能计算等计算机技术。③ 病理学知识：数字病理学技术需要对病理学领域具有深入且全面的认知，包括疾病的病理学特征、组织学结构和病理学样本处理等。再者，免疫组织化学技术和分子病理学技术等病理学领域的相关知识也是不可或缺的。④ 统计学：应用数字毒理病理学技术，对海量的研究数据进行统计分析需要了解基本的统计学概念和方法，如假设检验、方差分析和回归分析等，还需要了解现代统计学方法，如贝叶斯统计学和机器学习方法等。⑤ 人工智能和机器学习知识：数字毒理病理学技术还可以结合人工智能和机器学习技术，因此需要掌握该领域的基本概念和技术，如神经网络、机器学习、深度学习、自然语言处理技术和数据挖掘技术等相关人工智能技术。

三、数字图像可能存在错误和伪影等问题

数字病理学技术在毒理学研究中的应用可能存在一些错误和伪影等问题，这些问题可能会影响数据分析的准确性和完整性。下面将详细介绍数字病理学技术在毒理学研究中可能存在的错误和伪影等问题。第一，数字图像可能存在质量问题，例如：分辨率低、噪点和伪影等问题。这些问题可能会影响数字图像的清晰度和准确性，从而影响研究结果的分析和判断。因此，需要使用高质量的数字扫描仪和数字图像处理软件，以提高数字图像的质量和准确性。第二，数字图像可能受到颜色和光线等环境因素的影响，这可能导致数字图像的准确性受到影响。例如，数字图像的颜色可能因为环境光线的不同而产生变化，这可能会影响数字图像的识

别和分析。而在数字图像的采集和处理过程中严格控制环境因素,以确保数字图像的准确性和一致性,显得尤为重要。第三,数字图像的采集和处理过程中可能出现人为误差,例如:毒理病理学家的主观判断和标记等问题。这些问题可能会导致数字图像的准确性和一致性受到影响,从而影响研究结果的分析和判断。为了解决这些问题,需要对数字图像的采集和处理过程进行严格的质量控制和标准化,以减少人为误差的影响。第四,如前文所述,数字毒理病理学技术需要专业的设备和软件,这可能存在成本和技术门槛等问题。例如,数字扫描仪和数字图像处理软件等设备和软件需要较高的成本和技术门槛,这可能会对数字病理学技术的应用造成一定的限制。为了解决这些问题,需要加强数字毒理病理学技术的研究和开发,以提高数字毒理病理学技术的效率和降低成本。第五,技术专业知识也是数字毒理病理学技术不可或缺的,这可能导致使用者的技术素质存在不均等的问题。例如,数字毒理病理学技术需要对数字图像处理、计算机技术、病理学知识、统计学以及人工智能和机器学习知识等方面有一定的了解和掌握。为此,需要开展数字病理学技术的培训和普及工作,提高使用者的技术素质和应用水平。固然,目前数字病理学技术在毒理学研究中的应用可能存在一些潜在的错误和伪影等问题,需要我们细心谨慎的处理,以确保数字病理学技术的应用能够真正地为毒理学研究提供价值。

四、谨慎验证和标准程序

数字病理学技术在毒理学研究中的应用需要注重验证和标准化程序的问题。如前文所述,因为数字病理学技术需要专业的设备和软件,需要技术专业知识,数字图像中可能存在错误和伪像等问题。因此,在数字病理学技术的应用过程中,需要谨慎验证和制订标准化的操作程序,以确保数字病理学技术能够在毒理学研究中发挥正向且积极的作用。为了保证数字病理学技术的应用效果,研究人员需要按照标准程序进行操作。这意味着研究人员需要遵循特定的操作流程,确保数字图像的获取、预处理、增强、分割和特征提取等步骤都符合标准化程序。这样才可以保证数据的准确性和一致性,并减少人为因素对数据分析的影响。此外,在使用数字病理学技术的过程中,研究人员还需要对数字病理学技术进行验证。这是因为数字病理学技术中可能存在的错误和伪像等问题会影响数据的准确性和可靠性。因此,研究人员需要对数字病理学技术进行验证,以确保数字病理学技术能够正确地分析数据,并在一定程度上消除数字图像中可能存在的潜在问题。总而言之,数字病理学技术在毒理学研究中的应用需要谨慎验证和指定标准化的操作程序,在满足毒理学研究需求的同事,体现其自身优势和价值所在。

五、数据隐私和安全问题

数据隐私和安全问题是数字病理学技术在毒理学研究中的应用所必须面对的挑战和限制。在数字病理学技术的应用过程中,需要特别注意数据隐私和安全问题。为了确保数字病理学技术的应用能够真正地为毒理学研究提供价值,需要采取一些措施来保护数据的隐私和安全。这些措施包括:① 确保数据安全:在数字毒理病理学技术的应用过程中,在便捷了研究者日常数据使用的同事,也面临着数据安全的问题,这就意味着数字病理学技术需要使用安全的技术和设备来存储和传输数据。例如,可以使用加密技术来保护数据的安全。或者,需要采取措施来防止未经授权的访问和数据泄露。还可以使用访问控制和身份验证技术来限制数据访问权限等。② 保护数据隐私:部分的数字毒理病理学研究会涉及病患的相关信息,则需要采取有效措施来保护数据隐私。例如,可以使用数据脱敏技术来隐藏敏感信息。或如前所述,采用控制访问权限和身份验证的手段来限制数据访问权限,从而解决数据隐私和安全问题。③ 遵守法律法规:数字毒理病理学仍处于新兴技术的早期阶段,缺少相关和完善的法律法规进行监管,因此除了遵守现有的法律法规之外,同时也应该根据数字毒理病理学应用的特殊场景,制订相应的政策和流程来管理数据的使用和共享,以确保数据的合法使用。④ 提高数据安全意识:具备相应法律法规的同时,数据安全意识的提高也不容忽视。在全新的技术背景之下,技术人员会面临新的数据安全问题(如数字图像分享、数据共享、访问权限授权等),因此需要对数据安全问题进行系统培训和教育,以提高研究人员的安全意识和技能。综上所述,为了保护数据的隐私和安全,需要采取一系列措施。这些措施包括使用安全的技术和设备来存储和传输数据、使用匿名化技术来隐藏病患的身份和个人信息、遵守并完善相关的法律法规、通过培训提高研究人员的安全意识和技能等。

第三节 · 数字病理在毒理病理学中的应用

数字病理学在毒理学研究中的应用可以帮助研究人员更好地理解毒理学研究对象的病理学特征,从而为毒理学研究提供更为全面和准确的数据支持。而其中,使用数字病理学进行组织学分析是数字病理学技术的一个重要应用方向。组织病理学分析是评估研究对象组织结构和病理学特征的一种方法。组织病理学分析需要使用光学显微镜进行观察,该传统的方法受限于时间与空间上的制约而无法做到高效、便捷,因此成了影响毒理学研究的瓶颈。同时,传统的组织学分析需依赖病理学家对病变的认知和主观判断,容易存在人为误差和不一致性等问题。数字病理学技术的应用则可以有效地应对传统方法学的短板,如:① 应用 WSI 突破时间、空间的制约:数字病理学技术通过切片扫描仪将物理切片转化为数字图像,在图像处理软件上就可以实现跨越时间、空间的工作场景,极大地提高了工作效率。② 图像识别技术:物理切片向数字图像的转化,使得人工智能的介入成为可能,计算机可以通过数字图像处理技术提取数字病理学图像中的特征,例如:细胞核形态学特征、染色质分布、细胞排列方式等,为研究人员提供协助提高效率。③ 人工智能的应用:基于海量的数字图像,数字毒理病理学技术还可使用机器学习、深度学习等技术对数字图像进行分类和识别,协助研究人员完成异常检测、辅助决策、简化诊断积分等内容。组织病理学分析采用数字病理的方式,能够有效地弥补传统方法上效率低、人为误差、重复性差等弊端,为毒理学研究开辟出新的方向。

第四节 · 数字病理在毒理病理学研究中的未来方向

一、开发新的成像技术

数字病理学技术在毒理学研究中的应用已经取得了很多进展,但是数字病理学技术的发展仍需要不断地创新和改进。数字病理学技术是将数字成像技术应用于医学领域的一种新型技术,它可以将数字成像技术与计算机技术相结合,以对组织和细胞的形态、结构和功能进行定量分析和评价。数字病理学技术的应用已经扩展到了多个领域,包括肿瘤学、病理学、毒理学、药理学等。在数字病理学技术的应用过程中,我们需要不断地开发新的数字成像技术,以满足不同类型的毒理学研究的需求。数字病理学技术需要不断地创新和改进,以提高数字病理学图像的质量和分辨率,同时还需要提高数字病理学技术的处理效率和速度。数字病理学技术可以与其他技术相结合,以提高毒理学研究的效率和准确性。例如,数字病理学技术可以与光学显微镜技术相结合,以提高图像的分辨率和质量,或者与计算机视觉技术相结合,以提高图像的处理速度和效率。数字病理学技术可以应用人工智能和机器学习技术,以提高数字病理学图像的自动化分析能力和准确性。数字病理学技术可以使用深度学习算法,以自动分析数字病理学图像中的细胞核和细胞质等特征。这些技术的应用可以大大提高数字病理学技术的处理效率和准确性,同时还可以减少人工操作的误差。数字病理学技术可以在临床环境中应用,以帮助医师和患者更好地理解疾病的发生和发展过程。数字病理学技术可以用于肿瘤的诊断和治疗,以帮助医师更准确地确定肿瘤的类型和程度。数字病理学技术可以用于对疾病的早期诊断和预测,以帮助医师更早地发现和治疗疾病。数字病理学技术的应用在毒理学研究中也存在一些挑战和限制,其中之一是数据隐私和安全问题。在数字病理学技术的应用过程中,需要特别注意数据隐私和安全问题。为了确保数字病理学技术的应用能够真正地为毒理学研究提供价值,需要采取一些措施来保护数据的隐私和安全。这些措施包括确保数据的安全,保护数据隐私,遵守法律法规和提高数据安全意识等。综上所述,开发新的数字病理学成像技术是数字病理学技术发展的重要方向之一。数字病理学技术需要不断地创新和改进,以满足不同类型的毒理学研究的需求。数字病理学技术需要与其他技术相结合,应用人工智能和机器学习技术,以提高数字病理学图像的自动化分析能力和准确性,并在临床环境中应用,以帮助医师和患者更好地理解疾病的发生和发展过程。同时,数字病理学技术需要特别关注数据隐私和安全问题,采取一些措施来确保数据的安全和隐私。只有这样,数字病理学技术才能够真正地为毒理学研究提供更为全面和准确的数据支持。

二、结合人工智能和机器学习

数字病理学技术可以应用人工智能和机器学习技术,以提高数字病理学图像的自动化分析能力和准确性。数字病理学技术可以使用深度学习算法,以自动分析数字病理学图像中的细胞核和细胞质等特征。这些技术的应用可以大大提高数字病理学技术的处理效率和准确性,同时还可以减少人工操作的误差。在数字病理学技术的应用过程中,需要注意以下几点。

(一)数据准备

数字病理学技术需要大量的图像数据来训练机器学习模型,因此需要对数据进行清洗和标记,以确保数据的质量和准确性。

(二)算法选择

不同的机器学习算法适用于不同类型的数字病理学图像分析任务。需要根据具体的任务选择合适的算法。

(三)模型训练

需要使用大量的数据来训练机器学习模型,同时需要调整模型的参数和超参数,以提高模型的准确性和泛化能力。

(四)模型评估

需要使用独立的数据集对训练好的机器学习模型进行评估,以确定模型的准确性和泛化能力。

(五)实时性

数字病理学技术需要在较短的时间内处理大量的图像数据,因此需要使用高效的机器学习算法和计算资源来保证实时性。

三、在临床环境中使用数字病理学

数字病理学技术可以在临床环境中应用,以帮助医师和患者更好地理解疾病的发生和发展过程。数字病理学技术可以用于肿瘤的诊断和治疗,以帮助医师更准确地确定肿瘤的类型和程度。数字病理学技术可以用于对疾病的早期诊断和预测,以帮助医师更早地发现和治疗疾病。数字病理学技术可以与其他技术相结合,以提高毒理学研究的效率和准确性。例如,数字病理学技术可以与光学显微镜技术相结合,以提高图像的分辨率和质量,或者与计算机视觉技术相结合,以提高图像的处理速度和效率。在数字病理学技术的应用过程中,需要特别关注数据隐私和安全问题,采取一些措施来确保数据的安全和隐私。只有这样,数字病理学技术才能够真正地为毒理学研究提供更为全面和准确的数据支持。因此,在临床环境中使用数字病理学技术需要注意以下几点。

(一)数据隐私和安全

数字病理学技术在临床环境中的应用需要遵守相关的法律法规和伦理标准,采取一些措施来保护患者的数据隐私和安全。

(二)技术标准

数字病理学技术在临床环境中的应用需要遵守相关的技术标准和规范,以确保数字病理学技术的准确性和可靠性。

(三)训练和教育

数字病理学技术需要在医师和技术人员中进行广泛的培训和教育,以提高他们对数字病理学技术的认识和理解,同时需要建立相应的培训和教育机制。

(四)质量控制

数字病理学技术需要建立一套完整的质量控制系统,以确保数字病理学技术的准确性和可靠性,包括质量管理、质量评估和质量改进等方面。

参考文献

[1] Abels E，Pantanowitz L，Aeffner F，et al. Computational pathology definitions，best practices，and recommendations for regulatory guidance：a white paper from the Digital Pathology Association[J]. J Pathol，2019，249(3)：286 – 294.

[2] Jahn S W，Plass M，Moinfar F. Digital pathology：Advantages，limitations and emerging perspectives[J]. J Clin Med，2020，9(11)：3697.

[3] 姚建国. 数字病理临床应用现状及前景展望[J]. 四川大学学报(医学版)，2021，52(2)：156 – 161.

[4] Antanowitz L，Evans A J，Hassell L A，et al. American Telemedicine Association clinical guidelines for telepathology[J]. J Pathol Inform，2014，5(1)：39.

[5] Stathonikos N，Nguyen T Q，Spoto C P，et al. Being fully digital：perspective of a Dutch academic pathology laboratory[J]. Histopathology，2019，75(5)：621 – 635.

[6] Retamero J A，Aneiros-Fernandez J，Moral R G D. Complete digital pathology for routine histopathology diagnosis in a multicenter hospital network[J]. Arch Pathol Lab Med，2020，144(2)：221 – 228.

[7] Montironi R，Cimadamore A，Scarpelli M，et al. Pathology without microscope：from a projection screen to a virtual slide[J]. Pathol Res Pract，2020，216：153196.

[8] Lowe J. Telepathology：Guidance from The Royal College of Pathologists，October 2013[EB/OL]. [2022 – 06 – 12].

[9] García-Rojo M. International clinical guidelines for the adoption of digital pathology：a review of technical aspects[J]. Pathobiology，2016，83(2 – 3)：99 – 109.

[10] Fraggetta F，Garozzo S，Zannoni G F，et al. Routine digital pathology workflow：The Catania experience[J]. J Pathol Inform，2017，8：51.

[11] Zarbo R J，Tuthill J M，D'Angelo R，et al. The Henry Ford Production System：reduction of surgical pathology in-process misidentification defects by bar code-specified work process standardization[J]. Am J Clin Pathol，2009，131：468 – 477.

[12] Heher Y K，Chen Y，Pyatibrat S，et al. Achieving high reliability in histology：an improvement series to reduce errors[J]. Am J Clin Pathol，2016，146：554 – 560.

[13] Stathonikos N，Nguyen T Q，Spoto C P，et al. Being fully digital：perspective of a Dutch academic pathology laboratory[J]. Histopathology，2019，75(5)：621 – 635.

[14] Retamero J A，Aneiros-fernandez J，Moral R G D. Complete digital pathology for routine

histopathology diagnosis in a multicenter hospital network[J]. Arch Pathol Lab Med, 2020, 144(2): 221 - 228.

[15] European Commission, DG Health and Consumer, Directorate B, et al. Guidelines on the qualification and classification of stand alone software used in healthcare within the regulatory framework of medical devices[EB/OL].

[16] Bernard C, Chandrakanth S A, Cornell I S, et al. Guidelines from the Canadian Association of Pathologists for establishing a telepathology service for anatomic pathology using whole-slide imaging [J]. J Pathol Inform, 2014, 5: 15.

[17] Evans A J, Brown R W, Bui M M, et al. Validating whole slide imaging systems for diagnostic purposes in pathology[J]. Arch Pathol Lab Med, 2022, 146(4): 440 - 450.

[18] Bauer T W, Schoenfield L, Slaw R J, et al. Validation of whole slide imaging for primary diagnosis in surgical pathology[J]. Arch Pathol Lab Med, 2013, 137: 518 - 524.

[19] Cross S, Furness P, Igali L, et al. Best practice recommendations for implementing digital pathology [EB/OL]. [2023 - 11 - 25].

[20] Pantanowitz L, Sinard J H, Henricks W H, et al. Validating whole slide imaging for diagnostic purposes in pathology: guideline from the College of American Pathologists Pathology and Laboratory Quality Center[J]. Arch Pathol Lab Med, 2013, 137: 1710 - 1722.

[21] 黄钦,赵明. 对临床试验统计学假设检验中非劣效、等效、优效性设计的认识[J]. 中国临床药理学杂志,2007,23(1): 63 - 67.

[22] 刘玉秀,姚晨,陈峰,等. 非劣效性/等效性试验中的统计学分析[J]. 中国临床药理学杂志,2000,16(6): 448 - 452.

[23] Snead D R J, Tsang Y-W, Meskiri A, et al. Validation of digital pathology imaging for primary histopathological diagnosis[J]. Histopathology, 2016, 68, 1063 - 1072.

[24] Ayad E, Yagi Y. Virtual microscopy beyond the pyramids, applications of WSI in Cairo University for E-education & telepathology[J]. Anal Cell Pathol (Amst), 2012, 35(2): 93 - 95.

[25] Szymas J, Lundin M. Five years of experience teaching pathology to dental students using the WebMicroscope[J]. Diagnostic Pathology, 2011, 6(Suppl 1): S13.

[26] Brochhausen C, Winther H B, Hundt C, et al. A virtual microscope for academic medical education: the pate project[J]. Interact J Med Res, 2015, 4(2): e11.

[27] Foster K. Medical education in the digital age: digital whole slide imaging as an e-learning tool[J]. J Pathol Inform, 2010, 1: 14.

[28] Lakhtakia R. Virtual microscopy in undergraduate pathology education: an early transformative experience in clinical reasoning[J]. Sultan Qaboos Univ Med J, 2021, 21(3): 428 - 435.

[29] Vallangeon B D, Hawley J S, Sloane R, et al. An assessment of pathology resident access to and use of technology: a nationwide survey[J]. Arch Pathol Lab Med, 2017, 141: 431 - 436.

[30] Park S, Parwani A, MacPherson T, et al. Use of a wiki as an interactive teaching tool in pathology residency education: Experience with a genomics, research, and informatics in pathology course[J]. J Pathol Inform, 2012, 3: 32.

[31] Hamilton P W, Wang Y, McCullough S J. Virtual microscopy and digital pathology in training and education[J]. APMIS, 2012, 120: 305 - 315.

[32] Marsch A F, Espiritu B, Groth J, et al. The effectiveness of annotated (vs. non-annotated) digital pathology slides as a teaching tool during dermatology and pathology residencies[J]. J Cutan Pathol, 2014, 41: 513 - 518.

[33] van den Tweel J G, Bosman F T. The use of virtual slides in the EUROPALS examination[J]. Diagn Pathol, 2011, 6(Suppl 1): S23.

[34] van den Tweel J. International examinations and specialist qualifications: a new vision for pathology training[J]. Pathol Int, 2004, 54: 103 - 109.

[35] Chlipala E A, DeGeer T, Dwyer K, et al. National Society for Histotechnology and Digital Pathology Association online self-paced digital pathology certificate of completion program[J]. J Pathol Inform, 2019, 10: 14.

[36] Kayser K, Borkenfeld S, Djenouni A, et al. History and structures of telecommunication in pathology, focusing on open access platforms[J]. Diagn Pathol, 2011, 6: 110.

[37] Farahani N, Riben M, Evans A J, et al. International telepathology: promises and pitfalls[J]. Pathobiology, 2016, 83: 121 - 126.

[38] Lee L M J, Goldman H M, Hortsch M. The virtual microscopy database—sharing digital microscope images for research and education[J]. Anat Sci Educ, 2018, 11(5): 510 - 515.

[39] Roy S F, Cecchini M J. Implementing a structured digital - based online pathology curriculum for trainees at the time of COVID - 19[J]. J Clin Pathol, 2020, 73: 444.

[40] Armstrong S M, Nixon1 P, Hojilla C V. Pathology resident evaluation during the pandemic: testing and implementation of a comprehensive online pathology exam[J]. Acad Pathol, 2021, 8: 23742895211013533.

[41] Arries C, Williams S, Andrew Wallschlager A, et al. Innovative team-learning project for undergraduate pathology education[J]. Acad Pathol, 2021, 8: 23742895211023943.

[42] Cutshall H, Hattaway R, Singh N P, et al. The #path2path virtual landscape during the COVID - 19 pandemic: preparing for the 2020 pathology residency recruitment season[J]. Acad Pathol, 2021, 8: 23742895211002783.

[43] Fu L, Swete M, Selgrade D, et al. Virtual pathology elective provides uninterrupted medical education and impactful pathology education during the COVID - 19 pandemic[J]. Acad Pathol, 2021, 8: 23742895211010275.

[44] Lujan G, Quigley J C, Hartman D, et al. Dissecting the business case for adoption and implementation of digital pathology: a white paper from the digital pathology association[J]. J Pathol Inform, 2021, 12: 17.

[45] Huisman A, Arnoud Looijen A, van den Brink S M, et al. Creation of a fully digital pathology slide archive by high-volume tissue slide scanning[J]. Human Pathology, 2010, 41: 751 - 757.

[46] Rocha F, Abreu S, Correia M. The final frontier: confidentiality and privacy in the cloud[J]. Computer, 2011, 44(9): 44 - 50.

[47] Sahi A, Lai D, Li Y. Security and privacy preserving approaches in the eHealth clouds with disaster recovery plan[J]. Comput Biol Med, 2016, 78: 1 - 8.

[48] Nielsen P S, Lindebjerg J, Rasmussen J, et al. Virtual microscopy: an evaluation of its validity and diagnostic performance in routine histologic diagnosis of skin tumors[J]. Hum Pathol, 2010, 41: 1770 - 1776.

[49] Al-Janabi S, Huisman A, Vink A, et al. Whole slide images for primary diagnostics in dermatopathology: a feasibility study[J]. J Clin Pathol, 2012, 65: 152 - 158.

[50] Al-Janabi S, Huisman A, Vink A, et al. Whole slide images for primary diagnostics of gastrointestinal tract pathology: a feasibility study[J]. Hum Pathol, 2012, 43: 702 - 707.

[51] Al-Janabi S, Huisman A, Willems S M, et al. Digital slide images for primary diagnostics in breast

pathology: a feasibility study[J]. Hum Pathol, 2012, 43: 2318 - 2325.

[52] Al-Janabi S, Huisman A, Nikkels P G J, et al. Whole slide images for primary diagnostics of paediatric pathology specimens: a feasibility study[J]. J Clin Pathol, 2013, 66: 218 - 223.

[53] Al-Janabi S, Huisman A, Jonges G N, et al. Whole slide images for primary diagnostics of urinary system pathology: a feasibility study[J]. J Ren Inj Prev, 2014, 3: 91 - 96.

[54] Houghton J P, Ervine A J, Kenny S L, et al. Concordance between digital pathology and light microscopy in general surgical pathology: a pilot study of 100 cases[J]. J Clin Pathol, 2014, 67: 1052 - 1055.

[55] Campbell W S, Steven H H, Lele S M, et al. Whole slide imaging diagnostic concordance with light microscopy for breast needle biopsies[J]. Human Pathology, 2014, 45(8): 1713 - 1721.

[56] Buck T P, Dilorio R, Havrilla L, et al. Validation of a whole slide imaging system for primary diagnosis in surgical pathology: a community hospital experience[J]. J Pathol Inform, 2014, 5: 43.

[57] Arnold M A, Chenever E, Baker P B, et al. The College of American Pathologists Guidelines for whole slide imaging validation are feasible for pediatric pathology: a pediatric pathology practice experience[J]. Pediatr Dev Pathol, 2015, 18: 109 - 116.

[58] Loughrey M B, Kelly P J, Houghton O P, et al. Digital slide viewing for primary reporting in gastrointestinal pathology: a validation study[J]. Virchows Arch, 2015, 467: 137 - 144.

[59] Thrall M J, Wimmer J L, Schwartz M R, et al. Validation of multiple whole slide imaging scanners based on the guideline from the College of American Pathologists pathology and laboratory quality center[J]. Arch Pathol Lab Med, 2015, 139(5): 656 - 664.

[60] Ordi J, Castillo P, Saco A, et al. Validation of whole slide imaging in the primary diagnosis of gynaecological pathology in a University Hospital[J]. J Clin Pathol, 2015, 68: 33 - 39.

[61] Bauer T W, Slaw R J, McKenney J K, et al. Validation of whole slide imaging for frozen section diagnosis in surgical pathology[J]. J Pathol Inform, 2015, 6: 49.

[62] Pekmezci M, Uysal S P, Orhan Y, et al. Pitfalls in the use of whole slide imaging for the diagnosis of central nervous system tumors: a pilot study in surgical neuropathology[J]. J Pathol Inform, 2016, 7: 25.

[63] Shah K K, Lehman J S, Gibson L E, et al. Validation of diagnostic accuracy with whole-slide imaging compared with glass slide review in dermatopathology[J]. J Am Acad Dermatol, 2016, 75 (6): 1229 - 1237.

[64] Kent M N, Olsen T G, Feeser T A, et al. Diagnostic accuracy of virtual pathology vs traditional microscopy in a large dermatopathology study[J]. JAMA Dermatol, 2017, 153: 1285 - 1291.

[65] Saco A, Diaz A, Hernandez M, et al. Validation of whole-slide imaging in the primary diagnosis of liver biopsies in a university hospital[J]. Dig Liver Dis, 2017, 49: 1240 - 1246.

[66] Tabata K, Mori I, Sasaki T, et al. Whole-slide imaging at primary pathological diagnosis: validation of whole-slide imaging-based primary pathological diagnosis at twelve Japanese academic institutes [J]. Pathol Int, 2017, 67: 547 - 554.

[67] Mills A M, Gradecki S E, Horton B J, et al. Diagnostic efficiency in digital pathology: a comparison of optical versus digital assessment in 510 surgical pathology cases[J]. Am J Surg Pathol, 2018, 42 (1): 53 - 59.

[68] Araujo A L D, Amaral-Silva G K, Fonseca F P, et al. Validation of digital microscopy in the histopathological diagnoses of oral diseases[J]. Virchows Arch, 2018, 473(3): 321 - 327.

[69] Williams B J, Hanby A, Millican-Slater R, et al. Digital pathology for the primary diagnosis of breast

histopathological specimens: an innovative validation and concordance study on digital pathology validation and training[J]. Histopathology, 2018, 72(4): 662 – 671.

[70] Villa I, Mathieu M C, Bosq J, et al. Daily biopsy diagnosis in surgical pathology: concordance between light microscopy and whole-slide imaging in real-life conditions[J]. Am J Clin Pathol, 2018, 149(4): 344 – 351.

[71] Hanna M G, Reuter V E, Hameed M R, et al. Whole slide imaging equivalency and efficiency study: experience at a large academic center[J]. Mod Pathol, 2019, 32(7): 916 – 928.

[72] Larghi A, Fornelli A, Lega S, et al. Concordance, intra- and inter-observer agreements between light microscopy and whole slide imaging for samples acquired by EUS in pancreatic solid lesions[J]. Digest Liver Dis, 2019, 51(11): 1574 – 1579.

[73] Sturm B, Creytens D, Cook M G, et al. Validation of whole-slide digitally imaged melanocytic lesions: does Z-stack scanning improve diagnostic accuracy? [J]. J Pathol Inform, 2019, 10(1): 6.

[74] Amin S, Mori T, Itoh T. A validation study of whole slide imaging for primary diagnosis of lymphoma[J]. Pathol Int, 2019, 69(6): 341 – 349.

[75] Borowsky A D, Glassy E F, Wallace W D, et al. Digital whole slide imaging compared with light microscopy for primary diagnosis in surgical pathology: a multicenter, double-blinded, randomized study of 2045 cases[J]. Arch Pathol Lab Med, 2020, 144(10): 1245 – 1253.

[76] Griffin J, Kitsanta P, Perunovic B, et al. Digital pathology for intraoperative frozen section diagnosis of thoracic specimens: an evaluation of a system using remote sampling and whole slide imaging diagnosis[J]. J Clin Pathol, 2020, 73(8): 503 – 506.

[77] Alassiri A, Almutrafi A, Alsufiani F, et al. Whole slide imaging compared with light microscopy for primary diagnosis in surgical neuropathology: a validation study[J]. Ann Saudi Med, 2020, 40(1): 36 – 41.

[78] Williams B J, Ismail A, Chakrabarty A, et al. Clinical digital neuropathology: experience and observations from a departmental digital pathology training programme, validation and deployment [J]. J Clin Pathol, 2020, 74(7): 1 – 6.

[79] Williams B, Hanby A, Millican-Slater R, et al. Digital pathology for primary diagnosis of screen-detected breast lesions-experimental data, validation and experience from four centres [J]. Histopathology, 2020, 76: 968 – 975.

[80] Babawale M, Gunavardhan A, Walker J, et al. Verification and validation of digital pathology (whole slide imaging) for primary histopathological diagnosis: All wales experience[J]. J Pathol Inform, 2021, 12: 4.

[81] Rao V, Subramanian P, Sali A P, et al. Validation of whole slide imaging for primary surgical pathology diagnosis of prostate biopsies[J]. Indian J Pathol Microbiol, 2021, 64: 78 – 83.

[82] Samuelson M I, Chen S J, Boukhar S A, et al. Rapid validation of whole-slide imaging for primary histopathology diagnosis : a roadmap for the SARS-CoV – 2 pandemic era[J]. Am J Clin Pathol, 2021, 155(5): 638 – 648.

[83] Stathonikos N, Nguyen T Q, Spoto C P, et al. Being fully digital: perspective of a Dutch academic pathology laboratory[J]. Histopathology, 2019, 75(5): 621 – 635.

[84] Retamero J A, Aneiros-fernandez J, Moral R G D. Complete digital pathology for routine histopathology diagnosis in a multicenter hospital network[J]. Arch Pathol Lab Med, 2020, 144(2): 221 – 228.

[85] Gui D, Cortina G, Naini B, et al. Diagnosis of dysplasia in upper gastro-intestinal tract biopsies through digital microscopy[J]. J Pathol Inform, 2012, 3: 27.

[86] Jen K-Y，Olson J L，Brodsky S，et al. Reliability of whole slide images as a diagnostic modality for renal allograft biopsies[J]. Hum Pathol，2013，44(5)：888 - 894.

[87] Randell R，Ruddle R A，Thomas R G，et al. Diagnosis of major cancer resection specimens with virtual slides：impact of a novel digital pathology workstation[J]. Hum Pathol，2014，45(10)：2101 - 2106.

[88] Vodovnik A. Diagnostic time in digital pathology：a comparative study on 400 cases[J]. J Pathol Inform，2016，7：4.

[89] Molin J，Lundström C，Fjeld M. A comparative study of input devices for digital slide navigation [J]. J Pathol Inform，2015，6：7.

[90] Cheng C L，Azhar R，Sng S H A，et al. Enabling digital pathology in the diagnostic setting：navigating through the implementation journey in an academic medical centre[J]. J Clin Pathol，2016，69：784 - 792.

[91] Williams B J，Knowles C，Treanor D. Maintaining quality diagnosis with digital pathology：a practical guide to ISO 15189 accreditation[J]. J Clin Pathol，2019，72(10)：663 - 668.

[92] Evans A J，Brown R W，Bui M M，et al. Validating whole slide imaging systems for diagnostic purposes in pathology[J]. Arch Pathol Lab Med，2022，146(4)：440 - 450.

[93] Chongl Y，Kim D C，Jung C K，et al. Recommendations for pathologic practice using digital pathology：consensus report of the Korean Society of Pathologists[J]. JPTM，2020，54：437 - 452.

[94] Hartman D J. Whole-slide imaging：clinical workflows and primary diagnosis[J]. Adv Anat Pathol，2020，27：236 - 240.

[95] Fraggetta F，Garozzo S，Zannoni G F，et al. Routine digital pathology workflow：the Catania experience[J]. J Pathol Inform，2017，8：51.

[96] Thorstenson S，Molin J，Lundstrom C. Implementation of large-scale routine diagnostics using whole slide imaging in Sweden：digital pathology experiences 2006 - 2013[J]. J Pathol Inform，2014，5(1)：14.

[97] Evans A J，Salama E，Henricks W H，et al. Implementation of whole slide imaging for clinical purposes[J]. Arch Pathol Lab Med Med，2017，141(7)：944 - 959.

[98] Vitkovski T，Bhuiya T，Esposito M. Utility of telepathology as a consultation tool between an off-site surgical pathology suite and affiliated hospitals in the frozen section diagnosis of lung neoplasms [J]. J Pathol Inform，2015，6，55.

[99] 步宏，梁智勇，高鹏. 中国医学发展系列研究报告：病理学进展 2020[M]. 北京：中华医学电子音像出版社，2021.

[100] 魏瑞璇，庞剑，李少冬. 国内数字病理发展现状与展望[J]. 中国医疗管理科学，2023，13(06)：60 - 65.

[101] Hanna M G，Reuter V E，Samboy J，et al. Implementation of digital pathology offers clinical and operational increase in efficiency and cost savings[J]. Arch Pathol Lab Med，2019，143(12)：1545 - 1555.

[102] Tetu B，Evans A. Canadian licensure for the use of digital pathology for routine diagnoses[J]. Arch Pathol Lab Med，2014，138：302 - 304.

[103] Weinstein R S. Telepathology system development and implementation[M]//Eren H，Webster J G. Telemedicine and electronic medicine. Boca Raton：CRC Press，2015：588.

[104] Farahani N，Pantanowitz L. Overview of telepathology[M]. Clin Lab Med，2016，36：101 - 112.

[105] Weinstein R S，Graham A R，Lian F，et al. Reconciliation of diverse telepathology system designs：Historical issues and implications for emerging markets and new applications[J]. APMIS，2012，

120：256 - 275.

[106] Farahani N, Parwani A V, Pantanowitz L. Whole slide imaging in pathology：advantages, limitations, and emerging perspectives[J]. Path Lab Med Intern, 2015, 7：23 - 33.

[107] Weinstein R S. Prospects for telepathology[J]. Hum Pathol, 1986, 17：433 - 434.

[108] Mea D V. 25 years of telepathology research：a bibliometric analysis[J]. Diagn Pathol, 2011, 6 (Suppl 1)：S26.

[109] Dunn B E, Choi H, Recla D L, et al. Robotic surgical telepathology between the Iron Mountain and Milwaukee Department of Veterans Affairs medical centers：a 12-year experience[J]. Hum Pathol, 2009, 40：1092 - 1099.

[110] Caron J E, Ying Y, Ye Q, et al. International telecytology：current applications and future potential [J]. Diagnostic Cytopathology, 2019, 47(1)：28 - 34.

[111] Zhao C, Wu T, Ding X, et al. International telepathology consultation：three years of experience between the University of Pittsburgh Medical Center and KingMed Diagnostics in China[J]. J Pathol Inform, 2015, 6：63.

[112] Ghosh A, Brown G T, Fontelo B, et al. Telepathology at armed forces institute of pathology：a retrospective review of consultations from 1996 to 1997[J]. Arch Pathol Lab Med, 2018, 142：248 - 252.

[113] Bauer T W, Slaw R J. Validating whole-slide imaging for consultation diagnoses in surgical pathology[J]. Arch Pathol Lab Med, 2014, 138：1459 - 1465.

[114] Dunn B E, Almagro U A, Choi H, et al. Dynamic-robotic telepathology：department of veterans affairs feasibility study[J]. Hum Pathol, 1997, 28：8 - 12.

[115] Weinstein R S, Bloom K J, Rozek L S. Static and dynamic imaging in pathology[J]. IEEE Proc Image Management Comm, 1990, 1：77 - 85.

[116] Krupinski E, Weinstein R S, Bloom K J, et al. Progress in telepathology：system implementation and testing[J]. Advances in Path Lab Med, 1993, 6：63 - 87.

[117] Mullick F G, Fontelo P, Pemble C. Telemedicine and telepathology at armed forces institute of pathology：history and current mission[J]. Telemed J, 1996, 2：187 - 193.

[118] Têtu B, Perron E, Louahlia S, et al. The Eastern Québec Telepathology Network：a three-year experience of clinical diagnostic services[J]. Diagn Pathol, 2014, 9(Suppl 1)：S1.

[119] Montgomery N D, Tomoka T, Krysiak R, et al. Practical successes in telepathology experiences in Africa[J]. Clin Lab Med, 2018, 38(1)：141 - 150.

[120] Wamala D, Katamba A, Dworak O. Feasibility and diagnostic accuracy of internet-based dynamic telepathology between Uganda and Germany[J]. J Telemed Telecare, 2011, 17：222 - 225.

[121] Gimbel D C, Sohani A R, Prasad Busarla S V, et al. A static-image telepathology system for dermatopathology consultation in East Africa：The Massachusetts General Hospital Experience[J]. J Am Acad Dermatol, 2012, 67：997 - 1007.

[122] Puppa G, Senore C, Sheahan K, et al. Diagnostic reproducibility of tumour budding in colorectal cancer：a multicentre, multinational study using virtual microscopy[J]. Histopathology, 2012, 61：562 - 575.

[123] 姚建国,徐国利. 远程病理学[M]. 上海：上海科学技术出版社,2020：56.

[124] Nordrum I, Engum B, Rinde E, et al. Remote frozen section service：a telepathology project to northern Norway[J]. Hum Pathol, 1991, 22：514 - 518.

[125] Winokur T S, McClellan S, Siegal G P, et al. A prospective trial of telepathology for intraoperative

consultation (frozen sections)[J]. Hum Pathol, 2000, 31: 781-785.

[126] Demichelis F, Barbareschi M, Boi S, et al. Robotic telepathology for intraoperative remote diagnosis using a still-imaging-based system[J]. Am J Clin Pathol, 2001, 116: 744-752.

[127] Kaplan K J, Burgess J R, Sandberg G D, et al. Use of robotic telepathology for frozen-section diagnosis: a retrospective trial of a telepathology system for intraoperative consultation[J]. Mod Pathol, 2002, 15: 1197-1204.

[128] Moser P L, Lorenz I H, Sogner P, et al. The accuracy of telediagnosis of frozen sections is inferior to that of conventional diagnosis of frozen sections and paraffin-embedded sections[J]. J Telemed Telecare, 2003, 9: 130-134.

[129] Frierson H F Jr, Galgano M T. Frozen-section diagnosis by wireless telepathology and ultra portable computer: use in pathology resident/faculty consultation[J]. Hum Pathol, 2007, 38: 1330-1334.

[130] Tsuchihashi Y, Takamatsu T, Hashimoto Y, et al. Use of virtual slide system for quick frozen intra-operative telepathology diagnosis in Kyoto, Japan[J]. Diagn Pathol, 2008, 3(Suppl 1): S6.

[131] Evans A J, Chetty R, Clarke B A, et al. Primary frozen section diagnosis by robotic microscopy and virtual slide telepathology: the University Health Network experience[J]. Hum Pathol, 2009, 40: 1070-1081.

[132] Ramey J, Fung K M, Hassell L A. Use of mobile high-resolution device for remote frozen section evaluation of whole slide images[J]. J Pathol Inform, 2011, 2: 41.

[133] Perron E, Louahlia S, Nadeau L, et al. Telepathology for intraoperative consultations and expert opinions: the experience of the Eastern Quebec Telepathology Network[J]. Arch Pathol Lab Med, 2014, 138: 1223-1228.

[134] Pradhan D, Monaco S E, Parwani A V, et al. Evaluation of panoramic digital images using Panoptiq for frozen section diagnosis[J]. J Pathol Inform, 2016, 7: 26.

[135] Chandraratnam E, Santos L, Chou S, et al. Remote frozen section examination of parathyroidectomy specimens by telepathology using mikroscan D2 and Aperio LV1: a validation study[J]. Internal Medicine Journal, 2017, 47 (Suppl. 3): 7-8.

[136] Chandraratnam E, Santos L D, Chou S, et al. Parathyroid frozen section interpretation via desktop telepathology systems: a validation study[J]. J Pathol Inform, 2018, 9: 41.

[137] Huang Y T, Renne S L, Sollai M, et al. Clinical application of a real-time telepathology system for frozen section diagnosis in comparison with optical microscope[J]. Front Med, 2019, 6: 215.

[138] Laurent-Bellue A, Poullier E, et al. Four-year experience of digital slide telepathology for intraoperative frozen section consultations in a two-site french academic department of pathology[J]. Am J Clin Pathol, 2020, 154(3): 414-423.

[139] Kaushal R K, Rajaganesan S, Rao V, et al. Validation of a portable whole-slide imaging system for frozen section diagnosis[J]. J Pathol Inform, 2021, 12: 33.

[140] Oberholzer M, Fischer H R, Christen H, et al. Telepathology: frozen section diagnosis at a distance [J]. Virchows Arch, 1995, 426: 3-9.

[141] Della Mea V, Cataldi P, Pertoldi B, et al. Combining dynamic and static robotic telepathology: a report on 184 consecutive cases of frozen sections, histology and cytology[J]. Anal Cell Pathol, 2000, 20: 33-39.

[142] Dawson P J, Johnson J G, Edgemon L J, et al. Outpatient frozen sections by telepathology in a Veterans Administration Medical Center[J]. Hum Pathol, 2000, 31: 786-788.

[143] Hutarew G, Dandachi N, Strasser F, et al. Two-year evaluation of telepathology[J]. J Telemed

Telecare, 2003, 9: 194 - 199.

[144] Terpe H J, Muller W, Liese A, et al. Frozen section telepathology in the clinical routine of a breast cancer center[J]. Pathologe, 2003, 24: 150 - 153.

[145] Sukal S A, Busam K J, Nehal K S, et al. Clinical application of dynamic telepathology in Mohs surgery[J]. Dermatol Surg, 2005, 31: 1700 - 1703.

[146] Hitchcock C L, Hitchcock L E. Three years of experience with routine use of telepathology in assessment of excisional and aspirate biopsies of breast lesions[J]. Croat Med J, 2005, 46: 449 - 457.

[147] Hutarew G, Schlicker H U, Idriceanu C, et al. Four years experience with teleneuropathology[J]. J Telemed Telecare, 2006, 12: 387 - 391.

[148] Horbinski C, Fine J L, Medina-Flores R, et al. Telepathology for intraoperative neuropathologic consultations at an academic medical center: a 5-year report[J]. J Neuropathol Exp Neurol, 2007, 66: 750 - 759.

[149] Gifford A J, Colebatch A J, Litkouhi S, et al. Remote frozen section examination of breast sentinel lymph nodes by telepathology[J]. ANZ J Surg, 2012, 82: 803 - 808.

[150] Suzuki M, Nanjo H, Sugiyama T. Usefulness of telepathology for partial breast resection in breast cancer[J]. Euro J Surg Oncol, 2016, 42(9): S135.

[151] Vitkovski T, Bhuiya T, Esposito M. Utility of telepathology as a consultation tool between an off-site surgical pathology suite and affiliated hospitals in the frozen section diagnosis of lung neoplasms [J]. J Pathol Inform, 2015, 6: 55.

[152] Vosoughi A, Smith P T, Zeitouni J A, et al. Frozen section evaluation via dynamic real-time nonrobotic telepathology system in a university cancer center by resident/faculty cooperation team [J]. Hum Pathol, 2018, 78: 144 - 150.

[153] Huang Y X, Lei Y, Wang Q, et al. Telepathology consultation for frozen section diagnosis in China [J]. Diagn Pathol, 2018, 13(29): 1 - 6.

[154] French J M R, Betney D T, Abah U, et al. Digital pathology is a practical alternative to on-site intraoperative frozen section diagnosis in thoracic surgery[J]. Histopathology, 2019, 74(6): 902 - 907.

[155] 姚建国,徐国利. 远程病理学[M]. 上海:上海科学技术出版社,2020: 59.

[156] Adesina A, Chumba D, Nelson A M, et al. Improvement of pathology in subSaharan Africa[J]. Lancet Oncol, 2013, 14(4): e152 - e157.

[157] Voelker H-U, Stauch G, Strehl A, et al. Diagnostic validity of static telepathology supporting hospitals without local pathologists in low-income countries[J]. J Telemed Telecare, 2020, 26(5): 261 - 270.

[158] Mpunga T, Hedt-Gauthier B L, Tapela N, et al. Implementation and validation of telepathology triage at cancer referral center in rural Rwanda[J]. J Global Oncolo, 2016, 2(2): 76 - 82.

[159] Pagni F, Bono F, Di Bella C, et al. Virtual surgical pathology in underdeveloped countries: the Zambia project[J]. Arch Pathol Lab Med, 2011, 135(2): 215 - 219.

[160] 步宏,梁智勇,高鹏. 中国医学发展系列研究报告:病理学进展 2020[M]. 北京:中华医学电子音像出版社,2021: 74.

[161] Hartman D J, Parwani A V, Cable B, et al. Pocket pathologist: a mobile application for rapid diagnostic surgical pathology consultation[J]. J Pathol Inform, 2014, 5: 10.

[162] Marchevsky A M, Lau S K, Khanafshar E, et al. Internet teleconferencing method for telepathology

consultations from lung and heart transplant patients[J]. Hum Pathol, 2002, 33: 410 - 414.

[163] McKenna J K, Florell S R. Cost-effective dynamic telepathology in the Mohs surgery laboratory utilizing iChat AV videoconferencing software[J]. Dermatol Surg, 2007, 33: 62 - 68.

[164] Weinstein R S, Descour M R, Liang C, et al. Telepathology overview: from concept to implementation[J]. Hum Pathol, 2001, 32: 1283 - 1299.

[165] Meyer J, Pare G. Telepathology impacts and implementation challenges[J]. Arch Pathol Lab Med, 2015, 139: 1150 - 1157.

[166] Zangbar B, Pandit V, Rhree P I, et al. Smartphone surgery: How technology can transform practice [J]. Telemedicine & eHealth, 2014, 20: 590 - 592.

[167] Lippman H. How apps are changing family medicine[J]. J Fam Pract, 2013, 62: 362 - 367.

[168] Park S, Parwani A, Satyanarayanan M, et al. Handheld computing in pathology[J]. J Pathol Inform, 2012, 3: 15.

[169] Lehman J S, Gibson L E. Smart teledermatopathology: a feasibility study of novel, high-value, portable, widely accessible and intuitive telepathology methods using handheld electronic devices[J]. J Cutan Pathol, 2013, 40: 513 - 518.

[170] Fontelo P, Liu F, Yagi Y. Evaluation of a smartphone for telepathology: lessons learned[J]. J Pathol Inform, 2015, 6: 35.

[171] Ekong D, Liu F, Brown G T, et al. Evaluation of android smartphones for telepathology[J]. J Pathol Inform, 2017, 8: 16.

[172] TerryDr Info Technology. Scalable Whole Slide Imaging, sWSI. 2017[EB/OL]. [2022 - 08 - 15].

[173] Yu H, Gao F, Jiang L, et al. Development of a whole slide imaging system on smartphones and evaluation with frozen section samples[J]. JMIR Mhealth Uhealth, 2017, 15, 5(9): e132.

[174] Huang Y N, Peng X C, Ma S X, et al. Development of whole slide imaging on smartphones and evaluation with thinprep cytology test samples: follow-up study[J]. JMIR MHealth UHealth, 2018, 6(4): e82.

[175] 姚建国, 徐国利. 远程病理学[M]. 上海: 上海科学技术出版社, 2020: 20 - 23.

[176] Wright A I, Clarke E L, Dunn C M, et al. A point-of-use quality assurance tool for digital pathology remote working[J]. J Pathol Inform 2020, 11: 17.

[177] Wiley C A, Murdoch G, Parwani A, et al. Interinstitutional and interstate teleneuropathology[J]. J Pathol Inform, 2011, 2: 21.

[178] Moser P L, Stadlmann S, Heinzle G, et al. A cost comparison of telepathology and a visiting pathologist service[J]. J Telemed Telecare, 2003, 9(4): 200 - 203.

[179] Dunn B E, Choi H, Almagro U A, et al. Combined robotic and nonrobotic telepathology as an integral service component of a geographically dispersed laboratory network[J]. Hum Pathol, 2001, 32(12): 1300 - 1303.

[180] Hartman D J, Pantanowitz L, McHugh J S, et al. Enterprise Implementation of Digital Pathology: Feasibility, Challenges, and Opportunities[J]. J Digit Imaging, 2017, 30: 555 - 560.

[181] Forest T, Aeffner F, Bangari D S, et al. Scientific and regulatory policy committee points to consider: primary digital histopathology evaluation and peer review for good laboratory practice (GLP) nonclinical toxicology studies[J]. Toxicol Pathol, 2022, 50(4): 531 - 543.

[182] Bongaerts O, Clevers C, Debets M, et al. Conventional microscopical versus digital wholeslide imaging-based diagnosis of thin-layer cervical specimens: a validation study[J]. J Pathol Inform, 2018, 9: 29.

[183] House J C, Henderson-Jackson E B, Johnson J O, et al. Diagnostic digital cytopathology: are we ready yet? [J]. J Pathol Inform, 2013, 4: 28.

[184] Bongaerts O, van Diest P J, Pieters M, et al. Working toward consensus among professionals in the identification of classical cervical cytomorphological characteristics in whole slide images[J]. J Pathol Inform, 2015, 6: 52.

[185] Donnelly A D, Mukherjee M S, Lyden E R, et al. Optimal Z-axis scanning parameters for gynecologic cytology specimens[J]. J Pathol Inform, 2013, 4: 38.

[186] Mori I, Ozaki T, Taniguchi E, et al. Study of parameters in focus simulation functions of virtual slide[J]. Diagnostic Pathology, 2011, 6(Suppl 1): S24.

[187] Mukherjee M S, Donnelly A D, Lyden E R, et al. Investigation of scanning parameters for thyroid fine needle aspiration cytology specimens. A pilot study[J]. J Pathol Inform, 2015, 6: 43.

[188] Lahrmann B, Valous N A, Eisenmann U, et al. Semantic focusing allows fully automated single-layer slide scanning of cervical cytology slides[J]. PLoS ONE, 2013, 8(4): e61441.

[189] Capitanio A, Dina R E, Treanor D. Digital cytology: a short review of technical and methodological approaches and applications[J]. Cytopathology, 2018, 29(4): 317 - 325.

[190] Evans A J, Salama M E, Henricks W H, et al. Implementation of whole slide imaging for clinical purposes: issues to consider from the perspective of early adopters[J]. Arch Pathol Lab Med, 2017, 141(7): 944 - 959.

[191] Pantanowitz L, Wiley C A, Demetris A, et al. Experience with multimodality telepathology at the University of Pittsburgh Medical Center[J]. J PatholInform, 2012, 3: 45.

[192] Hanna M G, Monaco S E, Cuda J, et al. Comparison of glass slides and various digital-slide modalities for cytopathology screening and interpretation[J]. Cancer, 2017, 125: 701 - 709.

[193] Georgoulakis J, Archondakis S, Panayiotides I, et al. Study on the reproducibility of thyroid lesions telecytology diagnoses based upon digitized images[J]. Diagn Cytopathol, 2011, 39(7): 495 - 499.

[194] Dalquen P, Savic Prince S, Spieler P, et al. Making cytological diagnoses on digital images using the iPath network[J]. Acta Cytol, 2014, 58: 453 - 460.

[195] Kumar N, Busarla S V, Sayed S, et al. Telecytology in East Africa: a feasibility study of forty cases using a static imaging system[J]. J Telemed Telecare, 2012, 18: 7 - 12.

[196] Monaco S E, Koah A E, Xing J, et al. Telecytology implementation: deployment of telecytology for rapid on-site evaluations at an Academic Medical Center[J]. Diagn Cytopathol, 2019, 47: 206 - 213.

[197] Yamashiro K, Kawamura N, Matsubayashi S, et al. Telecytology in Hokkaido Island, Japan: results of primary telecytodiagnosis of routine cases[J]. Cytopathology, 2004, 15: 221 - 227.

[198] Ayatollahi H, Khoei A, Mohammadian N, et al. Telemedicine in diagnostic pleural cytology: A feasibility study between universities in Iran and the USA[J]. J Telemed Telecare, 2007, 13: 363 - 368.

[199] Kldiashvili E, Schrader T. Diagnostic accuracy and image quality using a USB digital eyepiece camera for telecytology-Georgian experience[J]. Telemed J e-Health, 2010, 16: 1051 - 1052.

[200] Heimann A, Maini G, Hwang S, et al. Use of telecytology for the immediate assessment of CT guided and endoscopic FNA cytology: Diagnostic accuracy, advantages, and pitfalls[J]. Diagn Cytopathol, 2012, 40: 575 - 581.

[201] Tsilalis T, Archondakis S, Meristoudis C, et al. Assessment of static telecytological diagnoses reproducibility in cervical smears prepared by means of liquid-based cytology[J]. Telemed J e-Health, 2012, 18(7): 516 - 520.

[202] Durdu M, Harman M. Diagnostic value of telecytology in tertiary teledermatological consultation: a retrospective analysis of 75 cases[J]. International J Dermatol, 2016, 55: e392 - e398.

[203] Sahin D, Hacisalihoglu U P, Kirimlioglu S H. Telecytology: Is it possible with smartphone images? [J]. Diagnostic Cytopathology, 2018, 46: 40 - 46.

[204] Schmidt R L, Witt B L, Lopez-Calderon L E, et al. The influence of rapid onsite evaluation on the adequacy rate of fine-needle aspiration cytology[J]. Am J Clin Pathol, 2013, 139: 300 - 308.

[205] Collins B T, Murad F M, Wang J F, et al. Rapid on-site evaluation for endoscopic ultrasound-guided fine-needle biopsy of the pancreas decreases the incidence of repeat biopsy procedures[J]. Cancer Cytopathol, 2013, 121: 518 - 524.

[206] Collins B T, DuBray-Benstein B, Naik K, et al. Commentary: American Society of Cytopathology rapid on-site evaluation (ROSE) position statement[J]. J Am Soc Cytopathol, 2015, 4: I - VIII.

[207] Hanna M G, Pantanowitz L, Evans A J. Overview of contemporary guidelines in digital pathology: what is available in 2015 and what still needs to be addressed? [J]. J Clin Pathol, 2015, 68: 499 - 505.

[208] Kraft A O. Specimen acquisition: ROSEs, gardeners, and gatekeepers[J]. Cancer Cytopathol, 2017, 125(6 suppl): 449 - 454.

[209] Bongaerts O, Clevers C, Debets M, et al. Conventional microscopical versus digital whole slide imaging-based diagnosis of thin-layer cervical specimens: A validation study[J]. J Pathol Inform, 2018, 9: 29.

[210] Miao C M, Zhang D Y. Artificial intelligence and computational pathology[J]. Laboratory Investigation, 2021, 101: 412 - 422.

[211] Bera K, Schalper K A, Rimm D L, et al. Artificial intelligence in digital Pathology-new tools for diagnosis and precision oncology[J]. Nat Rev Clin Oncol, 2019, 16(11): 703 - 715.

[212] Aeffner F, Zarella M D, Buchbinder N, et al. Introduction to digital image analysis in whole-slide imaging: A white paper from the digital pathology association[J]. J Pathol Inform 2019, 10: 9.

[213] Campanella G, Hanna M G, Geneslaw L, et al. Clinical-grade computational pathology using weakly supervised deep learning on whole slide images[J]. Nat Med. 2019, 25: 1301 - 1309.

[214] Senaras C, Niazi M K K, Lozanski G, et al. DeepFocus: detection of out-of-focus regions in whole slide digital images using deep learning[J]. PLoS ONE, 2018, 25: e0205387.

[215] Janowczyk A, Zuo R, Gilmore H, et al. HistoQC: an open-source quality control tool for digital pathology slides[J]. JCO Clin Cancer Inform, 2019, 3: 1 - 7.

[216] Colling R, Pitman H, Oien K, et al. Artificial intelligence in digital pathology: a roadmap to routine use in clinical practice[J]. J Pathol, 2019, 249(2): 143 - 150.

[217] Cao J S, Lu Z Y, Chen M Y, et al. Artificial intelligence in gastroenterology and hepatology: Status and challenges[J]. World J Gastroenterol, 2021, 27(16): 1664 - 1690.

[218] Tellez D, Balkenhol M, Otte-Holler I, et al. Whole-slide mitosis detection in H&E breast histology using PHH3 as a reference to train distilled stain-invariant convolutional networks[J]. IEEE Trans Med Imaging, 2018, 37: 2126 - 2136.

[219] Stalhammar G, Robertson S, Wedlund L, et al. Digital image analysis of Ki67 in hot spots is superior to both manual Ki67 and mitotic counts in breast cancer[J]. Histopathology, 2018, 72: 974 - 989.

[220] Jakobsen M R, Teerapakpinyo C, Shuangshoti S, et al. Comparison between digital image analysis and visual assessment of immunohistochemical HER2 expression in breast cancer[J]. Pathol Res

Pract，2018，214：2087-2092.

[221] Arvaniti E，Fricker K S，Moret M，et al. Automated Gleason grading of prostate cancer tissue microarrays via deep learning[J]. Sci Rep，2018，8：12054.

[222] Saltz J，Gupta R，Hou L，et al. Spatial organization and molecular correlation of tumor-infiltrating lymphocytes using deep learning on pathology images[J]. Cell Rep，2018，23：181-193e7.

[223] Ehteshami Bejnordi B，Veta M，Johannes van Diest P，et al. Diagnostic assessment of deep learning algorithms for detection of lymph node metastases in women with breast cancer[J]. JAMA，2017，318：2199-2210.

[224] Forlano R，Mullish B H，Giannakeas N，et al. High-throughput，machine learning based quantification of steatosis，inflammation，ballooning，and fibrosis in biopsies from patients with nonalcoholic fatty liver disease[J]. Clin Gastroenterol Hepatol，2020，18：2081-2090.e9.

[225] Hermsen M，de Bel T，Den Boer M，et al. Deep learning-based histopathologic assessment of kidney tissue[J]. J Am Soc Nephrol，2019，30：968-1979.

[226] Ginley B，Lutnick B，Jen K-Y，et al. Computational segmentation and classification of diabetic glomerulosclerosis[J]. J Am Soc Nephrol，2019，30：1953-1967.

[227] Lemley K V，Bagnasco S M，Nast C C，et al. Morphometry predicts early GFR change in primary proteinuric glomerulopathies：a longitudinal cohort study using generalized estimating equations[J]. PloS One，2016，11：e0157148.

[228] Beck A H，Sangoi A R，Leung S，et al. Systematic analysis of breast cancer morphology uncovers stromal features associated with survival[J]. Sci Transl Med，2011，3：108ra113.

[229] Mobadersany P，Yousefi S，Amgad M，et al. Predicting cancer outcomes from histology and genomics using convolutional networks[J]. Proc Natl Acad Sci USA，2018，115：E2970-E2979.

[230] Bychkov D，Linder N，Turkki R，et al. Deep learning based tissue analysis predicts outcome in colorectal cancer[J]. Sci Rep，2018，8：3395.

[231] Kather J N，Krisam J，Charoentong P，et al. Predicting survival from colorectal cancer histology slides using deep learning：A retrospective multicenter study[J]. PLoS Med，2019，16：e1002730.

[232] Skrede O J，De Raedt S，Kleppe A，et al. Deep learning for prediction of colorectal cancer outcome：a discovery and validation study[J]. Lancet，2020，395：350-360.

[233] Saillard C，Schmauch B，Laifa O，et al. Predicting survival after hepatocellular carcinoma resection using deep learning on histological slides[J]. Hepatology，2020，72：2000-2013.

[234] Courtiol P，Maussion C，Moarii M，et al. Deep learning-based classification of mesothelioma improves prediction of patient outcome[J]. Nat Med，2019，25：1519-1525.

[235] Foersch S，Eckstein M，Wagner D-C，et al. Deep learning for diagnosis and survival prediction in soft tissue sarcoma[J]. Annals of Oncology，2021，32(9)：1178-1187.

[236] Dong F，Irshad H，Oh E Y，et al. Computational pathology to discriminate benign from malignant intraductal proliferations of the breast[J]. PLoS One，2014，9：e114885.

[237] Huo Y，Deng R，Liu Q，et al. AI applications in renal pathology[J]. Kidney Int，2021，99(6)：1309-1320.

[238] Cao J-S，Lu Z-Y，Chen M-Y et al. Artificial intelligence in gastroenterology and hepatology：Status and challenges[J]. World J Gastroenterol，2021，27(16)：1664-1690.

[239] Kather J N，Pearson A T，Halama N，et al. Deep learning can predict microsatellite instability directly from histology in gastrointestinal cancer[J]. Nat Med，2019，25：1054-1056.

[240] Echle A，Grabsch H I，Quirke P，et al. Clinical-grade detection of microsatellite instability in

colorectal tumors by deep learning[J]. Gastroenterology, 2020, 159: 1406 – 1416.e11.

[241] Chaudhary K, Poirion O B, Lu L, et al. Deep learning-based multi-omics integration robustly predicts survival in liver cancer[J]. Clin Cancer Res, 2018, 24: 1248 – 1259.

[242] Fu Y, Jung A W, Torne R V, et al. Pan-cancer computational histopathology reveals mutations, tumor composition and prognosis[J]. Nature Cancer, 2020, 1: 800 – 810.

[243] US FDA. Premarket Approval of Neuromedical Systems, Incorporated's PAPNET Testing System, 1995[EB/OL]. [2022 – 07 – 04].

[244] Landau M S, Pantanowitz L. Artificial intelligence in cytopathology: a review of the literature and overview of commercial landscape[J]. J Am Soc Cytopathol, 2019, 8(4): 230 – 241.

[245] Delga A, Goffin F, Kridelka F, et al. Evaluation of CellSolutions BestPrep(R) automated thin-layer liquid-based cytology Papanicolaou slide preparation and BestCyte(R) cell sorter imaging system[J]. Acta Cytol, 2014, 58: 469 – 477.

[246] Park S L, Cuda J, Pantanowitz L. Coding [M]//Pantanowitz L, Parwani A, eds. Practical Informatics for Cytopathology. New York: Springer, 2014: 35 – 46.

[247] William W, Ware A, Basaza-Ejiri A H, et al. A review of image analysis and machine learning techniques for automated cervical cancer screening from Pap-smear images[J]. Comput Methods Programs Biomed, 2018, 164: 15 – 22.

[248] Zhao L, Li K, Wang M, et al. Automatic cytoplasm and nuclei segmentation for color cervical smear image using an efficient gap-search MRF[J]. Comput Biol Med, 2016, 71: 46 – 56.

[249] Bora K, Chowdhury M, Mahanta L B, et al. Automated classification of Papanicolaou smear images to detect cervical dysplasia[J]. Comput Methods Programs Biomed, 2017, 138: 31 – 47.

[250] Zhang L, Le L, Nogues I, et al. DeepPap: deep convolutional networks for cervical cell classification [J]. IEEE J Biomed Health Inform, 2017, 21: 1633 – 1643.

[251] Martin V, Kim T H, Kwon M, et al. A more comprehensive cervical cell classification using convolutional neural network[J]. J Am Soc Cytopathol, 2018, 6: 156.

[252] Zhu X, Li X, Ong K, et al. Hybrid AI-assistive diagnostic model permits rapid TBS classification of cervical liquid-based thin-layer cell smears[J]. Nat Commun, 2021, 12(1): 3541.

[253] Vriesema J L, van der Poel H G, Debruyne F M, et al. Neural network-based digitized cell image diagnosis of bladder wash cytology[J]. Diagn Cytopathol, 2000, 23: 171 – 179.

[254] Barkan G A, Wojcik E M, Nayar R, et al. The Paris System for Report ing Urinary Cytology: the quest to develop a standardized terminology[J]. Acta Cytol, 2016, 60: 185 – 197.

[255] Layfield L J, Esebua M, Frazier S R, et al. Accuracy and reproducibility of nuclear/cytoplasmic ratio assessments in urinary cytology specimens[J]. Diagn Cytopathol, 2017, 45: 107 – 112.

[256] Hang J F, Charu V, Zhang M L, et al. Digital image analysis supports a nuclear-to-cytoplasmic ratio cutoff value of 0.5 for atypical urothelial cells[J]. Cancer Cytopathol, 2017, 125: 710 – 716.

[257] Pantazopoulos D, Karakitsos P, Iokim-Liossi A, et al. Back propagation neural network in the discrimination of benign from malignant lower urinary tract lesions[J]. J Urol, 1998, 159: 1619e – 1623.

[258] Vaickus L J, Suriawinata A A, Wei J W, et al. Automating the Paris System for urine cytopathology—A hybrid deep-learning and morphometric approach[J]. Cancer Cytopathol, 2019, 127: 98 – 115.

[259] Cochand-Priollet B, Koutroumbas K, Megalopoulou T M, et al. Discriminating benign from malignant thyroid lesions using artificial intelligence and statistical selection of morphometric

features[J]. Oncol Rep, 2006, 15: 1023 - 1026.

[260] Eng G, Rao R A, Chebib I. Use of novel image analysis to characterize and quantify nuclear features of papillary thyroid carcinoma[J]. Mod Pathol, 2017, 30(suppl 2): 94A.

[261] Legesse T, Chain K, Staats P. Digital image-assisted quantitative nuclear analysis improves diagnostic accuracy of thyroid fine-needle aspiration cytology[J]. Mod Pathol, 2017, 30(suppl 2): 103A.

[262] Varlatzidou A, Pouliakis A, Stamataki M, et al. Cascaded learning vector quantizer neural networks for the discrimination of thyroid lesions[J]. Anal Quant Cytol Histol, 2011, 33: 323 - 334.

[263] Ippolito A M, De Laurentiis M, La Rosa G L, et al. Neural network analysis for evaluating cancer risk in thyroid nodules with an indeterminate diagnosis at aspiration cytology: identification of a low-risk subgroup[J]. Thyroid, 2004, 14: 1065 - 1071.

[264] Sanyal P, Mukherjee T, Barui S, et al. Artificial intelligence in cytopathology: a neural network to identify papillary carcinoma on thyroid fine-needle aspiration cytology smears[J]. J Pathol Inform, 2018, 9: 43.

[265] Maleki S, Zandvakili A, Khutti S, et al. Differentiating noninvasive follicular thyroid neoplasm with papillary-like nuclear features (NIFTP) from classic papillary thyroid carcinoma (cPTC): analysis of cytomorphologic descriptions using a novel machine-learning approach (abs ♯442)[J]. Mod Pathol, 2018, 31(suppl 2): 159 - 160.

[266] Teramoto A, Tsukamoto T, Kiriyama Y, et al. Automated classification of lung cancer types from cytological images using deep convolutional neural networks[J]. Biomed Res Int, 2017, 2017: 4067832.

[267] McDermott S P, Pantanowitz L, Nikiforova M N, et al. Quantitative assessment of cell block cellularity and correlation with molecular testing adequacy in lung cancer[J]. J Am Soc Cytopathol, 2016, 5: 196 - 202.

[268] Panicker R O, Soman B, Saini G, et al. A review of automatic methods based on image processing techniques for tuberculosis detection from microscopic sputum smear images[J]. J Med Syst, 2016, 40: 17.

[269] Tadrous P J. Computer-assisted screening of Ziehl-Neelsen-stained tissue for mycobacteria. Algorithm design and preliminary studies on 2, 000 images[J]. Am J Clin Pathol, 2010, 133: 849 - 858.

[270] Pantanzowit L, Preffer F, Wilbur D C. Advanced imaging technology applications in cytology[J]. Diagn Cytopathol, 2019, 47: 5 - 14.

[271] Tao Y, Yu C Y, Han F H, et al. Automated interpretation and analysis of bronchoalveolar lavage fluid[J]. Int J Med Inform, 2022, 157: 104638.

[272] Tosun A B, Yergiyev O, Kolouri S, et al. Detection of malignant mesothelioma using nuclear structure of mesothelial cells in effusion cytology specimens[J]. Cytometry A, 2015, 87: 326 - 333.

[273] Kashyap A, Jain M, Shukla S, et al. Study of nuclear morphometry on cytology specimens of benign and malignant breast lesions: a study of 122 cases[J]. J Cytol, 2017, 34: 10 - 15.

[274] Dey P, Logasundaram R, Joshi K. Artificial neural network in diagnosis of lobular carcinoma of breast in fine-needle aspiration cytology[J]. Diagn Cytopathol, 2013, 41: 102 - 106.

[275] Subbaiah R M, Dey P, Nijhawan R. Artificial neural network in breast lesions from fine-needle aspiration cytology smear[J]. Diagn Cytopathol, 2014, 42: 218e224.

[276] Filipczuk P, Fevens T, Krzyzak A, et al. Computer-aided breast cancer diagnosis based on the

analysis of cytological images of fine needle biopsies[J]. IEEE Trans Med Imaging, 2013, 32: 2169 – 2178.

[277] Momeni-Boroujeni A, Yousefi E, Somma J. Computer-assisted cytologic diagnosis in pancreatic FNA: an application of neural networks to image analysis[J]. Cancer Cytopathol, 2017, 125: 926 – 933.

[278] Hashimoto Y, Ohno I, Imaoka H, et al. Preliminary result of computer aided diagnosis (CAD) performance using deep learning in EUS-FNA cytology of pancreatic cancer (abs)[J]. Gastrointest Endosc, 2018, 87: AB434.

[279] Collins B T, Weimholt R C. Whole slide image with image analysis of atypical bile duct brushing: quantitative features predictive of malignancy[J]. J Pathol Inform, 2015, 6: 47.

[280] Jha S, Topol E J. Adapting to artificial intelligence: radiologists and pathologists as information specialists[J]. JAMA, 2016, 316: 2353 – 2354.

[281] Madabhushi A, Lee G. Image analysis and machine learning in digital pathology: challenges and opportunities[J]. Med Image Anal, 2016, 33: 170 – 175.

[282] Moscatelli M, Manconi A, Pessina M, et al. An infrastructure for precision medicine through analysis of big data[J]. BMC Bioinform, 2018, 15(Suppl 10): 351.

[283] Robertson S, Azizpour H, Smith K, et al. Digital image analysis in breast pathology-from image processing techniques to artificial intelligence[J]. Transl Res, 2018, 194: 19 – 35.

[284] Hamidinekoo A, Denton E, Rampun A, et al. Deep learning in mammography and breast histology, an overview and future trends[J]. Med Image Anal, 2018, 47: 45 – 67.

[285] Farnell D A, Huntsman D, Bashashati A. The coming 15 years in gynaecological pathology: digitisation, artificial intelligence, and new technologies[J]. Histopathology, 2020, 76: 171 – 177.

[286] Amgad M, Elfandy H, Khallaf H H, et al. Structured crowdsourcing enables convolutional segmentation of histology images[J]. Bioinformatics, 2019, 35(18): 3461 – 3467.

[287] Zarella M D, Yeoh C, Breen D E, et al. An alternative reference space for H&E color normalization [J]. PLoS One, 2017, 12: e0174489.

[288] Chan H P, Samala R K, Hadjiiski L M, et al. Deep learning in medical image analysis[J]. Adv Exp Med Biol, 2020, 1213: 3 – 21.

[289] Murphy J F A. The general data protection regulation (GDPR)[J]. Ir Med J, 2018, 111: 747.

[290] Wen S, Kurc T M, Hou L, et al. Comparison of different classifiers with active learning to support quality control in nucleus segmentation in pathology images[J/OL]. AMIA Jt Summits Transl Sci Proc, 2018, 2017: 227 – 236.

[291] Guidotti R, Monreale A, Ruggieri S, et al. A survey of methods for explaining black box models[J]. Acm Comput Surv, 2019, 51: 15 – 36.

[292] Steiner D F, MacDonald R, Liu Y, et al. Impact of deep learning assistance on the histopathologic review of lymph nodes for metastatic breast cancer[J]. Am J Surg Pathol, 2018, 42: 1636 – 1646.

[293] Aeffner F, Wilson K, Martin N T, et al. The gold standard paradox in digital image analysis: manual versus automated scoring as ground truth[J]. Arch Pathol Lab Med, 2017, 141: 1267 – 1275.

[294] Selvaraju R R, Cogswell M, Das A, et al. Grad-CAM: visual explanations from deep networks via gradient-based localization[J/OL]. IEEE Int Conf Comput Vis (ICCV), 2017: 618 – 626.

[295] Lopes I M, Guardal T, Oliveira P. General Data Protection Regulation in Health Clinics[J]. J Med Syst, 2020, 44(2): 53.

[296] Aeffner F, Sing T, Turner O C. Special issue on digital pathology, tissue image analysis, artificial intelligence, and machine learning: approximation of the effect of novel technologies on toxicologic pathology[J]. Toxicol Pathol, 2021, 49(4): 705 - 708.

[297] Turner O C, Knight B, Zuraw A, et al. Mini review: the last mile-opportunities and challenges for machine learning in digital toxicologic pathology[J]. Toxicol Pathol. 2021;49(4): 714 - 719.

[298] McCullough B, Ying X, Monticello T, et al. Digital microscopy imaging and new approaches in toxicologic pathology[J] Toxicol Pathol, 2004, 32(Suppl 2): 49 - 58.

[299] Mehrvar S, Himmel L E, Babburi P, et al. Deep learning approaches and applications in toxicologic histopathology: current status and future perspectives[J]. J Pathol Inform, 2021, 12: 42.

[300] Zuraw A, Aeffner F. Whole-slide imaging, tissue image analysis, and artificial intelligence in veterinary pathology: An updated introduction and review[J]. Vet Pathol, 2022, 59(1): 6 - 25.

[301] Moulin P, Grünberg K, Barale-Thomas E, et al. IMI-Bigpicture: A Central Repository for Digital Pathology. Toxicol Pathol. 2021;49(4): 711 - 713.

[302] Turner O C, Aeffner F, Bangari D S, et al. Society of toxicologic pathology digital pathology and image analysis special interest group article: opinion on application of artificial intelligence and machine learning to digital toxicologic pathology[J]. Toxicol Pathol, 2020, 48(2): 277 - 294.

[303] Jacobsen M, Lewis A, Baily J, et al. Utilizing whole slide images for the primary evaluation and peer review of a GLP-compliant rodent toxicology study[J]. Toxicol Pathol, 49(6): 1164 - 1173.

[304] Zuraw A, Staup M, Klopfleisch R, et al. Developing a qualification and verification strategy for digital tissue image analysis in toxicological pathology[J]. Toxicol Pathol, 2021, 49(4): 773 - 783.

[305] Mehrvar S, Himmel L E, Babburi P, et al. Deep learning approaches and applications in toxicologic histopathology: current status and future perspectives[J]. J Pathol Inform, 2021, 12: 42.

[306] Aeffner F, Wilson K, Bolon B, et al. Commentary: roles for pathologists in a high-throughput image analysis team[J]. Toxicol Pathol, 44(6): 825 - 834.

[307] Carboni E, Marxfeld H, Tuoken H, et al. A workflow for the performance of the differential ovarian follicle count using deep neuronal networks[J]. Toxicol Pathol, 49(4): 843 - 850.

[308] Pischon H, Mason D, Lawrenz B, et al. Artificial intelligence in toxicologic pathology: quantitative evaluation of compound-induced hepatocellular hypertrophy in rats[J]. Toxicol Pathol, 49(4): 928 - 937.

[309] Hu F, Schutt L, Kozlowski C, et al. Ovarian toxicity assessment in histopathological images using deep learning[J]. Toxicol Pathol, 48(2): 350 - 361.

[310] Ge X Y, Funk J, Albrecht T, et al. Toxicologic pathology forum: a roadmap for building state-of-the-art digital image data resources for toxicologic pathology in the pharmaceutical industry[J]. Toxicol Pathol, 50(8): 942 - 949.

[311] Bradley A, Jacobsen M. Toxicologic pathology forum: opinion on considerations for the use of whole slide images in GLP pathology peer review[J]. Toxicol Pathol, 47(2): 100 - 107.

[312] Shea K, Stewart S, Rouse R, et al. Assessment standards: comparing histopathology, digital image analysis, and stereology for early detection of experimental cisplatin-induced kidney injury in rats[J]. Toxicol Pathol, 42(6): 1004 - 1015.

[313] De Vera Mudry M C, Martin J, Schumacher V, et al. Deep learning in toxicologic pathology: a new approach to evaluate rodent retinal atrophy[J]. Toxicol Pathol, 49(4): 851 - 861.

[314] Hvid H, Skydsgaard M, Jensen N K, et al. Artificial intelligence-based quantification of epithelial proliferation in mammary glands of rats and oviducts of göttingen minipigs[J]. Toxicol Pathol, 49 (4): 912 - 927.

[315] Creasy D M, Panchal S T, Garg R, et al. Deep learning-based spermatogenic staging assessment for hematoxylin and eosin-stained sections of rat testes[J]. Toxicol Pathol, 49(4): 872 - 887.

[316] Bédard A, Westerling-Bui T, Zuraw A, et al. Proof of concept for a deep learning algorithm for identification and quantification of key microscopic features in the murine model of DSS-Induced colitis[J]. Toxicol Pathol, 49(4): 897 - 904.

专业术语英汉对照

American Association of Anatomists，AAA 美国解剖学家协会

American Society for Clinical Pathology，ASCP 美国临床病理学会

apollo dynamic telepathology system 阿波罗动态 TPS

area under receiver operating curve，AUC 受试者操作曲线下面积

artificial intelligence，AI 人工智能

artificial intelligence assistive diagnostic solution，AIATBS 人工智能辅助诊断方案

artificial neural networks，ANN 人工神经网络

Association for Pathology Informatics，API 病理信息学协会

black box & glass box 黑盒及玻璃盒

charge-coupled device，CCD 电子耦合元件

cloud computing 云计算

cloud storage 云存储

college of American Pathologists，CAP 美国病理学家协会

complementary metal oxide semiconductor，CMOS 金属氧化物半导体

complete digital pathology，CDP 全数字化病理科

computational pathology，CPATH 计算病理学

computer aided pathologic diagnostics system，CAPDS 计算机辅助病理诊断系统

computer vision，CV 计算机视觉

computer-assisted pathology，CAP 计算机辅助病理

confidence interval，CI 置信区间

convolutional neural networks，CNN 卷积神经网络

data augmentation 数据增强

decentralized telepathology network 分布式远程病理网络系统

deep learning，DL 深度学习

deep neural networks，DNN 深度神经网络

digital Cytology	数字细胞学
Digital Histology Interest Group，DHIG	（美国）数字组织学兴趣小组
Digital Pathology Certificate Workgroup，DPCW	数字病理证书工作组
digital pathology system，DPS	数字病理系统
digital pathology，DP	数字病理
Digital Pathology Association，DPA	（美国）数字病理协会
digital slides，DS	数字切片
digital toxicologic pathology	数字毒理病理学
dynamic robotic telepathology，dynamic RT	动态机器人远程病理系统
Eastern Quebec Telepathology Network	东魁北克远程病理网络
fine needle aspiration，FNA	细针穿刺活检
fully convolutional networks，FCN	全卷积神经网络
generative adversarial networks，GAN	生成对抗神经网络
gold standard	金标准
Granada University Hospitals，GUH	格拉纳达大学医院
ground truth	地面真实
health level seven，HL7	卫生信息交换标准7
hematoxylin-eosin staining，HE	苏木精-伊红染色
hierarchical storage management	分层存储管理模式
hospital information system，HIS	医院信息系统
human pathology	人体病理学
hybrid dynamic robotic/static image telepathology	复合型动态机器人/静态图像远程病理
image analysis	图像分析
internet protocol television，IPTV	互联网协议电视
inter-observer	观察者间
intraoperative consultation，IOC	术中冰冻诊断
K-nearest neighbor，KNN	K最近邻算法
laboratory information system，LIS	实验室信息管理系统
Leeds Teaching Hospitals NHS Trust	（英国）利兹NHS公立教学医院
liquid crystal display，LCD	计算机液晶显示屏
machine learning，ML	机器学习
Massachusetts General Hospital，MGH	马萨诸塞总医院
Memorial Sloan Kettering Cancer Center，MSKCC	斯隆凯特林癌症中心
meta-data	元数据
mTelepathology	移动远程病理学
National Cancer Institute，NCI	（美国）国家癌症研究所
National Society of Histotechnology，NSH	（美国）国家组织技术学会